JN197386

複視診療のストラテジー

チームで実現する
患者中心のアプローチ

後関利明 編集

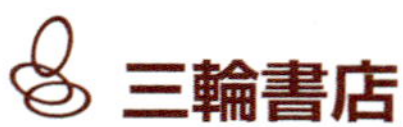

三輪書店

序

複視は，単に“物が二重に見える”という患者の視覚的問題にとどまらず，日常生活における大きな障害となり，仕事や生活の質にも深刻な影響を及ぼす．原因が多岐にわたるため，適切に診断して治療法を見極めることが難しく，複視の根本的な治療には高い専門知識と経験が必要とされることが多い．そのため一般的な眼科医療現場では，複視の診療が後回しにされる傾向にあり，発症原因の複雑さゆえに患者への対応が不十分になることも少なくない．複視を放置すれば，患者は日常生活で多大なストレスと不便を強いられる．筆者はそのような患者の声を何度も耳にし，複視治療の現場で感じた限界と患者の苦しみに対する共感から「複視の根絶」が眼科医療における使命であると強く感じ，それを目標に掲げる大きな動機となった．複視の診療は決して容易ではない．しかしその克服こそが患者の生活を根本から改善しうるという信念が，筆者をこの道へと駆り立てたのである．

本書『複視診療のストラテジー』は，眼科医と視能訓練士が協力して複視に対応するために，臨床現場で役立つ実践的なアプローチを，基礎から応用までの具体的な症例に基づいて解説した．また，複視患者に対する包括的かつ効果的なアプローチに焦点を当て，検査スキルと診療の質が高いチーム医療の実践を支援することを目的としている．本書は複視診療で特に重要な3つの要素，すなわち“検査と診断”，“実践的な治療法”，そして“患者中心のケアとコミュニケーション”で構成している．

検査と診断：複視を引き起こす原因疾患の正確な診断が治療の基盤である．そのため，最新の検査や診断機器を解説し，複視にかかわる多様な症例を取り上げた．理論と実践をリンクさせることで，読者が自信をもって診療に臨めるようサポートしている．

実践的な治療法：手術，プリズム眼鏡，視能訓練など，多岐にわたる複視の治療法を紹介し，成功事例とその背後にある理論に焦点を当てている．特に，眼科医と視能訓練士がともに協力して診療するために，臨床現場で活用できる情報を提供している．

患者中心のケアとコミュニケーション：同じ疾患でも患者の年齢や社会的背景によって対応が異なることを踏まえ，信頼関係の構築や治療計画の説明についても解説している．また，異なる患者ニーズへの対応と治療の成功に欠かせない要素として，コミュニケーションスキルを強調している．

今回，本書の編集を三輪書店の久瀬幸代様から依頼された際，筆者にこの大役が務まるのかと当初は不安を感じたが，その熱意に押され，喜んでお引き受けすることにした．編集を進める中で，筆者は本書が『斜視治療のストラテジー』（三輪書店：2017 年）と“姉妹書”のように密接に関連することを強く感じた．浜松医科大学眼科学教室 病院教授の佐藤美保先生が編集された『斜視治療のストラテジー』は，斜視の臨床に即した名著として多くの眼科医療者に愛読されている．２冊を並べて使用いただくことを意識して，表紙デザインにも統一感をもたせた．併読することで複視と斜視の治療における，より包括的なアプローチが可能となると信じている．両書をあわせて活用いただければ幸いである．

最後に，本書が複視診療において“患者を中心としたチーム医療”を実現する一助となり，筆者の座右の銘である「複視の根絶」に向けて少しでも貢献できることを願っている．

2024年10月

国際医療福祉大学熱海病院眼科

後関利明

執筆者一覧

編　集

後関　利明　国際医療福祉大学熱海病院 眼科 教授 / 北里大学医学部 眼科

執　筆（掲載順）

後関　利明　国際医療福祉大学熱海病院 眼科 教授 / 北里大学医学部 眼科

飯田　貴絵　東京慈恵会医科大学 眼科学講座 助教

久我　芹奈　国際医療福祉大学熱海病院 眼科（視能訓練士）

君島　真純　神奈川歯科大学附属横浜クリニック 眼科（視能訓練士）

森田　由香　筑波大学臨床医学系 眼科 病院助教

若山　曉美　近畿大学病院 眼科 技術科長（視能訓練士）

戸塚　和子　神奈川歯科大学附属横浜クリニック 眼科（視能訓練士）

宇井　牧子　CS眼科クリニック 院長

國見　敬子　神奈川歯科大学附属横浜クリニック 眼科 / 北里大学医学部 眼科

深谷　京　国際医療福祉大学熱海病院 眼科（視能訓練士）

中野　絵梨　京都大学大学院医学研究科 眼科学教室 院内助教

林　思音　山形大学 眼科 助教

西村　香澄　上野眼科 / 聖隷浜松病院 眼科

高橋　慎也　小沢眼科内科病院 視能訓練科 主任（視能訓練士）

尾内　宏美　国際医療福祉大学熱海病院 眼科 病院准教授 / 東海大学医学部 眼科

佐々木　翔　帝京大学医療技術学部 視能矯正学科 講師（視能訓練士）

青木　匠　国際医療福祉大学熱海病院 眼科（視能訓練士）

鷲澤　真之　国際医療福祉大学熱海病院 眼科 / 北里大学病院 眼科

植木　智志　新潟大学医歯学総合病院 眼科 講師

石川　恵里　小沢眼科内科病院 眼科 副院長

神前　あい　オリンピア眼科病院 副院長

關口真理奈　川崎市立井田病院 眼科

光井江里佳　国際医療福祉大学熱海病院 眼科 / 川崎医科大学附属病院 眼科

曽我部由香　三豊総合病院 眼科 部長

三村　真士　兵庫医科大学 眼科

古賀　聖子　地域医療機能推進機構 九州病院 眼科

城倉　健　横浜市立脳卒中・神経脊椎センター 脳神経内科

濵崎　一郎　Lino眼科 院長

歌村　圭介　近畿大学病院 眼科（視能訓練士）

野口　綾華　国際医療福祉大学熱海病院 眼科 病院助教 / 日本大学医学部附属板橋病院 視覚科学系 眼科学分野

市岡　昇　島根大学医学部 眼科学講座

清水　玄　東京科学大学医学部 眼科学教室

江本　博文　江本眼科 副院長

大野　明子　東京都立多摩総合医療センター 眼科 部長

龍井　苑子　北里大学医学部 眼科 診療講師

山上　明子　お茶の水・井上眼科クリニック 副院長

橋本　勇希　福岡国際医療福祉大学医療学部 視能訓練学科 教授 / なかすが眼科（視能訓練士）

CONTENTS

総論

複視診察の基本的戦略とチーム医療の重要性　後関利明 ……2

Chapter 1 共同性外斜視

共同性外斜視と複視　後関利明 ……10
症例1 間欠性外斜視＋斜位近視　飯田貴絵・後関利明 ……13
症例2 小角度の間欠性外斜視　久我芹奈・後関利明 ……17
症例3 外斜視術後内斜視に対する縫合糸の抜糸　君島真純・後関利明 ……20
症例4 小学生の間欠性外斜視　森田由香 ……25
症例5 複視がある間欠性外斜視の視能訓練 ①25⊿以上の斜視角
若山曉美 ……30
症例6 複視がある間欠性外斜視の視能訓練 ②20⊿以下の斜視角
若山曉美 ……36

Chapter 2 共同性内斜視

共同性内斜視と複視　後関利明 ……40
症例7 後天共同性内斜視 ①眼鏡処方　戸塚和子・後関利明 ……43
症例8 後天共同性内斜視 ②ボツリヌス毒素療法　宇井牧子 ……48
症例9 後天共同性内斜視 ③手術治療　國見敬子・後関利明 ……52

Chapter 3 眼窩プリー関連疾患

眼窩プリー関連疾患と複視　後関利明 …… 58

症例10 Sagging eye syndrome ①上下回旋斜視　深谷　京・後関利明 …… 62

症例11 Sagging eye syndrome ②上下回旋斜視　飯田貴絵・後関利明 …… 65

症例12 Sagging eye syndrome ③開散麻痺様内斜視
國見敬子・後関利明 …… 71

症例13 Heavy eye syndrome（固定内斜視）　國見敬子・後関利明 …… 75

症例14 強度近視性内斜視　深谷　京・後関利明 …… 79

Chapter 4 眼運動神経麻痺

眼運動神経麻痺と複視　後関利明 …… 84

症例15 動眼神経麻痺 ①血管性　中野絵梨 …… 86

症例16 動眼神経麻痺 ②外傷性　林　思音 …… 91

症例17 動眼神経麻痺 ③先天性　西村香澄 …… 96

症例18 滑車神経麻痺 ①血管性　高橋慎也・後関利明 …… 101

症例19 滑車神経麻痺 ②血管性　尾内宏美 …… 105

症例20 滑車神経麻痺 ③外傷性　佐々木翔 …… 109

症例21 先天上斜筋麻痺（代償不全）　尾内宏美 …… 113

症例22 外転神経麻痺 ①血管性　青木　匠・後関利明 …… 117

症例23 外転神経麻痺 ②血管性　鷲澤真之・後関利明 …… 121

症例24 外転神経麻痺 ③外傷性　飯田貴絵・後関利明 …… 126

症例25 外転神経麻痺 ④腫瘍性　植木智志 …… 132

Chapter 5 眼窩病変

眼窩病変と複視　後関利明 …… 138

症例26 甲状腺眼症 ①ステロイドパルス治療　石川恵里・後関利明 …… 141

症例27 甲状腺眼症 ②ボツリヌス毒素療法　神前あい …… 149

症例28 甲状腺眼症 ③手術治療　闞口真理奈・後関利明 …… 153

症例29 特発性眼窩炎症　光井江里佳・後関利明 …… 157

症例30 IgG4 関連眼疾患　曽我部由香 …… 162

症例31 巨大眼窩筋円錐内腫瘍　三村真士 …… 166

症例32 眼窩底骨折術後　古賀聖子・後関利明 …… 173

Chapter 6 頭蓋内疾患

頭蓋内疾患と複視　後関利明 …… 180

症例33 核上性神経麻痺 ①注視麻痺　城倉　健 …… 182

症例34 核上性神経麻痺 ②One-and-a-half症候群　城倉　健 …… 187

症例35 Ocular tilt reaction　濵崎一郎 …… 192

症例36 Tolosa-Hunt 症候群　光井江里佳・後関利明 …… 197

症例37 上斜筋ミオキミア　光井江里佳・後関利明 …… 202

症例38 複視がある麻痺性斜視の視能訓練　歌村圭介・若山曉美 …… 207

Chapter 7 医原性・外傷性疾患

医原性・外傷性疾患と複視　後関利明 ……214

症例39　機械的運動制限が原因の複視　①バックル術後
野口綾華・後関利明 ……216

症例40　機械的運動制限が原因の複視　②チューブシャント術後
市岡　昇・後関利明 ……220

症例41　下眼瞼脱脂術後の複視　清水　玄・江本博文・大野明子 ……224

症例42　外傷性内直筋断裂　野口綾華・後関利明 ……230

症例43　過去の手術歴がわからない斜視（複数回手術）
深谷　京・後関利明 ……235

Chapter 8 その他の疾患

その他の疾患と複視　後関利明 ……240

症例44　重症筋無力症　龍井苑子・後関利明 ……242

症例45　脳脊髄液漏出症　山上明子 ……247

症例46　輻湊けいれん　山上明子 ……251

症例47　Fisher 症候群　野口綾華・後関利明 ……254

症例48　黄斑の異常による複視　橋本勇希 ……257

索引 ……261

本書で使用する略語一覧

RV	右眼視力
LV	左眼視力
BV	両眼視力
R	右眼
L	左眼
B	両眼
R-fix	右眼固視
L-fix	左眼固視
Δ	PD（プリズムジオプトリー）
IOL	眼内レンズ
D	ジオプトリー
C	円柱レンズ
Ax	円柱レンズの軸
n.c.	non corrigent（ラテン語）/ 矯正不能
s.c.	sine correctione（ラテン語）/ 無矯正（裸眼）
c.c.	cum correctione（ラテン語）/ 眼鏡やコンタクトレンズでの矯正
JB	jetzig brille（ドイツ語）/ 現在の眼鏡
Base	プリズム基底（Base in → 内方，Base out → 外方，Base up → 上方，Base down → 下方）
ET	esotropia / 内斜視
EP	esophoria / 内斜位
EPT	間欠性内斜視
XT	exotropia / 外斜視
XP	exophoria / 外斜位
XPT	間欠性外斜視
HT	hypertropia / 上斜視
HP	hyperphoria / 上斜位
HPT	間欠性上斜視
R/L HT	右上斜視
R/L HP	右上斜位
L/R HT	左上斜視
L/R HP	左上斜位
RHypoT	右下斜視
LHypoT	左下斜視
APCT	alternate prism cover test / 交代プリズム遮閉試験
SPCT	simultaneus prism cover test / 同時プリズム遮閉試験
PAT	prism adaptation test / プリズム順応検査

総論

複視診察の基本的戦略とチーム医療の重要性

総論

複視診察の基本的戦略とチーム医療の重要性

後関利明

はじめに

複視は，患者の日常生活に大きな影響を与える症状であり，その発見と治療は患者の生活の質（QOL）向上にとって極めて重要である．しかしながら複視は診断が難しく，またその複雑な検査過程を正確に行うことが求められるため，診療が苦手と感じる眼科医や視能訓練士は少なくない．そこで本項では，筆者が実際に行っている複視診察のプロセスについて紹介する（**図 1**）．また，眼科医と視能訓練士が協力して診療を行う重要性についても解説する．

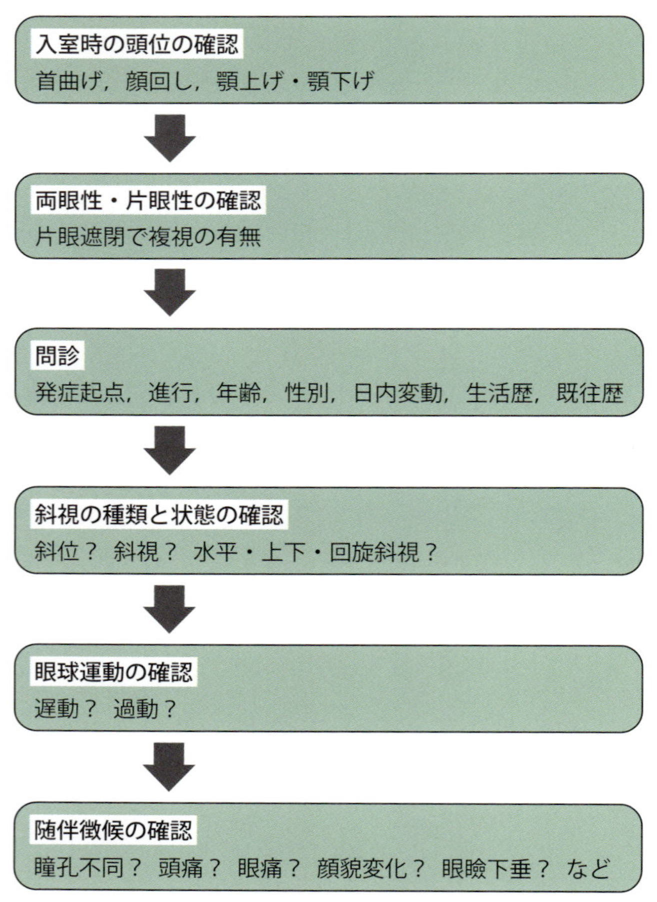

図 1　複視診察の基本的な流れ

◆複視診察の流れと確認ポイント

入室時の頭位

複視の診察は入室時から始まる！ 近年，電子カルテが主流になり，患者の入室時に医師は検査結果の確認をコンピュータで行っていることが多い．そのため患者が入室する際の様子（情報）は見落としがちになるが，複視診療ではまず入室の挨拶と同時に患者の頭位の確認が重要となる．首曲げは滑車神経麻痺（上斜筋麻痺），顔回しは外転神経麻痺・注視麻痺・滑車神経麻痺，顎上げは甲状腺眼症など，異常頭位を観察するだけで診断のヒントになることが多い．患者は非共同性眼球運動の方向の注視を防ぎ，回旋偏位の修正のために頭位での調整を行っている（**表 1**）[1)]．

視能訓練士は眼科医より先に患者に会うことが多い．そのため異常頭位に気がついたら，検査コメントに異常頭位があったことを記載しておくと，眼科医は患者の入室時に異常頭位の有無に注目し診療を始めることが可能である．

表 1　異常頭位をきたす疾患

首曲げ頭位（head tilt）
滑車神経麻痺（上斜筋麻痺），Brown症候群，ocular tilt reaction　など
顔回し頭位（face turn）
側方注視麻痺，MLF症候群，外転神経麻痺，滑車神経麻痺，Duane症候群，眼振　など
顎上げ頭位（chin elevation）
甲状腺眼症，眼窩底骨折（下壁），double elevator palsy，慢性進行性外眼筋麻痺，外眼筋線維症，眼振　など
顎下げ頭位（chin down）
眼振　など

両眼性・片眼性

診察を始めるときに，まずは複視が両眼性か片眼性かを確認する．本書は両眼性複視の症例を集めた（症例 48 を除く）が，臨床的には単眼性複視にも注目する必要がある．複視を主訴に来院する患者の 1/4 は単眼性複視である．

確認は，片眼を遮閉して複視が消失するか否かで行う．片眼遮閉で複視が消失しないときは片眼性複視であるため，眼内病変の精査を行う．片眼性は黄斑疾患のことが多いが，白内障の進行に伴う水晶体乱視の増加が引き起こす単眼性複視にも注意が必要である．

総論

問診

発症起点・進行

問診で一番重要なのは，発症起点の確認である．“何月何日の何時頃”のように時間が特定できる急性発症であれば，脳梗塞や脳出血などの脳血管障害が複視の原因である可能性があるため，早急な対応が必要である．末梢神経障害や重症筋無力症も急性発症のことがある．

一方，甲状腺眼症やIgG4関連眼疾患のように外眼筋が腫大する疾患，sagging eye syndrome（SES）をはじめとした眼窩プリーの変性疾患，眼窩腫瘍などは緩徐な進行で発症の時期が明確でないことが多い．また，感染症は眼運動神経麻痺やFisher症候群の原因となるため，先行感染や予防接種歴などの確認も必要である．複視が次第に重篤になる場合は進行性の疾患が疑われるため，早急な精査が必要である．

年齢・性別

複視を呈する代表的疾患は，幼少期では上斜筋麻痺やDuane症候群，青年期では後天共同性内斜視，高齢期ではSESが挙げられる．また，上斜筋麻痺のなかには老視を自覚し始める壮年期で代償ができなくなり複視を発症する代償不全型の上斜筋麻痺にも多く遭遇する．重症筋無力症の発症年齢は小児と高齢者の二峰性である．患者の年代で特徴的な疾患を念頭に置き，問診を進めるようにする．

性別でみられる有病率の違いとして，甲状腺眼症は女性に多い．SESは女性に多いという報告もあるが，男女差はないという報告もある．

日内変動・生活歴

1日のうち，重症筋無力症は朝良く夜悪い，甲状腺眼症はその逆であることが特徴的である．日内変動の聴取も忘れずに行う．

また喫煙は甲状腺眼症を悪化させるため，生活歴では喫煙，さらに受動喫煙（副流煙）の有無も確認する．そして昨今，スマートフォンを代表とするデジタルデバイスの過度な視聴が原因で複視を発症する後天共同性内斜視（別名：スマホ内斜視）が増加している．後天発症の内斜視の診察の際には，デジタルデバイスの視聴時間や視聴距離を問診するように気をつける．視能訓練士は，検査中に患者と交わす会話などのコミュニケーションで気がついた生活習慣などを積極的にコメント欄へ残してほしい．

既往歴

斜視手術の既往は，複視を治療する際に手術する筋肉を決定するために重要である．ほかにも，白内障手術後から悪化する複視があったり，線維柱帯切除術などの流出路再建を行った症例では上方の手術が困難になる．また，バックル手術は複視の原因になりやすく，結膜が癒着している可能性がある．このように，特に手術の既往が不明であると治療方針を決定する際に苦戦するため，必ず確認する．

斜視の種類と状態

続いて斜視の種類を確認する．調節視標を用いて，遠見・近見の遮閉－遮閉除去試験を施行する．斜位の維持が可能か，それとも恒常的に斜視のままなのかも確認する．5Δ以下の小さな斜視では，はじめから眼位ずれ（眼球偏位）を疑い検査を行わないと，その微小なずれはわからないため，患者の自覚を確認しながら眼位ずれを測定する．判断に悩む場合は，diplopia test で確認するのも一つの方法である．

特に注意しないといけない斜視の種類は回旋偏位である．回旋偏位のみでは表面上の眼位ずれは全くないため，検出が難しい．眼底写真や OCT での他覚的回旋偏位を頼りに回旋偏位の有無を疑い，自覚的検査は Maddox double rod で定量を行うが，目盛りが大きいため正確性に欠ける．近年は正確に自覚的回旋偏位が測定できる器具（Cyclophorometer や CO メジャー）が普及しつつあり，筆者も愛用している．

斜視の検査を視能訓練士にすべてお任せにする眼科医は多い．しかし可能であれば眼科医も，簡単な斜視の検査を診察室で患者へ行えるようになることが理想的である．

眼球運動

眼球運動は，共同性か非共同性かの鑑別が重要となる．むき運動（両眼共同運動）とひき運動（単眼運動）を両眼・片眼で検査し，眼球運動の遅動・過動の有無を確認する．単方向の眼球運動障害か，複合方向の眼球運動障害か，さらに片眼性か両眼性かが疾患の鑑別に重要となる（**表 2**）[1]．

総論

表 2　運動障害方向と原因疾患

単方向の眼球運動障害をきたす疾患	
片眼性	
外転障害	外転神経麻痺，輻湊けいれん，眼窩底骨折（内壁），Duane 症候群Ⅰ型，Moebius 症候群，甲状腺眼症，重症筋無力症，特発性眼窩炎症　など
内転障害	不完全型動眼神経麻痺，内側縦束（MLF）症候群，Duane 症候群Ⅱ型，重症筋無力症，特発性眼窩炎症　など
上転障害	不完全型動眼神経麻痺，眼窩底骨折（下壁），Brown 症候群，甲状腺眼症，重症筋無力症，特発性眼窩炎症　など
下転障害	不完全型動眼神経麻痺，上斜筋麻痺，重症筋無力症，外眼筋線維症　など
両眼性	
側方注視麻痺，垂直注視麻痺，One-and-a-half 症候群，進行性核上性麻痺，輻湊けいれん，Miller Fisher 症候群，甲状腺眼症，重症筋無力症，外眼筋線維症，慢性進行性外眼筋麻痺，heavy eye syndrome（固定内斜視）　など	
複数方向の眼球運動障害をきたす疾患	
動眼神経麻痺，眼窩先端症候群，Miller Fisher 症候群，Duane 症候群Ⅲ型，甲状腺眼症，重症筋無力症，特発性眼窩炎症，外眼筋線維症，慢性進行性外眼筋麻痺，heavy eye syndrome（固定内斜視）　など	

片眼性の眼球運動障害の場合は一般的には非麻痺眼で固視するが，麻痺眼に眼優位性が強い症例は麻痺眼で固視することもある．眼球運動の障害方向によって，鑑別すべき疾患を挙げることができる．眼球運動が共同性の場合，外斜視は間欠性外斜視，内斜視は後天共同性内斜視である．非共同性の場合，外斜視は内転障害をきたす疾患を，内斜視は外転障害をきたす疾患を，上下斜視は垂直方向の眼球運動障害をきたす疾患を鑑別する．

神経解剖と矛盾する眼球運動障害を認めたときは，まずはじめに甲状腺眼症と重症筋無力症を疑う．長期間，不完全型動眼神経麻痺や MLF 症候群として経過観察されていた患者に，抗体陰性（seronegative）の重症筋無力症の可能性がある．輻湊けいれんはむき運動では外転障害があるが，ひき運動では外転障害を認めない．

複視以外の所見

最後に複視に随伴する徴候について確認する．

瞳孔

動眼神経麻痺に瞳孔散大が合併していたときには，神経圧迫性の病変である可能性がある．特に内頸動脈－後交通動脈分岐部（IC－PC）の動脈瘤による動眼神経の圧迫は，緊急疾患で至急，脳神経外科への搬送が必要となる．視能訓練士が検査中に瞳孔散大を伴う眼球運動障害を疑った場合は真っ先に担当医に伝え，早急に診察してもらうように連携を取ることが重要である．

頭痛・眼痛

複視に頭痛が併発している際は脳動脈瘤の可能性を考慮して，歩行を控えて車いすで移動してもらう．頭痛や眼痛に関しては，頭痛であれば頭全体なのか局所なのか，眼痛であれば眼球であるのか眼窩部であるのか，そして痛みの頻度によって，ある程度の疾患鑑別が可能となる（**表 3**）[1]．

表 3　頭痛・眼痛を伴う疾患の痛み部位

	頭痛		眼痛	
	頭全体	局所	眼球	眼窩
脳動脈瘤	◎	○		
肥厚性硬膜炎	◎	△		△
再発性有痛性眼筋麻痺性ニューロパチー		◎ （左右差あり）		
Tolosa-Hunt 症候群		△		◎
特発性眼窩炎症			◎	◎
甲状腺眼症			○	△
IgG4 関連眼疾患			△	

痛みの頻度　◎：多い，○：時々，△：稀

顔貌・体型

SESは眼窩プリーの加齢性変化に連動しており，眼周囲の変化を伴う．眼瞼下垂症，下眼瞼の脂肪脱である baggy lower eyelids，上眼瞼の陥凹である sunken upper eyelids（SUE）が報告にあるが，日本人ではSUEがSESに特徴的な顔貌であることが知られている．また痩せ型（BMI 18.5 kg/m^2 未満）もSESの特徴であるので，患者の体型にも注意を払う．

眼瞼下垂

過去に美容外科で受けた手術を申告しない患者がいるため，SES，動眼神経麻痺などを疑う際は，眼瞼下垂症の手術を受けたことがあるか，再度確認する必要がある．筆者は，美容外科で手術を受け眼瞼下垂の治療後にIC－PC動脈瘤が見つかった動眼神経上肢麻痺を経験している（図2）．また，検査中に変動がある眼瞼下垂症は重症筋無力症を疑う．検査を担当する視能訓練士は，検査中の下垂の程度や変化に気を配るようにする．

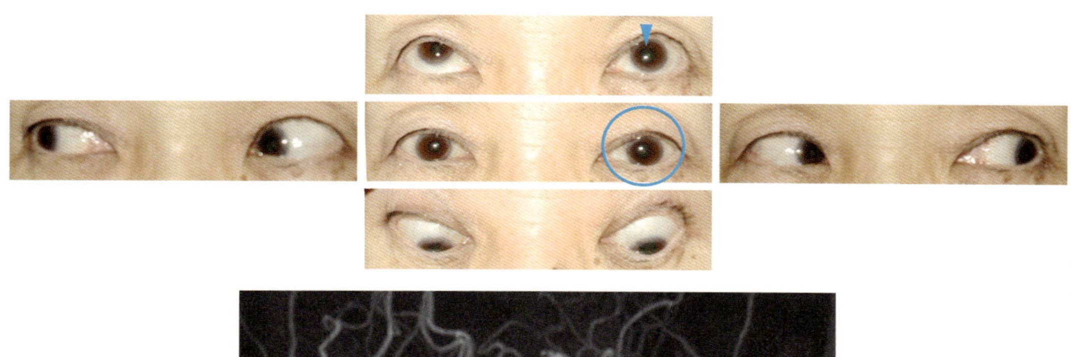

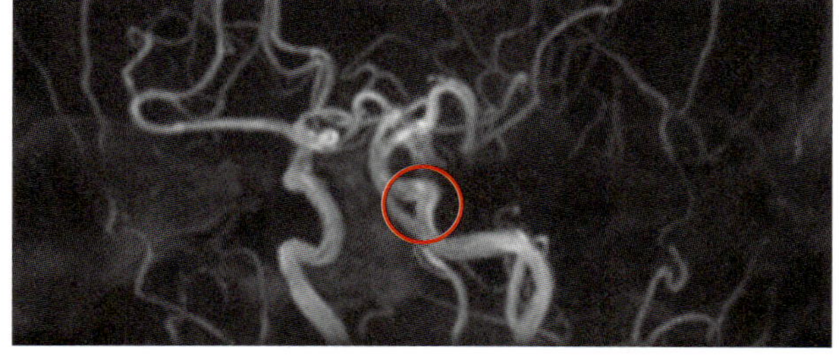

図2　美容外科術後にIC－PC動脈瘤が見つかった動眼神経上枝麻痺の1例

57歳女性．1年前からの複視を主訴に来院．瞳孔不同（右眼＜左眼：○）．左眼の軽度上転障害（►）を認めた．初回の問診では申告はなかったが，再度問診をすると，1年前に美容外科で左眼の眼瞼下垂症手術を受けたことを申告した．そこで散瞳を伴う動眼神経上枝麻痺を疑い頭部精査をしたところ，IC－PC動脈瘤が見つかった（○）．即日，脳神経外科に緊急入院となり，コイル塞栓術を施行して動脈瘤の破裂を回避できた．

このように，複視を主訴として来院した患者を診察する際は，まず患者の症状の発症時期や進行速度，さらに既往歴や生活習慣を考慮しながら，急性か慢性か，神経系の障害か眼筋や眼窩の疾患かなど，疾患の大まかなカテゴリを絞っていき，鑑別疾患を挙げていくことが重要である．検査結果を解釈する際は，一見正常にみえる結果でも，潜在的な病変が隠れている場合があることに留意する．また，重症筋無力症や甲状腺眼症など，病状の進行や日内変動に注意が必要な疾患にも注意する．

なお，複視の原因疾患に対する治療については，各章で紹介されている症例を参考にされたい．

◆チームで実現する複視診療

複視診療において，眼科医と視能訓練士の連携は非常に重要となる．特に，瞳孔散大を伴う動眼神経麻痺のような緊急疾患は，担当医に直接会って申し送りをする．検査中に患者と交わした会話や気がついた所見は，診断へのヒントになる可能性があるので検査記録やカルテに情報を残し，医師と共有するよう心がける．また，患者の不安や複視による具体的な不自由について，医師ではなく視能訓練士に打ち明ける患者は多いため，些細な内容であっても医師に申し送りをすることが重要である．眼科医と視能訓練士が，患者を中心とした医療チームを構築することを念頭に置いてともに診療することで，患者と医療チームの信頼関係が向上する．

文献

1）　後関利明：眼球運動障害のときに考えるべき疾患と検査．OCULISTA 99：56–59，2021

Chapter 1

共同性外斜視

共同性外斜視と複視

症例1 間欠性外斜視＋斜位近視

症例2 小角度の間欠性外斜視

症例3 外斜視術後内斜視に対する縫合糸の抜糸

症例4 小学生の間欠性外斜視

症例5 複視がある間欠性外斜視の視能訓練 ①25⊿以上の斜視角

症例6 複視がある間欠性外斜視の視能訓練 ②20⊿以下の斜視角

Chapter 1

共同性外斜視と複視

後関利明

◆検査と診断

間欠性外斜視

臨床の現場で一番多くみられる斜視は，間欠性外斜視である．その治療方針は斜視角や斜視の種類によって分けられるため，検査が重要となる．分類は遠見と近見の眼位を測定し，その斜視角に15⊿以上の差があれば輻湊不全型（近見>遠見）もしくは開散過多型（近見<遠見）となる．斜視角の差が15⊿以下の場合は基礎型となる（成書・文献によっては10⊿としているものもある）．各型によって治療方針が異なるので，詳細は本章の症例で解説する．

間欠性外斜視の分類	
基礎型	近見斜視角 ≒ 遠見斜視角
輻湊不全型	近見斜視角 > 遠見斜視角
開散過多型	近見斜視角 < 遠見斜視角

間欠性外斜視であれば斜視角のみでなく，正常な両眼視機能を有する斜位の維持力と斜視である頻度も治療には重要となる．たとえば斜視角が大きくても，斜位の維持力が高く斜視の頻度がほとんどなければ，複視がない場合，治療は不要なこともある．

斜位近視

青年期以降では，斜位近視の有無の確認が必要である．斜位近視があると，「両眼視するとぼやけて見える」という訴えがある．斜位近視の検出は，視力検査で片眼ごとの視力測定の後に，遠見完全矯正の状態で両眼を開放した視力を確認する必要がある．また，両眼開放の視力検査中に，斜位を保てているか眼位の確認も必要である．Spot Vision Screenerのようなフォトレフラクション法で測定する携帯型オートレフラクトメータを使用して，片眼遮閉および両眼開放で屈折を評価するのも簡便な方法である．

いずれにせよ，共同性外斜視の検査では必ず複視の有無を確認する．複視の訴えが強い場合は，抑制がないので治療後に斜視が正位になりやすい．複視のほかにも，頭痛や肩こりなどの身体的不自由があるかの問診も重要である．

◆実践的な治療法

基本的には，患者に“不自由があるか”が治療実施の判断基準になる．ここでいう不自由とは，機能的不自由，身体的不自由，精神的不自由など様々である．複視があるときは，生活に危険が生じる可能性があるので，全年齢で積極的に手術治療を勧める．

治療の時期

小児期

間欠性外斜視に対する視能訓練は6～7歳以上で適応となるが，斜視角が25⊿以上であったり，上下斜視が合併している症例では適応にはならない．視能訓練は視能訓練士が主体となって行う必要があるため，視能訓練士は医療チームの一員として積極的に治療へ参加しないといけない．視能訓練士が「訓練の指示や内容は眼科医にお任せ」という姿勢をとると治療がうまくいかないことがあり，視能訓練士の実力の見せどころでもある．複視があると視能訓練に反応しやすい．

手術は小学校就学前後に行うことが多いが，施行時期に関しては様々な見解がある．早期に手術をすることで患児の自我が芽生える前に手術を終えることができるが，一方で低年齢での手術は術後の眼位のもどりが大きいという報告もある．また，小学校1年生以降では，斜視の見た目がいじめの対象となることもあり，社会的な適応も大きい．

青年期・壮年期

斜位近視があると，両眼視することで近視化する．近視化を嫌がって斜視の状態で過ごすことが多くなり，斜視角が悪化する傾向にある．そのため，斜位近視の患者には積極的に手術を勧めるのがよい．

高齢期

高齢者には輻湊不全型の外斜視が多い．原因として様々な報告があるが，加齢に伴う調節力・融像力の低下と眼窩プリーの変性が原因だと筆者は考えている．高齢者の外斜視では複視を強く自覚する患者が多く，生活の質（QOL）を落としていることに気をつけなければならない．

手術法による効果の違い

共同性外斜視の手術では一般的に，両眼の外直筋後転術（bilateral recession：BLR）と片眼の外直筋後転術＋内直筋短縮前転術（recession-resection：R&R）が行われるが，手術効果の比較には様々な報告があり，どちらがよいか一定の見解はない．筆者は基礎型・開散過多型はBLR，輻湊不全型はR&Rを基本とし，斜視眼の自覚がはっきりしている症例はR&Rを選択している．R&Rのデメリットとして，術眼方向の側方視で非共同性による複視が出現する可能性があることは念頭に置く必要がある．

新しい術式

最近は，内直筋短縮前転術の代わりに plication 術を行う術者が増えている．plication 術にはいくつかのメリットがあり，その一つが術後 1〜2 週間以内であれば手術効果を減弱できることである．輻湊不全型の外斜視で近見のみで複視を訴える患者には，plication 術が有効である．このタイプの患者は小角度の遠見外斜偏位であるため，観血的な治療に踏み切れずに近用プリズム眼鏡で治療することもあるが，plication 術の登場によって手術を選択しやすくなっている．術後 1〜2 週間以内で過矯正（同側性複視）が明らかであれば，plication 糸を抜糸することで手術効果の軽減が期待できる．

◆患者中心のケアとコミュニケーション

小児期

本人，保護者ともに，外斜視の状態に慣れていることがある．また，本人が不自由を自覚していない可能性がある．そのため，遠近感を喪失していないか（立体視が可能か），複視を自覚していないかを丁寧に聴取する．また，手術が怖いために，友人から受けた眼に関する指摘（いじめも含む）を保護者や担任に隠している患児もいる．小学生の間欠性外斜視では術後に健康関連の QOL が改善したという報告もあり，積極的に手術を勧めてほしい．

青年期・壮年期

長年の罹患で，本人が身体的にも精神的にも外斜視の状態に慣れてしまっていることが多い．また，インターネットから過剰で不正確な情報を得ることで，術後の眼位のもどり，手術に伴う痛みを過度に心配していることもある．可能な限り丁寧に説明し，手術を受けるメリットを多く伝えるようにする．

高齢期

年齢を理由に手術を受けられないと以前に説明を受けていたり，眼科を訪れても患者自身が治療を諦めている場合もある．可能な限り斜視診療を専門とする施設につなぐことで，複視に伴う生産性や安全性の低下が改善できる可能性がある．

Chapter 1
共同性外斜視
症例
1
24歳 男性

間欠性外斜視＋斜位近視

飯田貴絵・後関利明

主訴　眼位異常，両眼視時の視力低下

現病歴　中学生のときから斜視を自覚していた．複視の自覚はないが，両眼視時の視力低下を自覚していた．自分で眼位のコントロールは可能であった．整容的に気になるため手術を希望し紹介受診となった

既往歴・家族歴　特記すべきことなし

初診時所見

視力　RV＝0.1（1.2×S−2.25 D⊃C−1.75 D Ax180°）
LV＝0.3（1.2×S−0.75 D⊃C−1.75 D Ax20°）
BV＝（0.5×farbest）

眼位（図1）　APCT（c.c.）：遠見 40⊿XPT，近見 45⊿XPT'

眼球運動　明らかな制限を認めない

両眼視機能　Stereo Fly Test：Fly（−），Animal（0/3），Circle（0/9）
左眼抑制

前眼部・中間透光体・眼底　異常なし

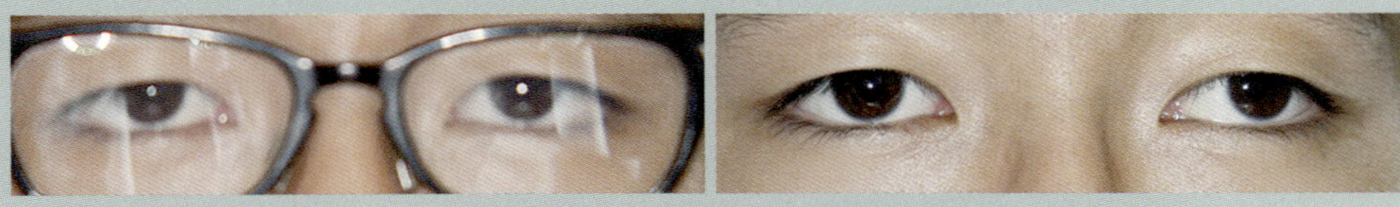

図1　初診時眼位
A：両眼固視，B：外斜視．普段は自分で眼位のコントロールが可能であったが，疲れたときに外斜視が顕性化しやすく，斜位を維持するための眼精疲労や斜位にしたときの視力低下を自覚していた．

POINT! 本症例のポイント

- 遠見 40⊿の間欠性外斜視．
- 複視の自覚はないが，両眼視時の視力低下を自覚．
- 単眼での視力検査では各眼矯正視力 1.2 となる屈折値だが，両眼開放下での検査では視力が 0.5 まで低下．

◆ 鑑別すべき疾患とそのための検査

比較的大角度の間欠性外斜視患者に起こった，両眼視時の視力低下である．両眼視での視力低下が複視によるものか斜位近視によるものかを鑑別する必要がある．本症例では抑制があり複視の自覚は認めなかった．単眼固視時と両眼固視時の屈折値を確認するために，Spot Vision Screener による屈折検査を施行した．

◆ 検査結果と経過

Spot Vision Screener による屈折検査では，単眼固視時の等価球面値は右眼 − 3.25 D，左眼 − 2.50 D であるが，両眼固視時では右眼 − 4.75 D，左眼 − 4.00 D と近視化を認めた（図 1）．単眼固視時に比べ，両眼固視時で近視化を認めたこと，単眼視力検査では各眼で矯正視力（1.2）となる屈折値にもかかわらず，両眼開放下では視力が低下したことから，斜位近視を伴っていたことがわかる．

本症例は患者が希望したため斜視手術を予定した．

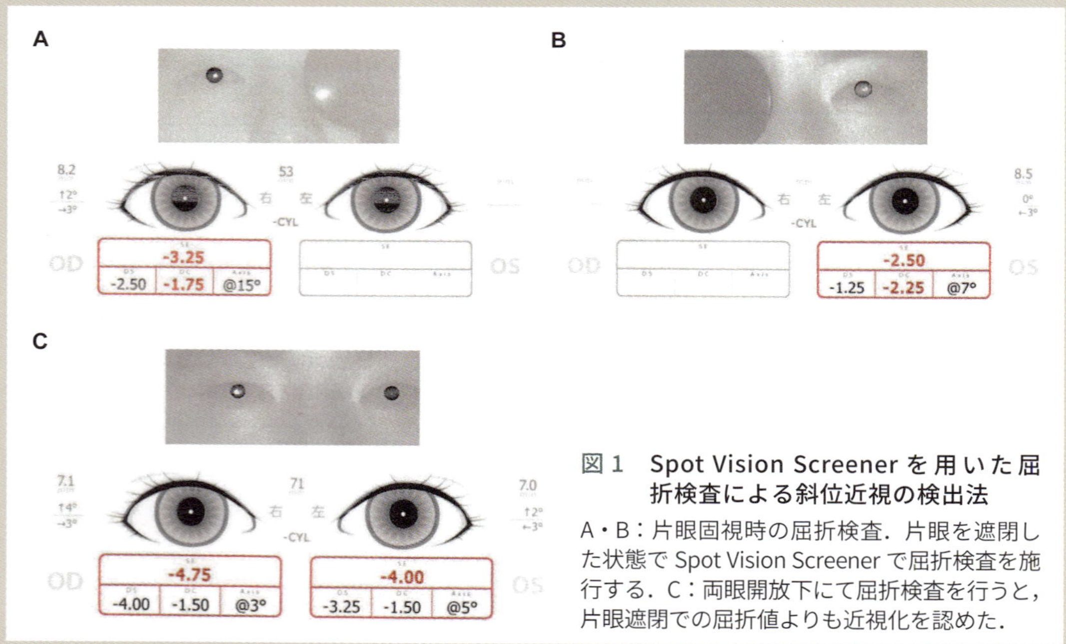

図 1　Spot Vision Screener を用いた屈折検査による斜位近視の検出法

A・B：片眼固視時の屈折検査．片眼を遮閉した状態で Spot Vision Screener で屈折検査を施行する．C：両眼開放下にて屈折検査を行うと，片眼遮閉での屈折値よりも近視化を認めた．

◆ 診断と治療方針

本症例は間欠性外斜視に伴う斜位近視であった．斜位近視は外斜視の手術で改善することが多く，手術加療が望ましい[1〜3]．

間欠性外斜視に対する手術方法は，外直筋後転術と内直筋短縮術（最近では plication 術を好む術者もいる）である．両眼外直筋後転術と片眼の前後転術（外直筋後転＋内直筋短縮）のどちらが効果的かについてはいまだ結論は出ておらず，外斜視の種類や固視眼の優位性などで総合的に判断することが多い．一般的には，基礎型や開散過多型では両眼外直筋後転術が，輻湊不全型では片眼の前後転術が選択されることが多く，基礎型でも固視眼に優位性がある場合では片眼の前後転術が選択されることが多い．

定量方法も施設によって様々であるが，本項では筆者が使用している Parks の surgical dose table を紹介する（表 1）．基礎型や開散過多型では遠見眼位をもとに Parks の surgical dose table に基づき定量を行う．輻湊不全型では片側外直筋後転と内直筋短縮で手術を行うが，遠見眼位を外直筋後転で定量し，近見眼位を内直筋短縮で定量する．この方法により術後の遠見過矯正のリスクを抑え，近見眼位の改善を得ることが可能である[4,5]．

表 1　Parks の surgical dose table による定量法

目標斜視角	両眼外直筋後転 (mm)	片眼 外直筋後転＋内直筋短縮 (mm)	
		外直筋後転	内直筋短縮
15⊿	4.0	4.0	3.0
20⊿	5.0	5.0	4.0
25⊿	6.0	6.0	5.0
30⊿	7.0	7.0	5.5
35⊿	7.5	7.5	6.0
40⊿	8.5	8.0	6.5
50⊿	9.0	9.0	7.0

定量例

Parks の surgical dose table に基づき定量する場合，目標斜視角 30⊿の外斜視に対しては，両眼外直筋後転量は 7 mm であり（□），片眼の前後転術であれば外直筋後転 7 mm と内直筋短縮 5.5 mm である（□）．基礎型や開散過多型では，table に基づき遠見眼位で定量を決めている．輻湊不全型に対しては片眼前後転術を施行，遠見眼位を外直筋後転で，近見眼位を内直筋短縮で定量しており，遠見 30⊿，近見 50⊿の外斜視であれば，外直筋後転 7.0 mm と内直筋短縮 7.0 mm を施行する（○）．

目標斜視角	両眼外直筋後転 (mm)	片眼 外直筋後転＋内直筋短縮 (mm)	
		外直筋後転	内直筋短縮
15⊿	4.0	4.0	3.0
20⊿	5.0	5.0	4.0
25⊿	6.0	6.0	5.0
30⊿	7.0	7.0	5.5
35⊿	7.5	7.5	6.0
40⊿	8.5	8.0	6.5
50⊿	9.0	9.0	7.0

本症例では左眼が外れるという訴えがあったため片眼前後転術を選択し，遠見での40⊿外斜視に対してParksのsurgical dose table（**表1**）を参考にし，目標斜視角40⊿の左眼外直筋後転術8.0 mm，内直筋plication術6.5 mmを施行した．

◆ 結果

術後3ヵ月

視力 RV＝0.15（1.2×S－2.25 D◯C－1.75 D Ax180°）
LV＝0.3（1.2×S－1.25 D◯C－1.50 D Ax5°）
BV＝(1.2×farbest)

眼位 APCT（c.c.）：遠見8⊿XP，近見14⊿XP'

術後は整容的にも改善し，両眼視時の視力低下の自覚も消失し良好であった．

エキスパートからのアドバイス

- 10代後半から40代前半の患者でみられる大角度の外斜視には斜位近視を伴うことがある．
- 見えにくさの原因が，複視なのか斜位近視なのかを鑑別する必要がある．斜位近視の診断には両眼開放下での視力検査や，Spot Vision Screenerによる単眼視と両眼視での屈折検査が有用である．
- 斜視手術により斜位近視は改善が可能であり，斜位近視の症状がある場合は手術加療が望ましい．

文献

1) Shimojyo H, Kitaguchi Y, Asonuma S, et al.：Age-related changes of phoria myopia in patients with intermittent exotropia. Jpn J Ophthalmol 53：12-17, 2009
2) 佐藤 司，後関利明，榊原七重，他：北里大学病院における斜位近視の手術成績．眼臨紀 8：399-402，2015
3) 林 孝雄：「本音で語ろう 間欠性外斜視」：手術の立場から―外直筋後転術．日視会誌 39：35-40，2010
4) Kraft SP, Levin AV，Enzenauer RW：Unilateral surgery for exotropia with convergence weakness. J Pediatr Ophthalmol Strabismus 32：183-187, 1995
5) Choi MY, Hyung SM, Hwang JM：Unilateral recession-resection in children with exotropia of the convergence insufficiency type. Eye (Lond) 21：344-347, 2007

Chapter 1
共同性外斜視
症例
2
55歳　女性

小角度の間欠性外斜視

久我芹奈・後関利明

主訴　複視

現症歴　子どもの頃より斜視があり，15 年前から指揮者と楽譜を交互に見る際，見たい物が見えずに見失ってしまうようになった．音楽家のため楽譜を見るときに二重に見えるので不自由である．手術希望があり，当院を紹介受診．プリズム眼鏡の治療では複視が改善しなかった．その他に，アレルギーあり（日光・ヨード造影剤・パパイヤ）

既往歴　てんかん（8 歳〜），子宮頸部異形成により全摘出（52 歳）

家族歴　特記すべきことなし

初診時所見

視力　RV＝0.08（1.2×S−4.75 D⊂C−1.00 D Ax10°）
LV＝0.08（1.2×S−4.50 D⊂C−0.75 D Ax170°）

眼圧　R＝16.7 mmHg，L＝16.0 mmHg

眼位（図 1）　Hirschberg 試験（SCL）：ortho’
APCT（c.c.）：遠見 8⊿XPT　tropia＞phoria
（c.c.＋3.00 D）：近見 20⊿XPT’

眼球運動　制限なし

両眼視機能　Stereo Fly Test（c.c.＋3.00 D）：Fly（＋），Animal（3/3），Circle（4/9）

前眼部・中間透光体・眼底　異常なし

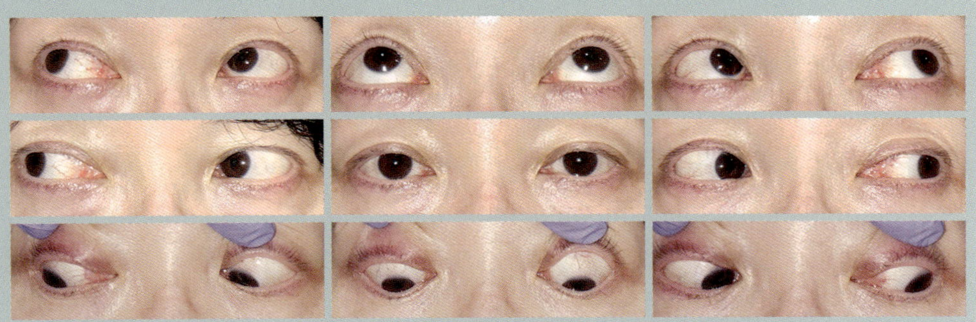

図 1　初診時 9 方向眼位

POINT! 本症例のポイント

- 眼球運動は制限がないため，麻痺性斜視は考えにくい．
- 近見斜視角が遠見斜視角より大きい（輻湊不全型外斜視）．
- 近見は斜位を保っているため，立体視が比較的良好である．
- プリズム眼鏡の治療では複視が改善しなかった．

◆ 鑑別すべき疾患とそのための検査

・斜位近視 → 両眼開放視力（BV）の測定
Spot Vison Screener（SVS）にて両眼開放と片眼ずつの他覚的屈折度数を測定（図 2）．

思春期以降で調節力のある年齢では，斜位を保持しようとして輻湊性調節が生じる．斜位を保持しようとすると「ピントが合わない」，「見えづらい」などと訴えることがある．

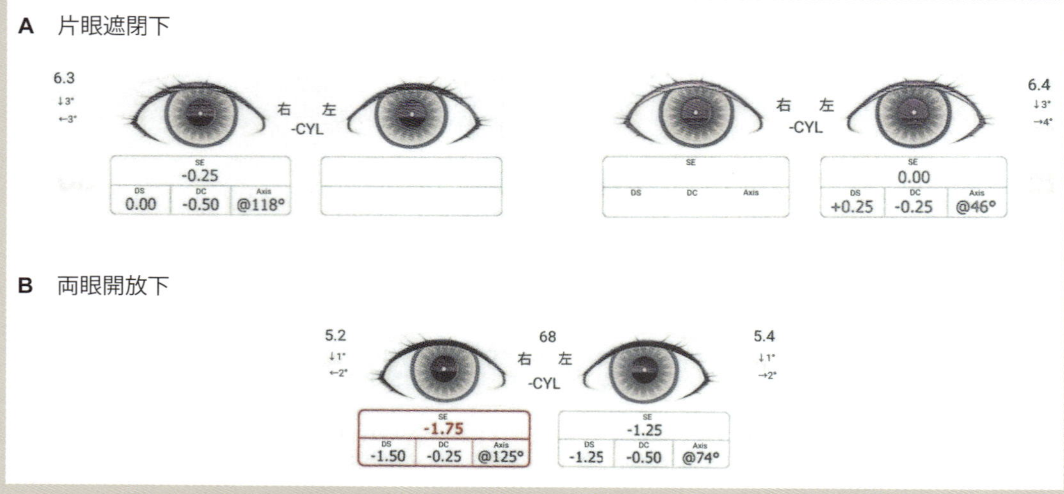

A 片眼遮閉下

B 両眼開放下

図 2 斜位近視の検査結果（Spot Vision Screener）（別症例）
33 歳男性．片眼遮閉下（A）では右眼−0.25 D，左眼 0.00 D だが，両眼開放下（B）では，右眼−1.75 D，左眼−1.25 D となり斜位近視がみられる．

◆ 検査結果と経過

視力　BV＝（1.2×c.c.）phoria 保持

他覚的屈折度数　SVS：両眼開放　R）−0.75 D，L）−1.00 D
片眼ずつ　R）−0.75 D，L）−0.75 D

これらのことから斜位近視は考えにくい．

・術前検査としてプリズム順応検査（PAT）にて最大斜視角を，大型弱視鏡にて融像幅の検出を行った．

眼位　PAT：遠見 9⊿XT

両眼視機能　大型弱視鏡（c.c.）：Fu（＋）－7°～＋26°

開散幅の限界および最大斜視角を狙って術量を決定する．

◆ 診断と治療方針

輻湊不全型外斜視と診断．治療方法として，遠見斜視角が小さいため左眼の内直筋 plication 術（6.0 mm）を選択した．

◆ 結果

術後 2 週間で遠見 0⊿，近見 2⊿XP'，術後 3ヵ月で遠見 4⊿XP，近見 14⊿XPT'，術後 6ヵ月で遠見 2～4⊿XP，近見 8～10⊿XP' であった．術後，肩こりと複視が消失し正面視が楽になったと自覚症状も改善した．

エキスパートからのアドバイス

- 遠見が小角度の輻湊不全型外斜視ではプリズム眼鏡装用が治療の第 1 選択となり，左右眼それぞれ 5⊿Base in までの範囲で調整することで複視が消失する症例もある．しかし，眼鏡装用を好まない症例，プリズム眼鏡では複視が消失しない症例もある．そのような症例では，手術での治療を検討する．
- 術量を決めるうえで開散幅の測定および最大斜視角の検出（PAT）が大切である．
- 年齢が若く，ピントが合わないなどの症状を訴える場合は斜位近視の可能性があるため，BV および SVS（他覚的屈折度数）を測定するとよい．
- 片眼の内直筋 plication 術は，過矯正となった際に縫合糸を抜糸することで調整が可能なため，小角度の間欠性外斜視にはよい適応である．

Chapter 1
共同性外斜視
症例
3
42歳 女性

外斜視術後内斜視に対する縫合糸の抜糸

君島真純・後関利明

主訴　正面から左方視時に複視がつらい
現病歴　数年前より時々左眼が外斜視になることを家族から指摘されるようになった．近医を受診し，輻湊不全型間欠性外斜視と診断され，手術目的で当院を紹介受診した．間欠性外斜視に対して，左眼の外直筋後転術と内直筋 plication 術を施行して内斜視となった．術翌日より複視を自覚している
既往歴・家族歴　特記すべきことなし

初診時所見

視力	RV＝（1.2×S－0.50 D） LV＝（1.2×S－0.75 D）
優位眼	Hole in card test：遠見 右眼，近見 右眼
眼位	Hirschberg 試験（s.c./c.c.）：ortho’～XPT’ APCT（c.c.）：遠見 35⊿XPT (nearbest)：近見 50⊿XPT’
眼球運動	B）制限なし Hess 赤緑試験：外斜視を認めるが，共同性で眼球運動制限はない（図 1）
両眼視機能	Stereo Fly Test（nearbest）：Fly（＋），Animal（3/3），Circle（9/9） 大型弱視鏡（c.c.）PD 62 mm： R-fix SA－10° R-fix OA－10° Fu（＋）－5°～＋20°（Base－10°） St（＋）バケツ＋，パラシュート＋
輻湊	to the nose
頭位	異常なし

初診時所見

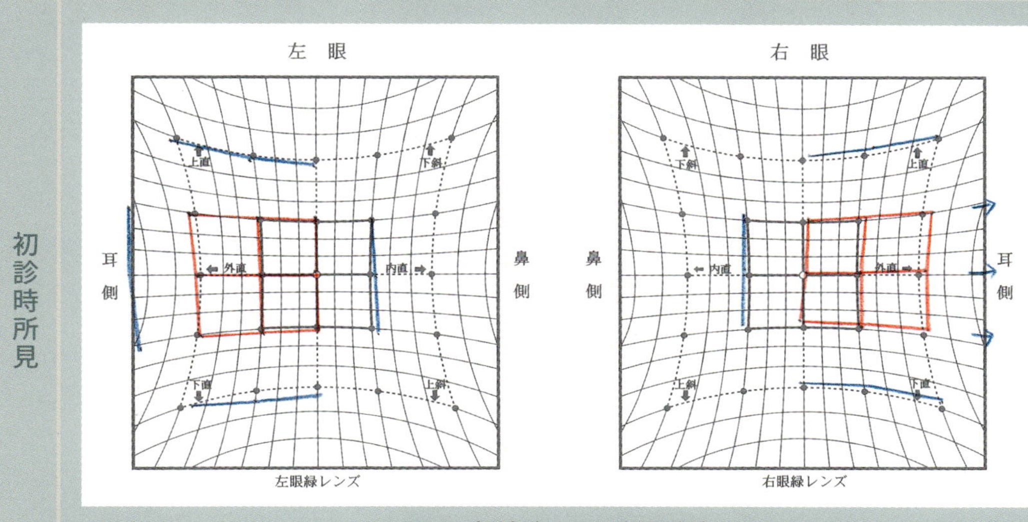

図1　初診時 Hess 赤緑試験

◆ 検査結果と経過

輻湊不全型間欠性外斜視に対し，目標矯正量は 40 ⊿とし，左眼が外を向くことが気になるとのことで，患者の希望で左眼のみの外直筋後転術 8.0 mm と内直筋 plication 術 6.5 mm を施行した．

術後翌日

眼位　Hirschberg 試験（s.c./c.c./R-fix）：ET'
APCT（c.c.）：遠見 16 ⊿ ET
(nearbest)：近見 12 ⊿ ET'

眼球運動　R）制限なし，L）外転制限 −2　正面から左方視時複視（+），ほかは制限なし

術後 1 週

眼位　Hirschberg 試験（s.c./c.c./R-fix）：ET'
APCT（c.c.）：遠見 16 ⊿ ET
(nearbest)：近見 12 ⊿ ET'

眼球運動　R）制限なし，L）外転制限 −2　正面から左方視時複視（+），ほかは制限なし
Hess 赤緑試験：内斜視を認め，左眼外転遅動，右眼内転過動がある（図 2）

頭位　左への顔回しあり

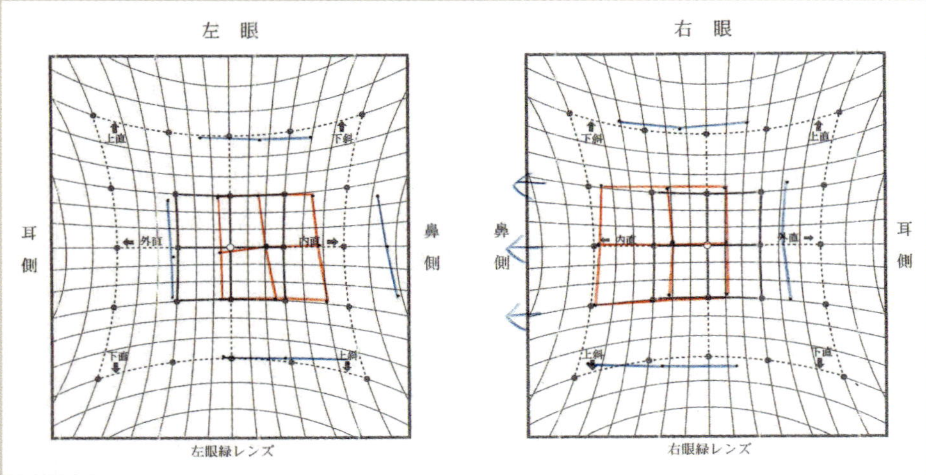

図2　術後1週のHess赤緑試験

POINT! **本症例のポイント**

- 斜視手術前は複視を自覚していない輻湊不全型間欠性外斜視であった.
- 視力や両眼視機能は良好であった.
- 遠見斜視角35⊿，近見斜視角50⊿の輻湊不全型間欠性外斜視に対し，目標矯正量は40⊿とした.
- 手術前の目標矯正量よりも術後に大きく内斜視が残り，術後1週にて内斜視角が減少しなかった.

◆ 診断と治療方針

外斜視手術後翌日に過矯正になっていても，術後1週の時点で斜視角が減少する症例が多い．しかし本症例は遠見内斜視角が減少しておらず，内直筋に対するplicationの効果が強いと診断した．遠見・近見のどの距離においても複視の訴えがあり，顔回しの頭位異常もあることから，plication術を施行した左眼内直筋の縫合糸の抜糸と筋肉の周辺組織の癒着剝離を術後2週で行い，折りたたまれた筋肉を伸ばすようにした.

◆ 結果

抜糸後1ヵ月

眼位　Hirschberg試験（s.c./c.c.）：ortho'
APCT（c.c.）：遠見 no shift
（nearbest）：近見 2⊿X'

眼球運動　R）制限なし，L）外転制限－1，ほかは制限なし
頭位　異常なし

抜糸後 6 ヵ月

眼位　Hirschberg 試験（s.c./c.c.）：ortho'
APCT（c.c.）：遠見 no shift
（nearbest）：近見 2 ⊿ X'
眼球運動　B）制限なし
Hess 赤緑試験：内斜視は認められず，共同性の眼球運動に改善した（図 3）
頭位　異常なし

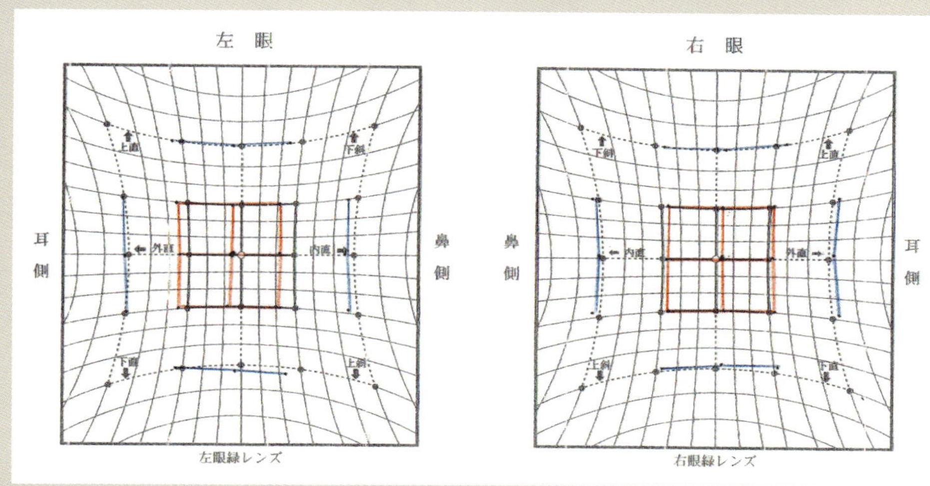

図 3　plication 縫合糸の抜糸後 6 ヵ月の Hess 赤緑試験

抜糸後 3 ヵ月までは左眼の外転制限がやや残ったが，6 ヵ月の時点で眼球運動制限はなくなり複視は消失した．術後 2 年を経過しても正位を保っている．

◆ Plication 術を施行する前に患者へ説明すること

- 間欠性外斜視では術後の目標として軽度内斜視をねらう．
- 間欠性外斜視は術前に複視を自覚していない場合があるので，軽度内斜視になった場合に複視を生じる可能性がある．
- 筋肉を折りたたむ plication 術は短縮術と同様の効果があり，術後に一時的な複視を生じる可能性がある．
- 術後に複視が継続する場合は，plication 術を行った縫合糸を抜糸することで，折りたたんだ筋肉を戻すことができる．

患者中心のケアとコミュニケーション

- 間欠性外斜視に対する手術には，外直筋後転術，内直筋前転術，内直筋 plication 術など様々な方法があることを伝える．Plication 術は，術後早期であれば可逆性があり，過矯正の分を元に戻せることを伝える．
- 初回の手術から経過期間が長くなると，plication 術を施行した筋肉を元に戻すことが難しくなる．そのため，plication 術を施行した縫合糸を抜糸するかどうかを，術後翌日，術後早期の時点で決定することを伝える．
- 術後に起こりうることとして，複視の出現，plication 術の縫合糸の抜糸を行う可能性を事前に伝えておくことで，患者が術後の予定を立てられるように配慮する．

エキスパートからのアドバイス

Plication 術の利点

- 毛様体血流が維持されるため虚血にならず，前眼部循環に影響が少ない[1]．
- 切筋しないため，前転術と比較して侵襲が少ない[1]．
- Plication 術施行後は，早期に縫合糸を抜糸することで筋肉の状態を戻すことが可能である[1,2]．抜糸で手術効果を減弱できるのは術後2週程度までであり，早期に抜糸するほど手術効果の減弱は大きい．
- 術後の屈折に影響が少ない[3]．

Plication 術の注意点

- 術後に時間が経つと筋肉や周囲の組織が癒着するので，筋肉を元に戻すことが困難になってくる．縫合糸の抜糸による効果が得られない場合があるため，plication 術の縫合糸を外す場合は，術後早期に行うほうがよい[1]．

文献

1) Chaudhuri Z, Demer JL：Surgical outcomes following rectus muscle plication：a potentially reversible, vessel-sparing alternative to resection. JAMA Ophthalmol 132：579-585, 2014
2) 君島真純，後関利明，市邉義章：外斜視術後過矯正に対し，術後早期に plication 縫合糸を抜糸した 3 症例．眼臨紀 16：117-121，2023
3) 櫻井藍子，後関利明，市邉義章，他：間欠性外斜視に対する内直筋 plication 術の術後屈折変化．臨眼 6：785-791，2022

Chapter 1
共同性外斜視
症例
4
10歳 女児

小学生の間欠性外斜視

森田由香

主訴 複視，羞明，頭痛

現病歴 3歳頃から眼の位置がずれることがあった．屋外へ出ると，右眼をギュッとつぶることがよくあり，運動会などの写真はすべて右眼をつぶっている．テレビを見るときには横目で見るように，頭を回している．最近は頭痛と眼の疲れがひどく，本人が斜視の手術を希望して来院した

既往歴 特記すべきことなし

家族歴 祖母が外斜視

初診時所見

視力 RV＝1.2（n.c.），LV＝1.2（n.c.）

眼圧 NCT：R＝12 mmHg，L＝13 mmHg

眼位（図1） APCT（s.c.）：遠見 35⊿XT，近見 30⊿XPT’

眼球運動 ひき運動・むき運動ともに眼球運動制限なし

両眼視機能 Stereo Fly Test：Fly（＋），Animal（3/3），Circle（9/9）

A

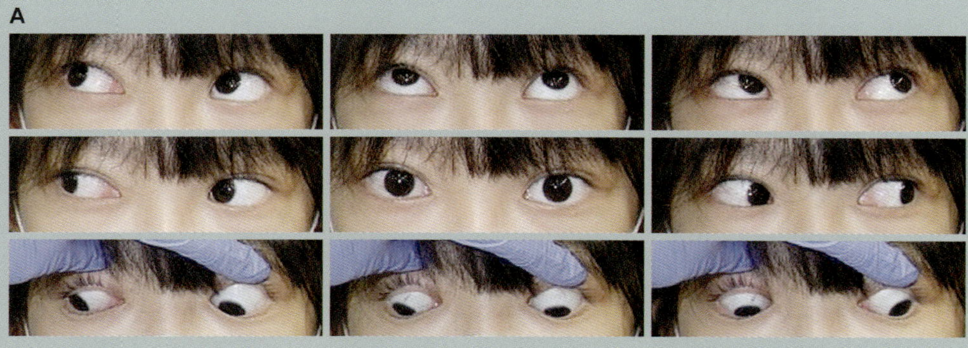

B

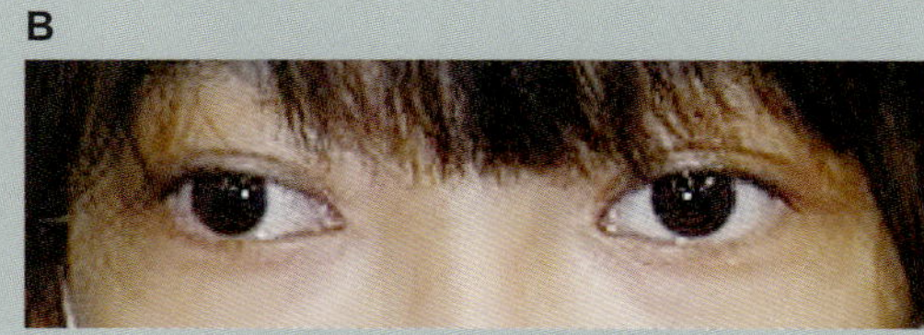

図1 初診時眼位

A：近見9方向．B：遠見正面視．遠見で眼位は外斜視となり，外斜位を保つことができない．

初診時所見		
	頭位	斜頸など頭位異常は認めない
	対光反射	正常
	前眼部・中間透光体・眼底	異常なし

POINT! **本症例のポイント**

- 視力は良好で屈折矯正の必要がないこと，眼球運動制限がないこと，前眼部・眼底に異常所見を認めないこと，片目つぶり・複視・羞明・眼精疲労・頭痛といった症状は典型的な間欠性外斜視の症状である．
- 小学生になると，自らの症状を説明することができる．ただし，多くは幼少期から外斜視であり正常と比べることができないため，聞き出さないと症状を訴えない．
- 本人が手術をしたいと訴えるときには，機能面のみならず心理面でもダメージを受けていることが多い．

◆ 鑑別すべき疾患とそのための検査

・重症筋無力症 → 症状に日内変動を認め，朝の眼位は比較的良好で夜間に悪化する．問診での鑑別が重要である．日内変動を認める場合は鑑別のためにアイスパックテスト，エドロホニウム（テンシロン）テストなどを行う．また，採血で抗 AChR 抗体の有無を確認する．

◆ 診断と治療方針

間欠性外斜視（基礎型）と診断した．遠見での斜視のコントロールが悪く，輻湊不全がなく，共同性の間欠性外斜視であるため，手術は全身麻酔下で両眼外直筋後転術を予定した．

◆ 結果

全身麻酔下で両眼外直筋後転術を施行した．手術翌日は軽度内斜視のため，近方も遠方も複視を訴えたが外転制限は認めない．術後 1 週では近方の複視は消失し，遠方の複視も改善傾向である．術後 1 週ほどで頭痛は消失し，術後 3 ヵ月で複視は完全に消失した．現在は，元気に学校生活を送ることができている．

術後 1 ヵ月

眼位（図 2） APCT（s.c.）：遠見 8 ⊿ E，近見 6 ⊿ E'

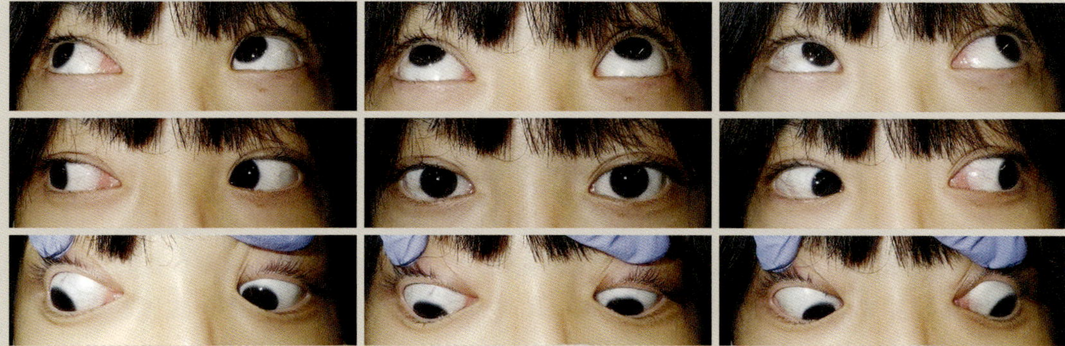

図 2　術後 1 ヵ月の 9 方向眼位

術後 3 ヵ月

眼位 APCT（s.c.）：遠見 8 ⊿ X，近見 6 ⊿ X'

複視は完全に消失.

術後 6 ヵ月

眼位 APCT（s.c.）：遠見 12 ⊿ X，近見 10 ⊿ X'

◆ 経過観察の注意点

筆者は外斜視の再発（術後のもどり）を防ぐために，手術直後は軽度の過矯正を目指して手術を行っている．術後 2 週程度は特に遠方複視を呈する可能性が高く，自転車に乗ることは危険であり，登下校に気をつける必要がある．術後，1 週間は特にスマートフォンなど近い視距離で行うデジタルデバイスの利用を制限している．

◆ 間欠性外斜視の手術による生活の質の変化

筆者は間欠性外斜視の手術による患児と保護者の生活の質（QOL）を比較し報告した[1)]．評価項目は身体面，感情面，社会面，学校面，総合であり，患児では全項目で QOL の改善がみられ，特に学校面での改善が最も高かった．保護者は学校面では手術前後で有意差はなく，保護者が外斜視の影響を認識することは難しいと考えられた．間欠性外斜視の手術の際にはカルテの値だけにとらわれず，斜視によって授業態度が過小評価されやすいことや，心理的な影響を保護者と共有し，状況によっては積極的に手術を考慮することが大切である．

患者中心のケアとコミュニケーション

間欠性外斜視の患児は，保護者が「どんくさい子」と表現することが多い．ほかの子どもに比べて，読み書きや細かい作業が苦手で，普段から怒られやすく自信がない傾向にある．また，前髪を伸ばして目を合わせないようにうつむき加減で話すことが多い．手術に対する恐怖心から手術を希望しない場合は，症状と手術の説明だけにとどめ，手術を行う場合は本人の同意を得てから行うことを約束する．その際，どのような小さな疑問でも必ず伝えてほしいこと，医師に直接聞けない場合は，家庭で保護者に質問を伝え，保護者を通じて聞いてもらうよう説明する．どのような質問がきても決して笑わずに対応する．手術を行い眼位を治したいが，一番不安を感じているのは本人である．どのような質問にも「そうだね，大事な質問だね」と声かけを行う．

◆ 専門医に紹介するタイミング

①小児の全身麻酔を行うことができないなど，自施設で手術を行わない場合．
②自施設で手術を行ったが，1ヵ月を超えて複視が継続するなど，予測外の結果がある場合．

小児の斜視手術を行っている施設は全国でも限られており，予約をとってもすぐに手術できるとは限らない．手術を目的に紹介する予定であれば，なるべく早い時点で専門医に紹介する．心疾患の既往などがあっても，間欠性外斜視の斜視角が大きい，あるいは斜視のコントロールが不良であり本人の希望があれば，小児科医，麻酔科医との連携のもと手術を行うことは可能である．

また，自施設で手術を行い，術後内斜視など予測外の結果により対応が困難であれば早めに専門医を紹介する．小児は症状をうまく説明できない．特に術後過矯正による内斜視になってしまった場合は，複視を訴えた後に抑制をかけることで適応し，両眼視機能が消失することがある．プリズム眼鏡での対応や，外転制限を伴う場合に再手術を考慮する必要があるため，早めに専門医へ紹介する．低矯正の場合は術前に比べれば症状が改善しているため，急ぐ必要はない．再手術の希望があるときにのみ専門医を紹介する．

エキスパートからのアドバイス

- 間欠性外斜視の患者は正位のときでも字が枠に収まらない，目盛りを合わせられないなど，細かい作業が困難である．
- 手術は整容目的の手術ではなく，視機能の改善を図ることが目的であると特に保護者に理解してもらう．
- 友達に「どこ見ているの」と言われた場合は精神的に相当なダメージを受けていると考え，心理面のケアにも配慮する．
- 間欠性外斜視の手術により，特に学校面における患児の QOL が改善する[1)]．
- 小学生の間欠性外斜視で複視を強く訴える場合は，積極的に手術を考慮すべきである．

文献

1) Morita Y, Hiraoka T, Oshika T：Influence of intermittent exotropia surgery on general health-related quality of life：different perception by children and parents. Jpn J Ophthalmol 65：326-330, 2021

Chapter 1
共同性外斜視
症例
5
6歳0ヵ月 女児

複視がある間欠性外斜視の視能訓練① 25⊿以上の斜視角

若山曉美

主訴 左眼が外にずれる

現病歴 4 歳頃から，夕方になって疲れたときに左眼が外にずれる．6 歳時に近医眼科を受診し当院紹介受診となる

既往歴・家族歴 特記すべきことなし

初診時所見

視力	RV＝1.2（1.2×S＋0.25 D⊃C−0.50 D Ax70°） LV＝0.7（1.2×S＋0.25 D⊃C−1.50 D Ax90°） ＊屈折値はシクロペントラート塩酸塩の点眼時でも同様の結果
優位眼	右眼
眼位	APCT（c.c./R-fix）：遠見 25⊿XT，近見 25⊿X'
眼球運動	L）下斜筋過動
両眼視機能	JACO stereo test：60 秒，CT（c.c.）：X'
輻湊	輻湊近点：調節視標 7 cm　左眼 break で複視（＋） ＊光視標，光視標＋赤フィルタでも同様の結果
前眼部・中間透光体・眼底	異常なし

POINT! **本症例のポイント**

- ●わずかな不同視差や軽度の近視は斜位の維持を妨げる原因．
- ●左右眼で視力差のない状態にするため，左眼の乱視矯正が必要．
- ●眼位コントロールを目的に眼鏡常用を指導．

◆ 検査結果と経過

・眼鏡常用を行うことで，遠見眼位が外斜視から間欠性に移行した．

・25 ⊿ XT に対して斜視手術（左眼の後転短縮術）を施行することとなった．

・術後6ヵ月時，眼位は遠見・近見ともに外斜位（遠見12⊿，近見14⊿）であったが，斜位の維持が弱く（Bagolini red filter ladder：No.1），日常生活で複視を自覚するようになった（図1）.
・今後の斜視角の増加に伴い斜位を維持できなくなる可能性が高いと判断し，8歳0ヵ月時に視能訓練を開始することとなった.

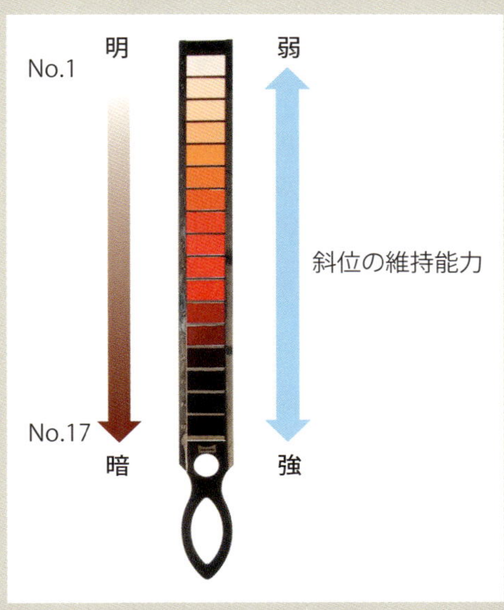

図1　Bagolini red filter ladder による斜位の維持能力の評価

一眼に Bagolini red filter ladder を装用し，負荷を与えていき斜位から斜視になった1段階手前を斜位の維持能力として評価する.

◆ 視能訓練の実際

間欠性外斜視では斜視時に生じた複視を避けるため，道づれ領である耳側網膜に抑制が起こる．斜視の状態が繰り返し起こると，斜位になっても斜視時に起こった耳側網膜の抑制が残存するようになる[1~3]．この抑制によって周辺融像が低下し斜位が維持できなくなり，眼位は間欠性外斜視から外斜視へと移行する.

視能訓練では，第1段階として抑制を除去することから開始する．抑制除去後または抑制がない症例では，第2段階である融像増強訓練や輻湊不全があれば輻湊訓練を実施する．最終段階では第1眼位のみではなく，すべての方向や視距離で斜位を維持できるように訓練を実施する．訓練効果は2週間に1回来院し判定する．訓練期間は8～12週間である[4].

訓練適応の判断基準

視能訓練の適応と適応外の条件を示す（表1）．視覚の感受性を考えると，視能訓練は低年齢から開始することが望ましい．実際には自覚的な応答を確認しながら訓練を進める必要があるため，6～7歳以上での開始となる．抑制があり抑制除去訓練が必要な場合は，おおよそ10歳までに訓練を実施する必要がある．正常網膜対応下で複視があり融像機能の低下や輻湊不全が原因の場合は，10歳以上でも訓練は実施できる．

表1　視能訓練の適応と適応外の条件

適　応	① 抑制除去訓練は12歳以下で実施し，flashing method※は7歳以上で実施可能となる． ② 正常な両眼視機能の基礎を有する． ③ 最大斜視角は25⊿未満とする（術前の抑制除去訓練を除く）．
適応外	① 弱視がある（弱視の既往歴がある場合は訓練が困難）． ② 網膜異常対応がある． ③ 微小斜視がある． ④ 第1眼位で6⊿以上の上下偏位や交代性上斜位がある．

※斜視時の道づれ領に存在する抑制を除去する抑制除去訓練で，抑制の状態に合わせて刺激条件を変えて実施する．

視能訓練についての説明と同意

訓練実施時には計画書を作成し，患児本人や家族に説明を行い同意が得られれば訓練を行う．訓練計画書には，現在の状態，視能訓練の目標，視能訓練の具体的な方法，視能訓練の期間などを明記する．

患者中心のケアとコミュニケーション

視能訓練は毎日の反復訓練が効果へとつながる．家庭で訓練を行うため患児自身が訓練の必要性を理解し，訓練に対する本人の意欲や家族の協力が必要である．低年齢の患児に対しては，子どもが理解できる言葉で“なぜ訓練が必要なのか”を説明し，患児自身が理解できるようにする．患児や家族とのコミュニケーションをしっかり取り，信頼関係を築きながら訓練を実施する．

来院時に日々の訓練実施状況（訓練手帳）を確認する．訓練期間中に本人の意欲が低下することもあるので，来院時には毎日訓練を実施した患児を褒め，訓練効果についても十分に説明する．

◆ 視能訓練の実施と経過（図2）

本症例では術後6ヵ月時に，斜位の維持が弱く術後のもどりが起こる可能性が高いと判断し訓練を開始した．訓練開始時の状態は斜位時の中心窩近傍に抑制（±）の領域があり，融像訓練を実施する前に生理的複視認知訓練（Framing card）（図3）を2週間実施し，抑制がないことを確認して融像訓練を開始した．融像訓練では，Cat card（図4）による訓練の実施が不安定だったため prism convergence* を2週間実施し，斜位の維持が強くなったので Cat card を追加した．輻湊側融像幅は訓練開始6週間後には広くなり，break と recovery の差が10Δ以内と融像は安定し改善した．Bagolini red filter ladder による斜位の維持能力も遠見・近見ともに No.14 と良好となった．訓練開始8週間後，融像幅は斜視角の3倍以上となり，左眼の下斜筋過動はあるが第1眼位以外の方向でも斜位を維持できるようになったので訓練を終了した．訓練終了8ヵ月後も融像力は安定し，遠見・近見ともに斜位を維持できている．間欠性外斜視では術後のもどりが問題となっており，早期の視能訓練の実施が術後の斜位の維持につながったものと考える．

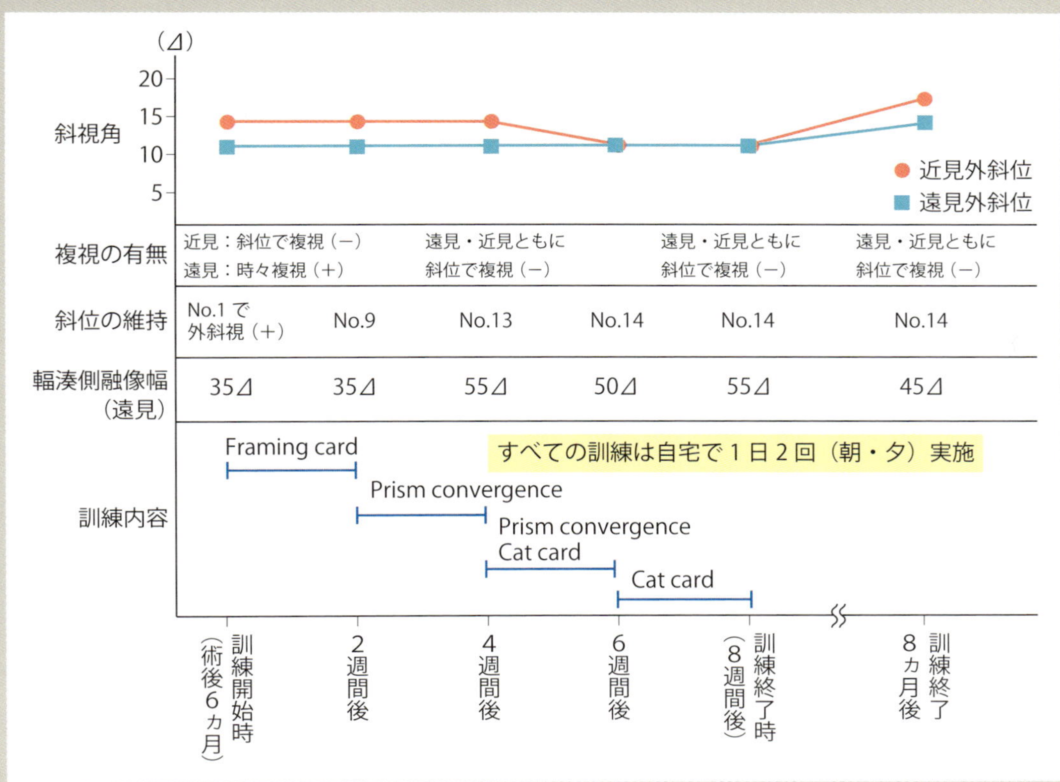

図2　視能訓練の実施と経過

* prism convergence：基底外方のプリズムを両眼に装用させ，融像性輻湊の負荷をかけて融像を増強させる融像訓練である．

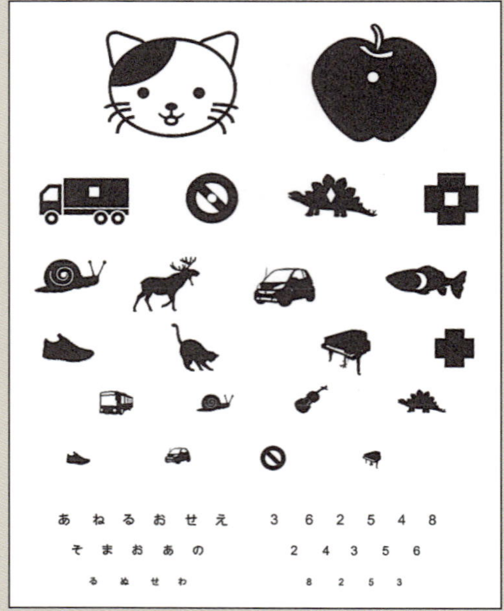

図 3　**Framing card**
（製造販売元：株式会社テイエムアイ）
斜位時の抑制を除去するために実施する生理的複視認知訓練で用いるカード．生理的複視を利用し大きい視標から小さい視標へと実施し，刺激する領域を中心窩の近傍へと進めていく．

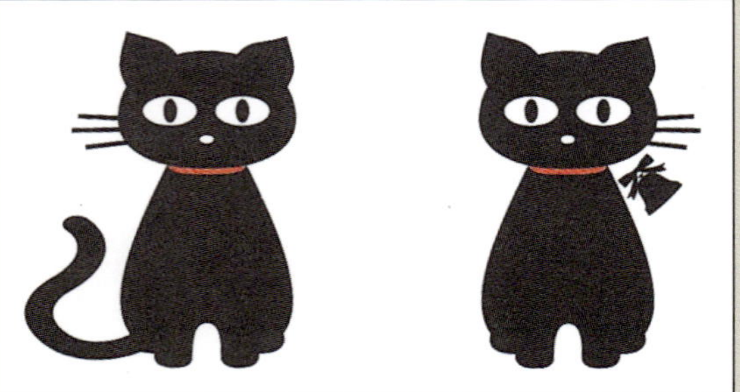

図 4　**Cat card**（製造販売元：株式会社テイエムアイ）
斜位の状態で融像を増強する融像訓練で用いるカード．図形がぼやけないように調節のコントロールをとりながら２匹の猫の絵を融像する．最終段階ではカードの中央で切り離し，カードを徐々に離しながら融像できる状態にする．

◆ 結果

訓練終了時（訓練開始 8 週間後）

視力	RV＝(1.2×JB)，LV＝(1.2×JB)
眼位	APCT（JB/R-fix）：遠見 12 ⊿ X，近見 12 ⊿ X’
斜位の維持	Bagolini red filter ladder（JB）：遠見 No.14，近見 No.14
両眼視機能	JACO stereo test：60 秒，CT（JB）：X’
融像幅	遠見（JB）：blur 20 ⊿ /break 55 ⊿ /recovery 50 ⊿
	近見（JB）：blur 24 ⊿ /break 75 ⊿ /recovery 70 ⊿
輻湊	輻湊近点：調節視標　鼻根部まで可
	＊光視標，光視標＋赤フィルタでも同様の結果

エキスパートからのアドバイス

- 斜位の維持の強さの評価は，今後の斜位の維持について予測できる．
- Bagolini red filter ladder による斜位の維持評価は No.14 以上を良好と判断する[5)]．
- 小児の間欠性外斜視では術後のもどりに対して視能訓練の実施が有用である．
- 融像訓練によって斜位の維持を強化することができる．ただし，20～25⊿以上の斜視角がある場合は斜視手術によって斜視角を減少させてから融像訓練を実施する．

文献

1) Pritchard C, Flynn JT：Suppression of physiologic diplopia in intermittent exotropia. Am Orthopt J 31：72-79, 1981
2) Wakayama A, Nakada K, Abe K, et al.：Effect of suppression during tropia and phoria on phoria maintenance in intermittent exotropia. Graefes Arch Clin Exp Ophthalmol 251：2463-2469, 2013
3) 若山曉美：間欠性外斜視における視能訓練のストラテジー．眼紀 16：105-109，2023
4) 松本富美子：間欠性外斜視の視能訓練．“視能学エキスパート 視能訓練学（第 2 版）”若山曉美，長谷部佳世子，松本富美子，他 編．医学書院，2023，pp309-318
5) 谷本旬代，松本富美子，大牟禮和代，他：間歇性外斜視における斜位の維持能力の検討．日眼紀 52：795-799，2001

Chapter 1
共同性外斜視
症例
6
8歳2ヵ月 女児

複視がある間欠性外斜視の視能訓練② 20⊿以下の斜視角

若山曉美

主訴 左眼が外にずれる
現病歴 6歳頃から物が時々2つに見え，8歳になって2つに見える頻度が多くなり近医眼科を受診し，当院紹介受診となる
既往歴・家族歴 特記すべきことなし

初診時所見

視力	RV＝1.5（1.5×S＋0.50 D⊃C−0.75 D Ax180°） LV＝1.5（1.5×S＋0.50 D⊃C−0.75 D Ax180°）
優位眼	右眼
調節	異常なし
眼位	APCT（s.c./R-fix）：遠見 14⊿XPT，XT時に交差性複視（＋） 近見 20⊿X'
斜位の維持	Bagolini red filter ladder（s.c.）：遠見 No.1，近見 No.13
眼球運動	異常なし
両眼視機能	JACO stereo test：60秒，CT（s.c.）：X'
融像幅	遠見（s.c.）：プリズムを眼前に置くとXTになる 近見（s.c.）：blur 16⊿/break 28⊿/recovery 8⊿
輻湊	輻湊近点：調節視標 7 cm　左眼breakで複視（＋） ＊光視標，光視標＋赤フィルタでも同様の結果
前眼部・中間透光体・眼底	異常なし

POINT! **本症例のポイント**

- 斜視角は小さいが斜位を維持できない．原因として調節機能の異常，抑制，輻湊不全や融像力の低下がないかを検討．
- 調節障害がある場合は視能訓練の適応外．
- 急な発症では頭蓋内疾患の精査が必要．

◆ 検査結果と経過

・調節障害はない．
・遠見では斜位を維持できず外斜視となり，斜位の維持が弱い．
・輻湊側融像幅は break と recovery の差が 20 Δ であり，融像は安定していない．
・斜位が維持できない原因は融像力の低下と考え視能訓練の実施となった．

◆ 視能訓練の実施と経過（図 1）

本症例は融像訓練を確実に進めていくために生理的複視認知訓練（framing card）を 2 週間実施し，抑制が完全にない状態で融像訓練を開始した．融像訓練として Cat card による訓練を 4 週間実施した．この段階で，疲れると物が 2 つに見えるときがあるとの自覚症状があり，prism convergence を追加した．訓練開始 6 週間後には輻湊側融像幅は広くなり，break と recovery の差が 10 Δ 以内と融像は安定し，斜位の維持能力も良好となった．日常生活で物が 2 つに見えることがなくなり訓練を終了した．終了後 1 年 6 ヵ月も遠見・近見ともに斜位で融像力も安定し，斜位を維持できている．

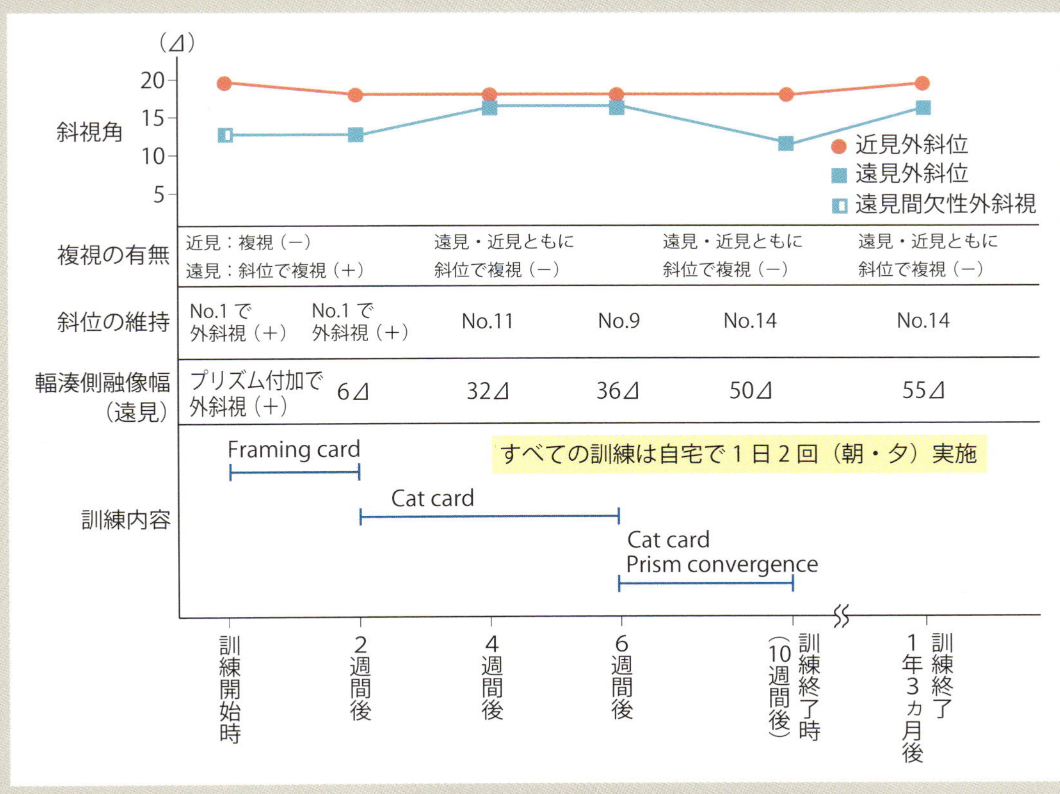

図 1　視能訓練の実施と経過

◆ 結果

訓練終了時（訓練開始 10 週間後）

視力	RV＝1.5，LV＝1.5
眼位	APCT（s.c./R-fix）：遠見 16 ⊿ X，近見 20 ⊿ X'
斜位の維持	Bagolini red filter ladder（s.c.）：遠見 No.14，近見 No.14
両眼視機能	JACO stereo test：60 秒，CT（s.c.）：X'
融像幅	遠見（s.c.）：blur 16 ⊿ /break 50 ⊿ /recovery 40 ⊿
	近見（s.c.）：blur 18 ⊿ /break 40 ⊿ /recovery 36 ⊿
輻湊	輻湊近点：調節視標 4 cm　左眼 break で複視（＋）
	＊光視標，光視標＋赤フィルタでも同様の結果

◆ 間欠性外斜視の視能訓練を成功させるポイント

・斜位を維持できない原因を把握し訓練適応を判断する．
・適切な屈折矯正が斜位の維持へつながる入り口となる．
・完全な抑制除去なしに融像の強化はできない．
・融像力の強化は斜位の維持の強さにつながる．
・患児のモチベーションを高めるためには，理解できる言葉で説明し訓練効果を共有する．

エキスパートからのアドバイス

- 融像力は融像幅の広さと安定性を評価する．
- 融像の安定性は break と recovery の差が 5〜10⊿以内であれば安定していると判断する．
- 融像訓練では比較融像を強化する．
- 訓練終了の目標は抑制がなく，すべての方向で斜位を維持し，輻湊近点が 10 cm 以内，輻湊側融像幅は斜視角の 3 倍を獲得した状態を目指す．
- 視能訓練は抑制を除去し融像を強化することで斜位を維持させる．視能訓練は斜視角を減少させるものではない．

Chapter 2

共同性内斜視

共同性内斜視と複視
症例7 後天共同性内斜視 ①眼鏡処方
症例8 後天共同性内斜視 ②ボツリヌス毒素療法
症例9 後天共同性内斜視 ③手術治療

Chapter 2

共同性内斜視と複視

後関利明

◆検査と診断

共同性内斜視は，輻湊や調節など両眼視の機能的なバランスが破綻して発症する内斜視と，眼窩内結合靭帯である眼窩プリーの変性をはじめとする解剖学的な異常が原因で発症する内斜視に大別される．一般的には，前者は若年者，後者は高齢者に多い．乳児内斜視を代表とする小児の内斜視は複視の訴えがないため，“内斜視で複視”というイメージがわかない読者もいるかもしれない．しかし複視を訴える患者には，内斜視が意外と多い．

複視の訴えがある代表的な後天内斜視を次に示す．

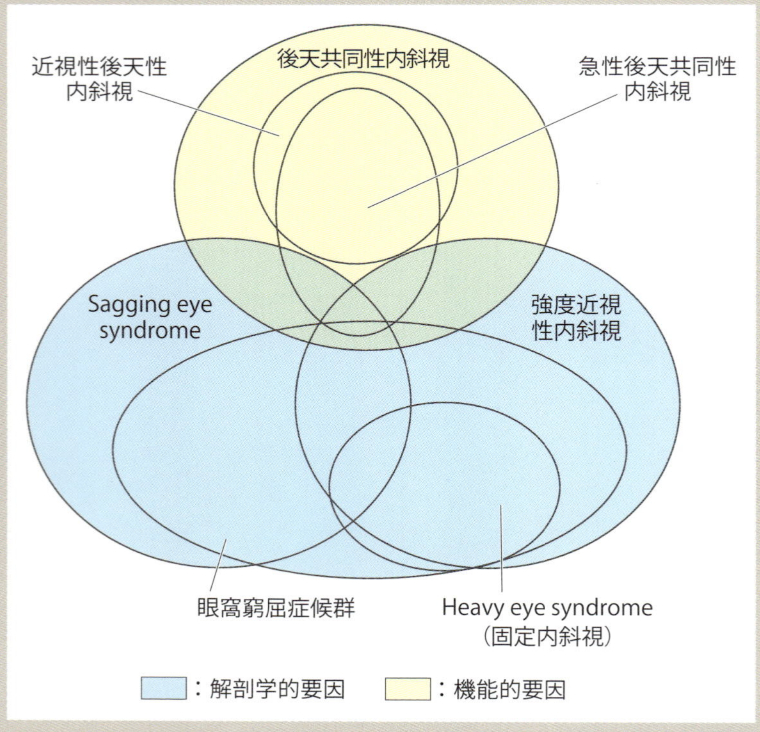

(文献 1 を参考に作成)

本章では，機能的な異常で発症する後天共同性内斜視について取り上げる．後天共同性内斜視は屈折異常や調節・輻湊のアンバランスなど両眼視機能の異常によって発症し，視機能に衰えのない若年者に多いとされている[2)]．別名“スマホ内斜視”と呼ばれることもあり，スマートフォンの過剰使用が原因となることがある．そのため若年の内斜視患者へは，問診時にスマートフォンを含めたデジタルデバイスの視聴時間と視聴距離を聴取するようにする．スマホ内斜視は，急性後天共同性内斜視と以前は呼ばれていたが，急性発症例だけではなく，発症時期が明確ではない緩徐な発症例も多く存在する．稀に頭蓋内疾患が原因のこともあるため，後天共同性内斜視で複視を訴える場合は，頭部MRIや頭部CTを全例に施行すべきである．

◆実践的な治療法

生活指導と眼鏡処方

複視の原因がデジタルデバイスの過剰使用や近距離での視聴であれば，生活指導のみで改善する例が20%程度存在する．寝転んでスマートフォンを視聴する習慣がある場合は，特に注意が必要である．寝転んでのスマートフォン視聴は視聴距離が近いので，座位で視聴距離を保つように指導する．また，近視の未矯正・低矯正も視聴距離が近くなり，輻湊・開散の眼球運動バランスが崩れる原因となるので，適切な屈折矯正に変更する．デジタルデバイス視聴の生活指導や適正眼鏡の処方は，視能訓練士がチームの中心となって積極的に関わってほしい．

生活を指導しても複視の改善が乏しい場合は，組み込みプリズムで対応可能な範囲（両眼合計で10Δ程度）の内斜視ではプリズム眼鏡の処方を検討する．プリズム眼鏡処方は，遠見斜視角よりも少し小さな角度で十分なことが多い．複視を自覚しない最小の角度を処方するようにする．組み込みプリズムでの対応が困難で手術をどうしても希望しない患者には，フレネル膜プリズム眼鏡の処方も選択肢にあがる．しかしながら後天共同性内斜視を発症する患者は青年期・壮年期がほとんどである．これから生涯にわたりフレネル膜プリズム眼鏡を装用しなくてはならない不自由を考え，筆者は基本的に斜視手術を勧め，それまでに使用する眼鏡として期間限定的に処方している．

ボツリヌス毒素療法と斜視手術

プリズム眼鏡は対症療法であり，装用感が良くない．また，斜視角が大きい場合にはフレネル膜プリズム眼鏡となり，視力の低下や見た目の問題がある．患者が治療を希望する場合は，ボツリヌス毒素療法か斜視手術が可能な施設へ紹介してほしい．後天共同性内斜視はボツリヌス毒素療法への反応が良好な疾患の一つである．ボツリヌス毒素療法のメリットは外来のみの短時間で終了することであり，デメリットとしては斜視角のコントロールが不良で一時的な過矯正や副作用がある．斜視手術は，プリズム順応検査の結果を用いて術量を決定すると治療成績が良い．しかし外来でのプリズム順応検査では最大斜視角を引き出せない可能性もあり，筆者はプリズム順応検査の値をさらに過矯正にして手術を行うこともあるが，外斜視になることは稀である．

◆患者中心のケアとコミュニケーション

複視の原因がデジタルデバイスの過剰使用である場合は，治療が成功しても，生活習慣や屈折矯正が改善していなければ再発する恐れがある．患者に複視の原因について十分に理解してもらい，再発予防を心がけるように指導が必要である．

また，ボツリヌス毒素療法や斜視手術といった積極的な治療の説明なく，フレネル膜プリズム眼鏡で長期間治療を受けている患者がいる．後天共同性内斜視は，プリズム眼鏡の装用では複視を完全に消失させることはできず治癒しないことを説明し，治療が可能な施設への紹介を心がけてほしい．

加えて，外斜視と内斜視を混同し情報収集している患者がしばしばいる．後天共同性内斜視患者は比較的若年者であるため，インターネットをよく用いて情報を収集している．外斜視はしばしば複視を再発するが，後天共同性内斜視は生活習慣に注意すれば複視の再発は少ない．眼科医は患者の疑問に答えることで誤った認識があればそれを正し，視能訓練士と患者の情報を共有しながらチーム全体で正しい医療情報を伝えるように心がけてほしい．

文献

1）　後関利明：序論 後天内斜視と神経眼科－各用語の違いについて－．神眼 38：239-240，2021
2）　Iimori H, Nishina S, Hieda O, et al.：Clinical presentations of acquired comitant esotropia in 5-35 years old Japanese and digital device usage：a multicenter registry data analysis study. Jpn J Ophthalmol 67：629-636, 2023

Chapter 2
共同性内斜視
症例
7

18歳 男性

後天共同性内斜視 ①眼鏡処方

戸塚和子・後関利明

主訴　複視
現病歴　1〜2 年前から母親に眼位異常を指摘されるようになり，映画を見たときに複視を自覚した．精査加療目的に当院を紹介受診
既往歴・家族歴　特記すべきことなし

初診時所見

視力　屈折矯正：RV＝0.15（1.2×S－1.50 D）
LV＝0.1（1.2×S－2.50 D⊂C－1.00 D Ax180°）
眼鏡：RV＝(1.0×JB)，LV＝(0.2×JB)

眼鏡度数　R）S－1.25 D
L）S－1.75 D⊂C－0.50 D Ax1°
＊ 3 年前に作成，眼鏡は外出時のみ使用

眼圧　R＝20.5 mmHg，L＝18.4 mmHg

眼軸長　R）25.11 mm，L）25.89 mm

眼位　Hirschberg 試験（JB＝s.c.）：ortho’
APCT（c.c.）：遠見 20⊿EPT，近見 16⊿EPT’
(c.c.＋3.00 D)：近見 6⊿EP’
(JB)：遠見 12⊿EPT，近見 12⊿EPT’

両眼視機能　Stereo Fly Test（JB）：Fly（＋），Animal（3/3），Circle（9/9）
TNO stereo test（JB）：60 秒 pass

対光反射　異常なし

頭位　異常なし

デジタルデバイスの使用
視距離：スマートフォン 15 cm，ノート PC 50 cm
使用時間：スマートフォン 540 分/日，ノート PC 180〜300 分/日
勉強時間(デジタルデバイス利用も含む)：240 分/日

POINT! **本症例のポイント**

- 後天内斜視．
- 同側性複視．
- デジタルデバイスの使用時間が過剰．
- 眼鏡やコンタクトレンズなどの日常の屈折矯正状態が不適正．

◆ 鑑別すべき疾患とそのための検査

・調節性要素の除外 → 調節麻痺薬を使用した調節麻痺下屈折検査で，屈折が原因となる調節性内斜視を除外する．

・頭蓋内疾患の有無 → 頭部 MRI を行う．後天発症の複視と内斜視であることより，頭部疾患の精査による頭蓋内疾患の否定は行うべきである．また，眼窩の形状異常によって，斜視が発生することもある．

・眼球運動制限による斜視 → 眼球運動検査で麻痺性斜視を除外する．

◆ 検査結果と経過

初診時所見より，屈折矯正視力検査では眼鏡視力が不良であり，眼鏡度数が合っていないことが判断できる．また，内斜視も合併しており，調節要素が関係した内斜視を鑑別疾患として否定することが重要である．そこで，シクロペントラート塩酸塩による調節麻痺下屈折検査と散瞳検査を施行した．トロピカミド・フェニレフリン塩酸塩では十分な調節麻痺効果が出ないことがある．

シクロペントラート塩酸塩調節麻痺下オートレフラクトメータ値

R）S－1.75 D⊂C－0.50 D Ax155°

L）S－3.00 D⊂C－1.00 D Ax177°

シクロペントラート塩酸塩調節麻痺下屈折矯正視力検査

RV＝0.2（1.2×S－1.50 D⊂C－0.50 D Ax165°）

LV＝0.1（1.2×S－2.75 D⊂C－1.00 D Ax180°）

調節麻痺下屈折検査により，調節性内斜視は否定的であった．また，調節麻痺下屈折矯正視力と初診時に持参した眼鏡度数に差がみられ，眼鏡の低矯正が認められた．現眼鏡を適正な屈折矯正状態にするために，調節麻痺下と普通瞳孔下の視力を参考に適正な眼鏡処方を行った．

眼鏡処方値　R）S－1.50 D

L）S－2.50 D⊂C－1.00 D Ax180°

また，眼底や前眼部検査，頭部 MRI により，器質的眼疾患は除外された．

前眼部・中間透光体・眼底　異常なし
頭部 MRI　異常なし

眼球運動制限による斜視を除外するために眼球運動検査を実施し，異常なしであった.

眼球運動　Hess 赤緑試験：共同性の眼球運動であり，眼球運動制限はなく異常なし（**図 1**）

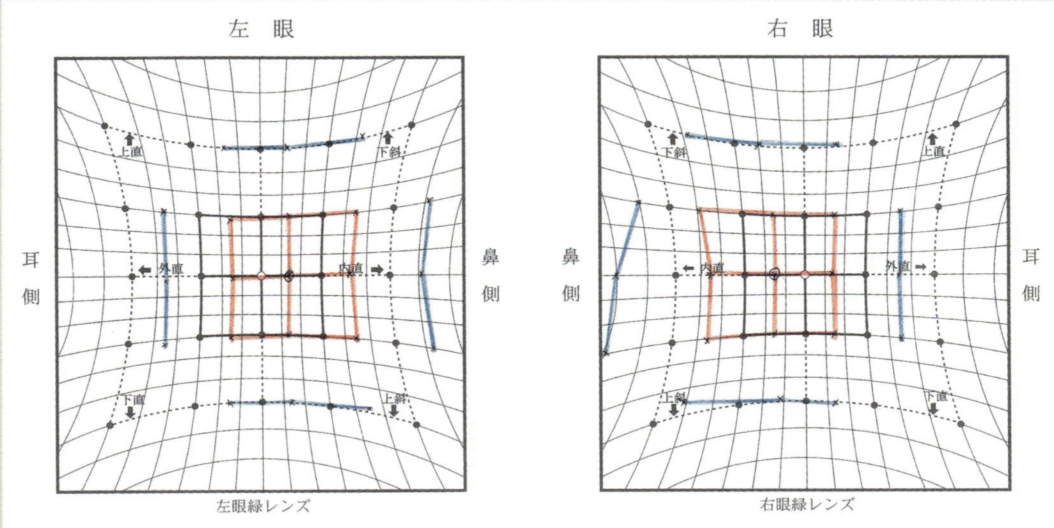

図 1　初診時 Hess 赤緑試験

さらに，デジタルデバイスの過剰使用に対する使用制限を行うため，デジタルデバイスの使用時間の記録を指導した．生活指導としては，適正な屈折矯正眼鏡の常用，デジタルデバイスの視距離は 30 cm 以上離す，20 分に一度の休憩，使用時間が 1 日に 2 時間以内になるように指導した.

患者中心のケアとコミュニケーション

デジタルデバイスの使用時の注意

- 時間の記録 → デジタルデバイス使用時間の記録にはカレンダーを渡し，実際に使用した時間帯を記載してもらう（例：18：00〜19：10 など）．合計時間（例：1 時間半など）の記載だと，過小・過大評価になる可能性があり正確に評価できない.
- 生活指導 → 適正な屈折矯正眼鏡の常用．視距離を保つために姿勢保持に注意することや 20 分に一度の休憩を入れるためのタイマー設定などの指導を行う．また，使用が長時間になりそうなアプリケーションやゲームの利用は控える.

1ヵ月後 処方した眼鏡チェックのため再診

眼鏡が見やすくなり，常用もできている．以前より複視は気にならなくなった．

視力 RV＝0.2（1.2×JBbest），LV＝0.1（1.2×JBbest）

眼位 APCT（JB）：遠見 6⊿EP，近見 6⊿EP'

デジタルデバイス時間（1ヵ月平均） スマートフォン 39分/日，ノートPC 82分/日

初診時よりも内斜視の角度減少を認め，記録することでデジタルデバイスの使用時間の制限を行うことができた．

2ヵ月後 定期検査

引き続き眼鏡は常用できている．近くを見たあとに遠くを見ると少しぼやけることがあるが，すぐに戻る．日常生活で困ることはなくなった．

視力 RV＝0.3p（1.2×JBbest），LV＝0.1（1.2×JBbest）

眼位 APCT（JB）：遠見 8⊿EP，近見 6⊿EP'

デジタルデバイス時間（1ヵ月平均） スマートフォン 32分/日，ノートPC 73分/日

視力・眼位検査ともに1ヵ月前とほぼ同様の結果だった．

◆ 結果

後天共同性内斜視と診断した．本症例は，眼鏡が低矯正になっていることにより，適切な近見反応が行われなかった可能性がある．そこで，適正な屈折矯正眼鏡を処方した．また，デジタルデバイスの過剰使用が内斜視と関連している可能性があるため[1,2]，デジタルデバイスの使用時間制限，または視距離の是正などの生活改善をすることで内斜視角度が減少した．その結果，保存的療法であるプリズム眼鏡または観血的（外科的）療法である手術治療やボツリヌス毒素療法を行わずに，改善可能であった．

エキスパートからのアドバイス

- 日常生活で使用する眼鏡やコンタクトレンズが適正な屈折矯正状態でないことが，後天共同性内斜視を引き起こす場合があるので，適正な屈折矯正状態にすることが大事である．
- 適正な屈折矯正状態の眼鏡やコンタクトレンズを常用することで，小角度の内斜視は改善する可能性がある．
- デジタルデバイスの使用時間を記録することを推奨し，時間を制限したほうが斜視が改善する場合がある．
- 罹患期間が短いほうが改善する傾向がある．

●まずは，適正な屈折矯正状態の眼鏡・コンタクトレンズを常用，デジタルデバイスの使用時間制限を行う．それでも改善がない場合は，複視に対してプリズム眼鏡を試す．さらに，ボツリヌス毒素療法を検討する場合もある．半年間，経過観察をして改善がみられない場合は，斜視手術による治療を行う．

●斜視手術の定量方法は，プリズム順応検査を行い最大斜視角の検出を行う．

文献

1）Iimori H, Nishina S, Hieda O, et al.：Clinical presentations of acquired comitant esotropia in 5–35 years old Japanese and digital device usage：a multicenter registry data analysis study. Jpn J Ophthalmol 67：629–636, 2023

2）Nishikawa N, Sato M：Acute acquired comitant esotropia：Current understanding of its etiological classification and treatment strategies. Taiwan J Ophthalmol, 2024. DOI：10.4103/tjo.TJO–D–23–00084.

Chapter 2
共同性内斜視
症例
8
30歳　男性

後天共同性内斜視 ②ボツリヌス毒素療法

宇井牧子

主訴　複視

現病歴　2〜3 年前から遠くが二重に見える．最初は時々だったが，現在は 1 m 以上先が常に二重に見える．寄り目の外見も気になっている．自宅ではスマートフォンを裸眼で見ている

既往歴　花粉症

家族歴　特記すべきことなし

初診時所見

視力　RV＝0.08（1.2×S−4.00 D ⊂ C−0.50 D Ax105°）
LV＝0.08（1.2×S−3.75 D）

持参眼鏡度数　R）−3.75 D ⊂ C−0.25 D Ax110°
L）−3.75 D

眼圧　R＝17 mmHg，L＝14 mmHg

眼位（図 1）　APCT（c.c.）：遠見 45⊿ET，近見 45⊿EPT'

眼球運動　制限なし

両眼視機能　Stereo Fly Test：Fly（＋），Animal（3/3），Circle（8/9）50 秒
Bagolini 試験：抑制なし，同側性複視あり

頭位　異常なし

対光反射　B）迅速

前眼部・中間透光体・眼底　異常なし

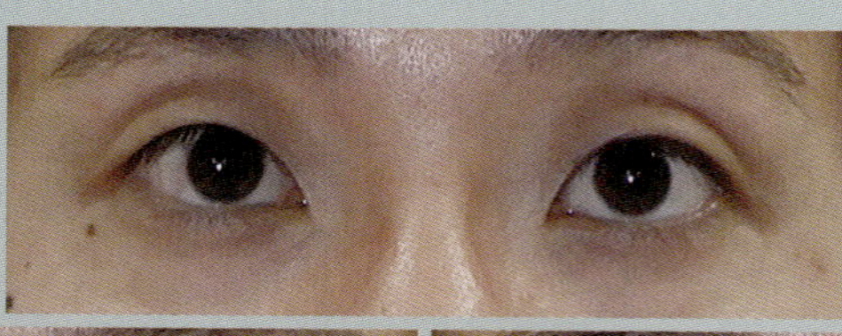
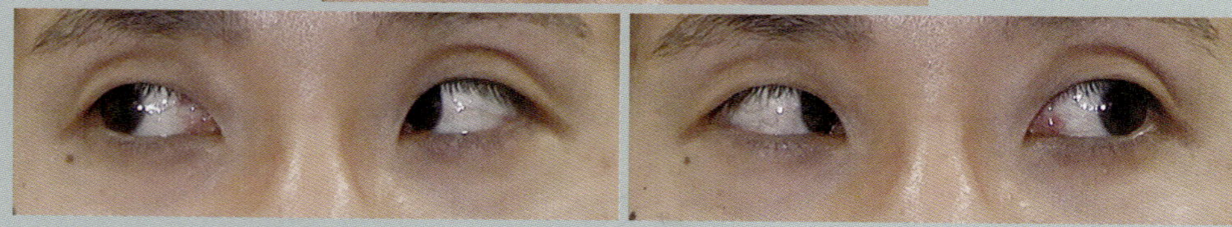

図 1　初診時 3 方向眼位

POINT! **本症例のポイント**

- 遠見での複視.
- 数年前からの発症で徐々に増悪.
- 中等度近視.
- スマートフォンを裸眼で見る.
- 眼球運動制限なし.
- 高齢者でない.

◆ 鑑別すべき疾患とそのための検査

鑑別疾患として，幼少期からの内斜視（調節性内斜視を含む），sagging eye syndrome，強度近視性内斜視，甲状腺眼症，重症筋無力症，頭蓋内疾患が挙げられる.

後天的な内斜視であるかを問診で確認する．幼少期からの斜視と異なり，後天発症の斜視の多くは抑制が働かないため，複視を自覚する．いつ頃から，どのようなときに複視があるかを聴取する．共同性か非共同性かを眼球運動検査で確認するが，より明確にするにはHess赤緑試験が有用である．また，sagging eye syndromeや強度近視性内斜視，甲状腺眼症，頭蓋内疾患などの鑑別には頭部・眼窩MRIを施行する．日内変動や眼瞼下垂などの全身所見がある場合は，血液検査などで重症筋無力症の除外も必要である.

◆ 検査結果と経過

・頭部MRIでは異常所見を認めなかった.

・初診から頭部MRIの結果を説明する再診時まで，以下を行うよう指導した.

- スマートフォンなどの近業を裸眼で行わない（特に寝転がってのスマートフォンの使用は禁止）.
- 眼鏡を装用し，スマートフォンの画面との視距離を確保する.
- 連続したスマートフォンの視聴を20分間とし，20分間に一度遠くを見る.

→実行したとのことだったが，症状と所見に変化はなかった.

◆ 診断と治療方針

後天発症の共同性内斜視と診断した．中等度以上の近視で眼鏡を装用しないと，至近距離で近業を行うこととなり，輻湊した状態が長時間続く．すると，内直筋のトーヌス（緊張）が亢進して開散不全を生じる．すなわち遠見で内斜視となり，離れた距離を見ると複視を自覚する．近年増加している，典型的な後天共同性内斜視である.

ボツリヌス毒素注射と手術について説明したところ注射を希望され，左眼内直筋へボトックス 5 単位/0.05 mL を注射した．

◆ 結果

注射 1 週間後

眼位（図 2） APCT（c.c.）：遠見 12 ⊿ XT　L/R 14 ⊿ HT
近見 12 ⊿ XT'　L/R 14 ⊿ HT'

両眼視機能 Stereo Fly Test：Fly（+），Animal（0/3），Circle（2/9）400 秒
Bagolini 試験：抑制なし，交差性・上下複視あり

「近くも見えにくくなった，つらい」との訴えがあった．1 ヵ月程度で必ず改善することを説明した．

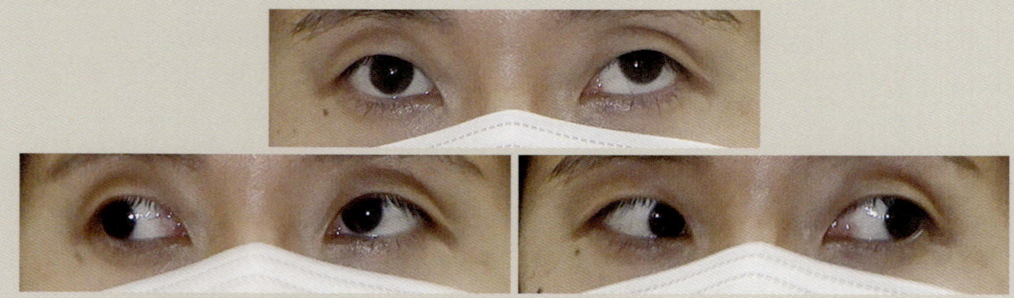

図 2　治療 1 週間後の 3 方向眼位
注射した左眼の外上斜視と内転制限を認めた．

注射 2 ヵ月後

眼位（図 3） 遠見・近見ともに正位

両眼視機能 Stereo Fly Test：Fly（+），Animal（3/3），Circle（9/9）40 秒
Bagolini 試験：抑制なし，複視なし

複視は消失した．

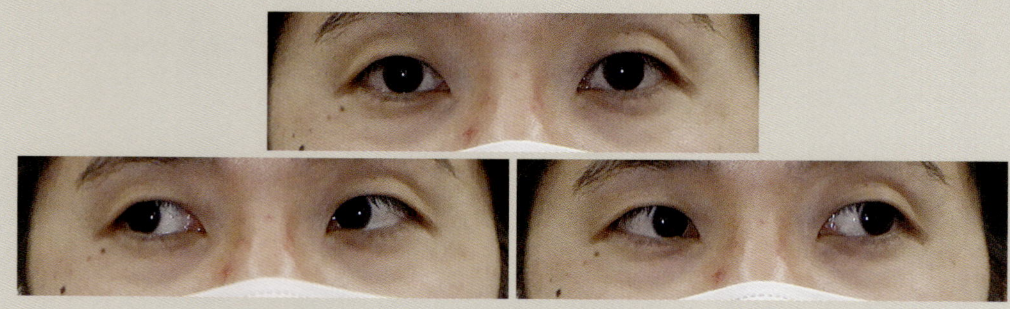

図 3　治療 2 ヵ月後の 3 方向眼位
正位となり複視は消失した．

注射4年後

複視はなく，再発を認めていない．

◆ 経過観察の注意点

眼鏡度数が適正であるかの確認も必要である．コンタクトレンズしか所有していないなどの場合，自宅では未矯正でスマートフォンを見ていると考えられるので，遠見に合わせた眼鏡を処方する．老視が始まる年齢以降の近視の患者も裸眼で近業を行う習慣があるため，対象物との視距離を確保して見られるよう，遠近両用眼鏡や遠用・近用眼鏡を処方する．

◆ 患者への説明

・ボツリヌス毒素の薬効期間は3〜4ヵ月である．
・注射後に眼瞼下垂や上斜視，過矯正，眼球運動障害が出ることがあるが，時間とともに必ず改善する．
・手術と異なり効果が永続しないので，生活習慣の改善（適切な度数の眼鏡装用，視距離の確保，近業時間の制限）が非常に重要である．

◆ 専門医に紹介するタイミング

生活習慣の改善で1ヵ月間程度経過をみてから斜視の専門医に紹介してもよいが，実際にそれだけで治癒する例は少ない．発症から時間が経過するほどボツリヌス毒素注射で治癒が得られにくいので，早期に専門医を受診するよう指示する．

エキスパートからのアドバイス

- ボツリヌス毒素注射の副作用として，眼瞼下垂，上斜視がある．薬の本来の作用であり副作用ではないが，過矯正や眼球運動障害が起こることもあり，これらの可能性について事前に話しておくことが重要である．
- 注射の有害事象としての複視に対するアドバイスとして，つらければ眼帯をしてもよいと伝えている．
- 本症例では上斜視と過矯正を呈した．不快な症状であるが，1ヵ月程度で必ず解消することを伝えて患者を安心させる．
- 過矯正を呈したほうが治癒に至りやすい．本症例は1回の注射後，4年にわたり再発を認めていない．

Chapter 2
共同性内斜視
症例
9
29歳 男性

後天共同性内斜視 ③手術治療

國見敬子・後関利明

主訴 1年前からの複視

現病歴 1年前から遠見の複視，内斜視を自覚．近見はもともと複視はなかったが，最近は間欠的に複視を自覚するようになった．元来からスマートフォンの使用時間が長く，近見作業が多かった

既往歴・家族歴 特記すべきことなし

初診時所見

視力 RV＝0.07（1.2×S－2.75 D）
LV＝0.06（1.2×S－3.25 D）

SCL 度数 R）－3.25 D，L）－3.75 D（過矯正）

眼圧 R＝13 mmHg，L＝13 mmHg

眼軸長 R）22.70 mm，L）22.85 mm

眼位（図 1） APCT（c.c.）：遠見 30⊿ET，近見 10⊿EPT'

眼球運動 B）外転制限－1
Hess 赤緑試験：外転制限のない内斜視

前眼部・中間透光体 異常なし

眼底 特記すべきことなし，回旋変化なし

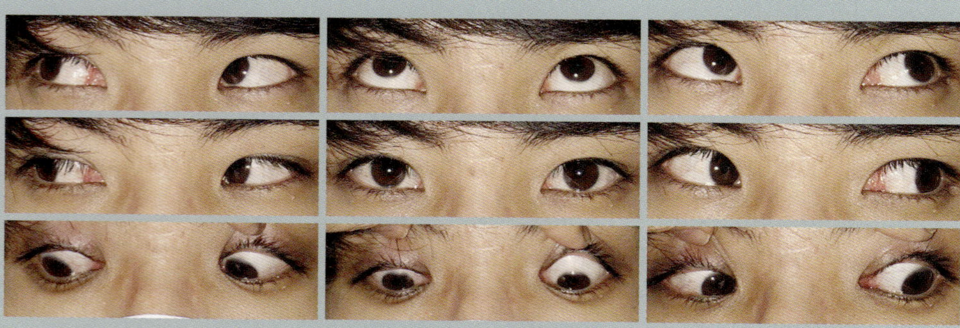

図 1 初診時 9 方向眼位写真

両眼に外転制限を認める．

POINT! **本症例のポイント**

- 過矯正のソフトコンタクトレンズ装用下で，長時間の近見作業が多い．
- 眼球運動は基本的には共同性である．

◆ 鑑別すべき疾患とそのための検査

・外転神経麻痺 → 稀に頭蓋内疾患の頭蓋内圧亢進による両眼の外転神経麻痺が引き起こす内斜視があるため，頭蓋内疾患除外を目的に頭部MRIが必須である．

・調節性内斜視 → 患者が小学生など低年齢の場合，調節性内斜視が原因で複視を発症することがあるため，疑わしい場合にはシクロペントラート塩酸塩点眼での調節麻痺下屈折値の確認が必要である．

◆ 経過

ソフトコンタクトレンズが過矯正であったため，内斜視が悪化することを説明し，正しい屈折矯正のソフトコンタクトレンズに変更した．また，近見作業時間の短縮などの生活改善指導を行ったが，効果に乏しく，近見の複視も悪化してきたため，初診時より半年後に斜視手術を施行する予定となった．

6ヵ月後（術前）

眼位（図2） APCT（farbest）：遠見 35⊿ET，近見 25⊿EPT'
(farbest－3.00 D)：遠見 50⊿ET，近見 50⊿ET'
(farbest＋3.00 D)：近見 8⊿EPT'
＊遮閉－遮閉除去を繰り返すことで，両眼開放下よりも大きな内斜視角が確認される．
PAT：40⊿ Base out，L/R 4⊿HT

両眼視機能 大型弱視鏡（c.c.）：
SA ＋30⊿ L/R 2⊿
OA ＋28⊿
Fu －36⊿～＋40⊿
St full

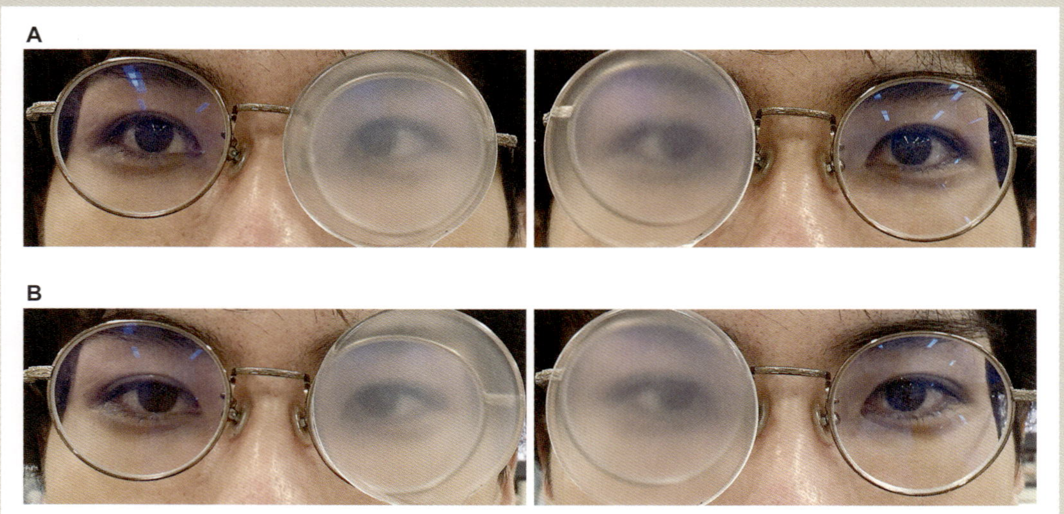

図 2　遮閉－遮閉除去試験
A：遠見，B：近見．遠見・近見ともに内斜視を認める．

◆ 診断と治療方針

後天共同性内斜視と診断し，両眼に内直筋後転術 6 mm（50 ⊿）を施行した．術前斜視検査で最大量の斜視角であった farbest − 3.00 D 加入を手術目標矯正角とした．

◆ 結果

術後 1 ヵ月

視力　RV = (1.2 × S − 2.75 D ◯ C − 0.50 D Ax90°)，LV = (1.2 × S − 3.25 D)
眼圧　R = 12 mmHg，L = 10 mmHg
眼位　APCT（c.c.）：遠見 2 ⊿ E，近見 2 ⊿ E'
複視の自覚は消失した．

◆ 後天共同性内斜視の手術について

後天共同性内斜視の手術では，若年者の内斜視は手術効果が減弱することが報告されている[1,2]．

手術定量

手術における target angle の設定では，最大の内斜視角の検出が手術定量に重要である．最大斜視角の検出には次の点が重要である．

遮閉時間を増やした遮閉－遮閉除去試験の反復

遮眼子を用い，遮閉する時間を増やした遮閉－遮閉除去試験を行うことにより，両眼開放下よりも大きな内斜視角が検出される．

プリズム順応検査（prism adaptation test：PAT）

網膜対応異常や最大斜視角を検出する方法であるPATにより検出された潜在的斜視角，つまり輻湊開散力によって，見た目上抑制された斜視角も合算した最大斜視角を目標矯正量とすることで，良好な手術成績が得られたことが報告されている[3)]．

Farbest（－3.00 D 加入）

当院では，farbest に－3.00 D 加入した状態での斜視角を検出する方法も用いる．最大限に調節が必要な遠視の状態を作り，最大限の調節力に伴う輻湊を反映した斜視角を検出するためである．

手術方法

共同性の内斜視であるため，基本的には両眼の内直筋後転を術式として選択する．しかし，患眼が左右眼のどちらかであるという患者の自覚が強い場合には，患者の意思を尊重して患眼の後転 plication 術を選択している．

◆ 経過観察の注意点

後天共同性内斜視は，術後も適切な屈折矯正でない場合や長時間の近見作業が続く場合に再発する可能性があるため，患者への説明と生活改善指導が重要である．

エキスパートからのアドバイス

- 後天共同性内斜視の好発年齢は若年者であるが，筆者の施設では，調節輻湊機能が衰えつつある壮年期の後天共同性内斜視症例も経験する．つまり，調節輻湊の機能が残存している可能性があれば，若年者に限らず最大斜視角を PAT や farbest に－3.00 D 加入の眼位を検出し，target angle を設定する必要がある．
- 後天共同性内斜視の複視は急性ではなく，遠見で間欠性に複視を自覚していたものが徐々に恒常性になっていく傾向にある．眼鏡やコンタクトレンズの低矯正や近見作業時間の増加による，開散輻湊のアンバランスが症状を悪化させる可能性がある．

文献

1) Kim DH, Noh HJ：Surgical outcomes of acute acquired comitant esotropia of adulthood. BMC Ophthalmol 18：45, 2021
2) Iimori H, Suzuki H, Komori M, et al.：Clinical findings of acute acquired comitant esotropia in young patients. Jpn J Ophthalmol 66：87-93, 2022
3) Zhang P, Zhang Y, Gao L, et al.：Comparison of the therapeutic effects of surgery following prism adaptation test versus surgery alone in acute acquired comitant esotropia. BMC Ophthalmol 20：303, 2020

Chapter 3

眼窩プリー関連疾患

眼窩プリー関連疾患と複視
症例10 Sagging eye syndrome ①上下回旋斜視
症例11 Sagging eye syndrome ②上下回旋斜視
症例12 Sagging eye syndrome ③開散麻痺様内斜視
症例13 Heavy eye syndrome（固定内斜視）
症例14 強度近視性内斜視

Chapter 3

眼窩プリー関連疾患と複視

後関利明

◆検査と診断

Chapter 2でも解説したように，眼窩内結合靭帯である眼窩プリーが障害されることで内斜視を発症する場合がある．眼窩プリーは加齢に伴い変性することから，解剖学的な異常が原因で発症する内斜視は，基本的に高齢者が多い．強度近視があると複視の悪化は速い．また，眼窩プリーの障害では上下斜視をきたすこともある．

Sagging eye syndrome

Sagging eye syndrome（SES）は眼窩プリーの加齢性変化による後天複視の代表的疾患である．SESに特徴的な所見を表1に挙げる．

表1　Sagging eye syndromeの臨床的特徴

年代	50歳～
	加齢によってコラーゲンが減少し，コラーゲンが豊富なLR－SRバンドが退縮するため50歳以降に多い．
主訴	徐々に悪化する遠見複視および上下斜視
	急な変化（日時のはっきりするような変化）ではなく，「あの頃から徐々に」といった，亜急性変化が特徴的である．SESの斜視は開散麻痺様内斜視または微小上下斜視を呈するが，特に開散麻痺様内斜視の場合，近見は自制範囲内であり，遠見での複視を訴えるのが特徴的である．眼窩プリーの変化が軽度であれば眼位のコントロールは可能だったが，悪化するうちに眼位がコントロールできなくなるためである．
顔貌	Sagging like face
	眼瞼をはじめとした前眼部の眼周囲組織と眼窩プリーの構成組織は類似している．そのため，眼窩プリーの加齢性変化は前眼部周囲組織とも連動しており，特徴的な顔貌症状を呈する．そのうち特に，上眼瞼の陥凹であるsunken upper eyelidが特徴的である．
斜視角	小角度の斜視（開散麻痺様内斜視または微小上下斜視）
	開散麻痺様内斜視であれば遠見は内斜視，近見は内斜位を呈し，平均10⊿（臨床的な上限は約20⊿），微小上下斜視であれば平均4⊿および下斜視眼で外方回旋を呈する．
眼球運動	両眼での軽度～中等度の上転制限
	外直筋の下方偏位が主たる病態であり，上転の動作が不良となる．
MRI	必要時（20⊿以上の内斜視or中等度以上の近視を有する場合）のみ撮影
	内斜視20⊿以上はSESにしては斜視角が大きい．また中等度以上の近視があれば，眼窩プリーを眼球が物理的に直接障害する強度近視性内斜視やHeavy eye syndromeの可能性もあるため，MRIによる鑑別が必要である．

眼窩プリーは，眼球運動時に眼窩内で眼球の位置を安定させる機能をもち，眼球赤道部を中心に存在する．そのうち，外直筋プリーと上直筋プリーをつなぐLR－SRバンドが加齢性変化により伸展・断裂することでSESが発症する．近年は後天斜視の約20～30％がSESであると各国から報告されている．

SESでは，開散麻痺様の遠見内斜視and/or小角度の上下回旋斜視をきたす．小角度の上下斜視は，遮閉－遮閉除去試験では検出しにくいことも多く，患者の自覚を頼りにプリズムを当て計測する必要がある．また，外方回旋を合併していることが多いので，内方回旋複視の自覚を確認し，Maddox杆やCyclophorometerを用いた自覚的回旋偏位と，眼底写真を用いた他覚的回旋偏位を測定するように心がける．Bielschowsly head tilt test（BHTT）が陽性のSESも存在するため，BHTTのみで上斜筋麻痺と完全に鑑別することはできない．眼窩プリーが障害されると上転障害を伴うことが多い．治療には遠見の最大斜視角が必要になるため，第2眼位（上方視，下方視，右方視，左方視）での斜視角の計測も重要となる．検査に携わる視能訓練士は，SES患者には第2眼位の測定を必ず行う．また，強度近視がある場合やSESとしては大きな斜視（20⊿以上の内斜視，10⊿以上の上下斜視）の患者には眼窩MRIを撮影し，SESの要素が強いのか，強度近視の要素が強いのかを判断する必要がある．眼窩MRIは脂肪抑制をしないことが重要であり，T1強調像，T2強調像の冠状断，視神経と強膜が交差する部位から約6 mm前方のスライスで判断をする．上直筋重心－眼球中心－外直筋重心（脱臼角，開き角）が120°未満であればSES，120°以上であれば強度近視性斜視の要素が強いと判断する．また，SESの診断には顔貌も重要であり，特に上眼瞼の陥凹が特徴的な変化である．

Chapter 3 眼窩プリー関連疾患

Heavy eye syndrome

Heavy eye syndrome（HES，固定内斜視）は強度近視によって眼軸長が伸長し，眼球が筋円錐内に収まらなくなり，上直筋と外直筋の間から筋円錐外に眼球が脱臼し，内下斜視，重度な上転・外転障害を起こす斜視疾患である．また，HESは筋円錐外に眼球が脱出する際に眼球の位置安定を担う眼窩プリーを物理的に障害するため，眼窩プリーの加齢性変化によって発症するSESとHESは同じスペクトラムの疾患といえる（図1）[1]．

強度近視性内斜視

HESの前状態である強度近視性内斜視では，小角度の内斜視を呈することがある．その場合，SESか強度近視性内斜視かの鑑別を必要とすることがある．鑑別ポイントを表2に挙げるが，最終的な鑑別には眼窩MRIが必要となる．

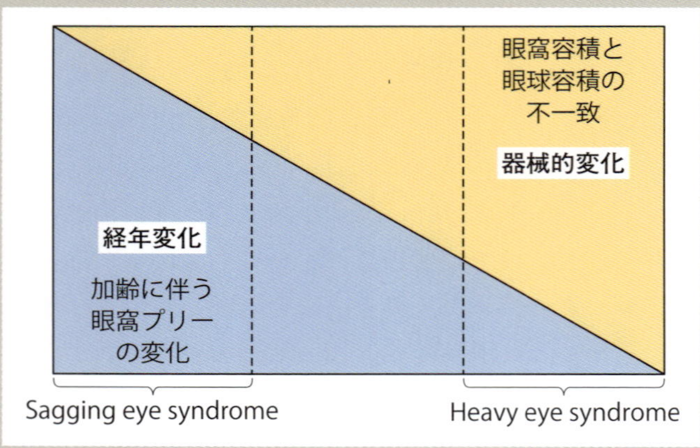

図 1　Sagging eye syndrome と Heavy eye syndrome の関係

（文献 1 を参考に作成）

表 2　Sagging eye syndrome と強度近視性内斜視の違い

		Sagging eye syndrome	強度近視性内斜視
LR－SR バンド		加齢性変化	眼球の筋円錐外への脱臼による物理的障害
眼球運動		上転 遅動	上転・外転 遅動
眼窩 MRI	外直筋	下方偏位	下方偏位
	上直筋	偏位なし	鼻側偏位
	上直筋－外直筋脱臼角（開き角）	小さい（120° 未満）	大きい（120° 以上）
	眼窩容積と眼球容積の比	正常	眼窩容積に対し眼球容積が大きい

◆実践的な治療法

保存的治療

プリズム眼鏡を用いて斜視角の 80～90％程度を補正することで，複視の消失が可能である．一般的には両眼合わせて 10 Δ 程度までは組み込みプリズムで対応することができる．ただし，白内障手術の進歩に伴い裸眼視力が良好な患者も多く，視力矯正としては遠用眼鏡が必要でない患者へのプリズム眼鏡処方は慎重になる必要がある．水平斜視はプリズム眼鏡の受け入れがよいが，上下斜視は斜視角が小さくても外方回旋斜視を合併しているのでプリズム眼鏡では対応できなことも多い．自覚的回旋が 8° を超える症例はプリズム眼鏡装用での複視の治療は困難である．

ボツリヌス毒素療法

Chapter 2の後天共同性内斜視と異なり，眼窩プリーの障害が原因の斜視はボツリヌス毒素療法の適応とはならない．機能面の異常で発症する斜視は，その機序をいったん元の状態に戻すことで複視が改善する可能性はあるが，根本の構造的異常がある斜視には適応とならない．

斜視手術

SESの要素が強い内斜視は，両眼内直筋後転術が適応になり，内直筋後転は正面と水平第2眼位の最大斜視角の2倍量を目標手術量にして行う．SESの重症例であるdistance independent esotropia（DIE）は近見でも内斜視となる状態で，内直筋後転術の効果はSESよりさらに減弱することを念頭に置いて手術に臨む．

強度近視性内斜視やHESの要素が強い内斜視は，両眼上外直筋連合術（横山法）が適応となる．両方の要素をもった内斜視の治療は術式決定に苦慮する．偏位量，年齢，複視の進行スピードなどを考慮し術式を決定する．

上下斜視に関しては，小角度であれば，患者の自覚を頼りに術中に調整を行う段階的垂直直筋切腱術（graded vertical rectus tenotomy：GVRT）が適応である．筆者は斜視角が6Δ以上になると垂直直筋の後転術を選択している．外方回旋偏位の程度によって，水平移動（下直筋鼻側移動術が多い）を併施している．また，調整糸法を用いた調整を行うこともある．

Chapter 3 眼窩プリー関連疾患

◆患者中心のケアとコミュニケーション

SESの進行は緩徐なため，患者自身は不自由があるなかでも複視に順応していることが多い．また，年齢を理由に治療を諦めている患者や，治療を諦めるように医師や家族から説明されていることもある．複視が消失することで生活の質（QOL）が向上し，転倒などの危険も防止できることを伝えて治療を行うか，患者自身の意思や希望を確認することが重要である．

SESは，加齢に伴い発症することから治療後も20%程度の症例で複視の再発を認めるため，再発の可能性を事前に説明しておく必要がある．しかし再発の初期ではプリズム眼鏡の装用で複視を解消できる可能性がある．また，年齢とともに行動範囲が狭くなり，車の運転をしなくなると遠見の複視は生活にあまり支障がなくなることもある．手術を行うことで得られるメリットを十分に説明することで，再発を怖がり手術を躊躇する気持ちを緩和できれば，積極的に手術を勧めてよい．

文献
1） 後関利明：プーリーの異常と治療．日本の眼科 87：1330–1335，2016

症例
10
92歳 男性

Sagging eye syndrome ①上下回旋斜視

深谷　京・後関利明

主訴	複視
現病歴	15年前くらいから複視が出現し，以降徐々に悪化してきた．半年前から恒常的に複視がある．特に車の運転中やテレビを見ているときに物が上下にずれる
既往歴	両眼瞼下垂（74歳），両眼白内障手術（85歳）
家族歴	特記すべきことなし

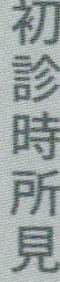

初診時所見

視力	RV＝0.7（1.2×S＋1.00 D⊃C−2.50 D A100°）
	LV＝0.5（1.2×S−0.25 D⊃C−1.50 D A90°）
眼軸長	R）24.05 mm，L）24.12 mm
眼位（図1）	APCT（c.c.）：遠見 R/L 4⊿HT
	（c.c.＋3.00 D）：近見 6⊿XT’ R/L 4⊿HT’
回旋	R）4° 外方回旋，L）4° 外方回旋
眼球運動	B）上転制限−3
前眼部・中間透光体	B）IOL眼
眼底	異常なし

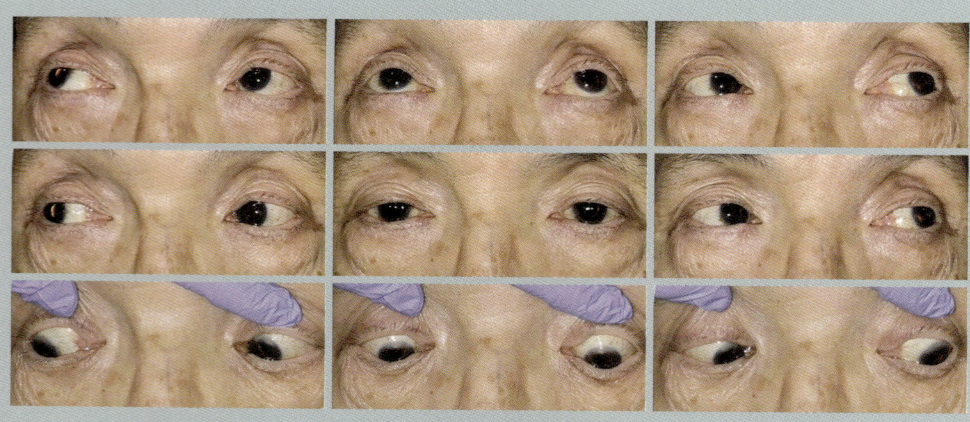

図1　初診時9方向眼位

POINT! **本症例のポイント**

- 徐々に複視が悪化.
- 上転制限がみられる.
- わずかな上下斜視.

◆ 鑑別すべき疾患とそのための検査

- 上斜筋麻痺 → 頭部 MRI, Bielschowsky head tilt test（BHTT）, Hess 赤緑試験
- 甲状腺眼症 → 頭部 MRI, 採血（FT3, FT4, TSH, TSAb, 抗 TPO 抗体, 抗 Tg 抗体, TRAb 定量）
- 重症筋無力症 → 採血（抗 AChR 抗体）, アイスパックテスト, 上方注視負荷試験, エドロホニウム（テンシロン）テスト
- 眼窩窮屈症候群 → 眼窩 MRI

◆ 検査結果と経過

- BHTT は陰性（右斜頸：R/L 3⊿ HT, 左斜頸：R/L 4⊿ HT）であり, 上斜筋麻痺の可能性は低下した.
- Hess 赤緑試験では, 内下転方向への制限はみられなかった（図 2）.
- 上方注視負荷試験, アイスパックテストは陰性であり, 重症筋無力症の可能性は消失した.
- 頭部 MRI では, 頭蓋内に異常はなく外眼筋の腫脹もみられなかったが, 左眼の LR-SR バンドの断裂がみられた（図 3）.

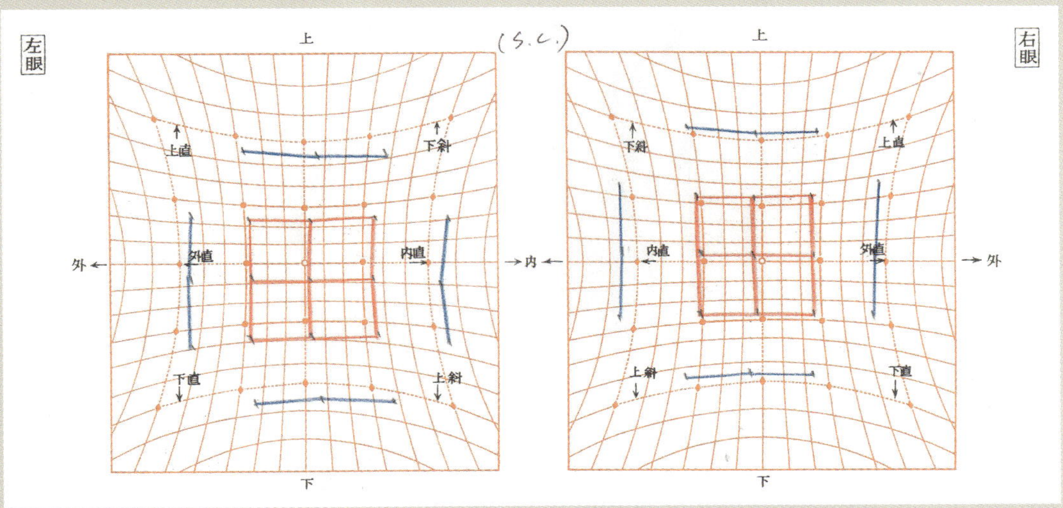

図 2 Hess 赤緑試験

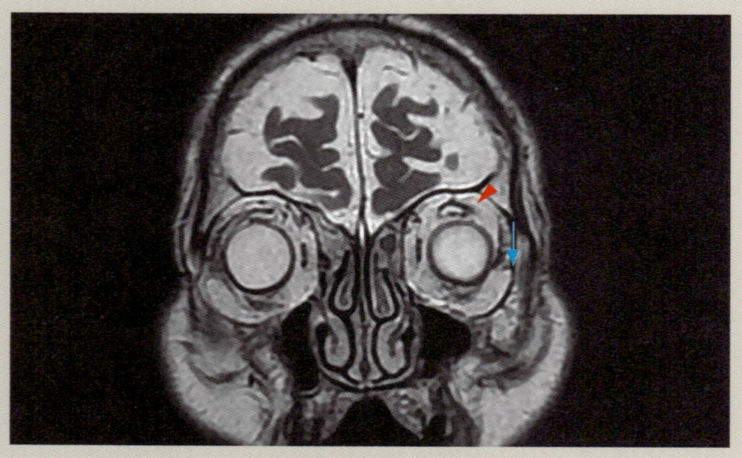

図3　頭部 MRI　T2 強調像（冠状断）
左眼に LR-SR バンドの断裂（►）と外直筋上部の耳側傾斜（—►）がみられる．

◆ 診断と治療方針

患者の訴えでは，徐々に複視が悪化しているとのことだった．上転で制限がみられることや上下斜視があることから，神経麻痺や甲状腺眼症，眼瞼下垂の既往から重症筋無力症を疑ったがすべて否定された．進行が緩徐であること，上下斜視がわずかであること，また顔貌には sagging eye syndrome で特徴的な上眼瞼の陥凹（sunken upper eyelid）がみられたため，sagging eye syndrome と診断した．

治療方針は，高齢であり斜視角が小角度であることからプリズム眼鏡処方となった．

◆ 結果

完全屈折矯正値に右眼 2⊿ Base in，左眼 5⊿ Base up のプリズム眼鏡を処方し，複視は消失した．

エキスパートからのアドバイス

- 上斜筋麻痺や滑車神経麻痺との鑑別として BHTT が挙げられるが，6⊿以上の左右差で陽性（上斜筋麻痺・滑車神経麻痺）となる．
- 本症例はプリズム眼鏡で複視が消失したが，プリズム眼鏡では回旋の治療はできない．プリズム眼鏡で複視が消失しない場合は手術適応となる．
- Sagging eye syndrome は特に微小な斜視角であることが多い．そのため，プリズム眼鏡処方の際は検査結果の値ではなく，複視に対する患者の訴えを確認しながらプリズム度数を調整することが重要である．

Chapter 3
眼窩プリー関連疾患
症例
11
80歳 女性

Sagging eye syndrome ②上下回旋斜視

飯田貴絵・後関利明

主訴 上下複視

現病歴 白内障手術を1年前に施行．術後から複視を自覚していた．複視が改善しないため，精査加療目的に当院を紹介受診となった．頭部MRIは前医で撮影されており，頭蓋内には異常を認めなかった

既往歴 骨粗鬆症，両眼白内障手術（79歳）

家族歴 特記すべきことなし

初診時所見

視力 RV＝0.6（1.2×S−0.25 D⊃C−0.5 D Ax100°）
LV＝0.6（1.2×S−0.25 D⊃C−1.0 D Ax95°）

眼位（図1） APCT：遠見

	上方視 2⊿EPT R/L 5⊿HPT	
右方視 4⊿EPT R/L 6⊿HPT	正面視 2⊿EPT R/L 5⊿HPT	左方視 2⊿EPT R/L 3⊿HPT
	下方視 R/L 3⊿HPT	

APCT：近見 4⊿XP’ R/L 4⊿HP’

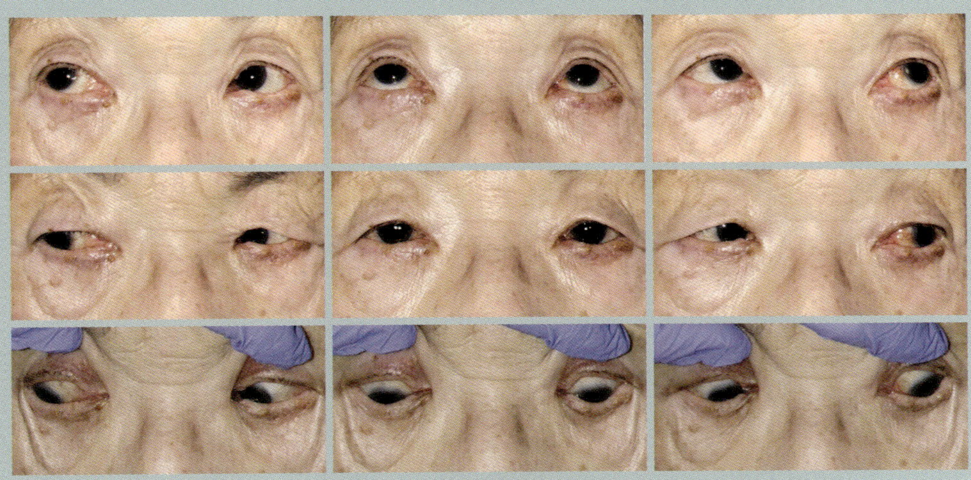

図1 初診時9方向眼位
Sagging eye syndromeの顔貌の特徴である，上眼瞼の陥凹と下眼瞼の膨らみを認める．軽度の上転制限を認めるが，その他は内上転過動や内下転制限もなく明らかな眼球運動制限を認めない．

初診時所見

Bielschowsly head tilt test：右傾斜 4⊿EPT　R/L 8⊿HPT
左傾斜 4⊿EPT　R/L 5⊿HPT

回旋　Cyclophorometer：3° 外方回旋

眼球運動　B）上転制限－1　内上転過動なし，内下転遅動なし
Hess 赤緑試験：共同性の良い上下斜視であり，上斜筋麻痺を疑う所見は認めない（図 2）

両眼視機能　Stereo Fly Test：Fly（＋），Animal（3/3），Circle（3/9）

頭位　異常なし

前眼部・中間透光体　B）IOL 眼

眼底　異常なし．外方回旋は右（上斜視眼）＜左（下斜視眼）である（図 3）

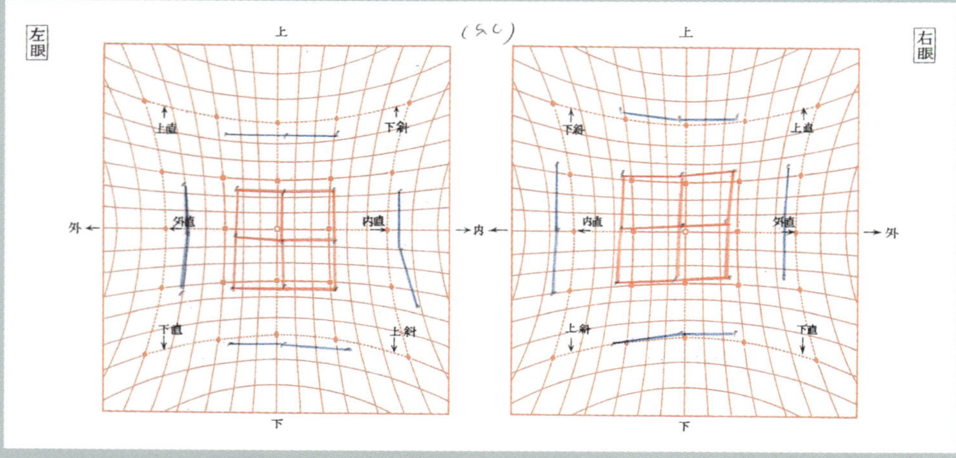

図 2　初診時 Hess 赤緑試験

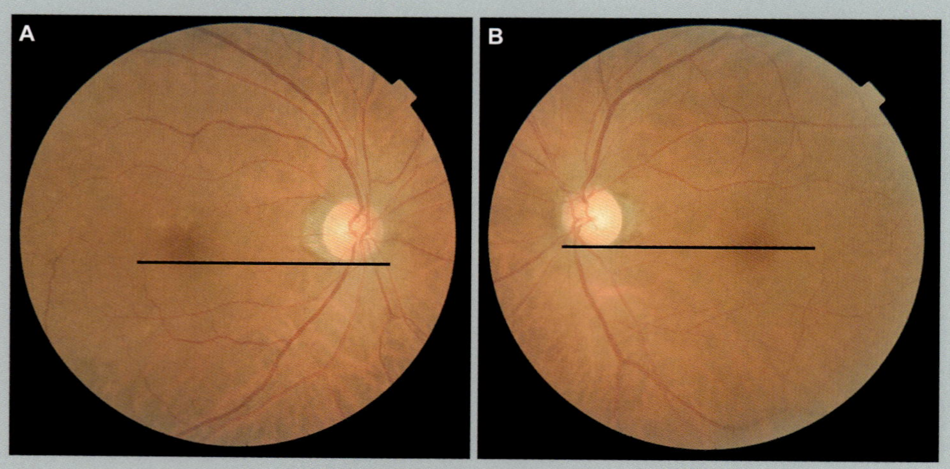

図 3　初診時眼底写真

A：右眼，B：左眼．

POINT! 本症例のポイント

- 白内障手術後に自覚した上下複視．
- 右眼上斜視を認める．
- 眼底写真では外方回旋は右＜左．
- 側方視での明らかな非共同性斜視や BHTT 陽性は認めない．
- 眼球運動は軽度上転制限のみで，その他の下斜筋過動や上斜筋遅動は認めない．

◆ 鑑別すべき疾患とそのための検査

上下回旋斜視における鑑別疾患と鑑別のポイントを表1に示す．

・上斜筋麻痺 → 眼球運動検査や Hess 赤緑試験による非共同性の有無，Bielschowsly head tilt test（BHTT），眼窩 MRI．

・Ocular tilt reaction（OTR）→ 複視の発症起点，回旋の確認，頭位異常の有無，頭部 MRI．

表1　上下回旋斜視の鑑別疾患

	上斜筋麻痺	Sagging eye syndrome	Ocular tilt reaction
発症機転	急性発症 代償不全型は緩徐進行性	緩除進行性	急性発症
回旋異常	上斜視眼の外方回旋	下斜視眼の外方回旋	上斜視眼の内方回旋 下斜視眼の外方回旋
頭部傾斜	下斜視眼が下になるよう傾斜	なし	下斜視眼が下になるよう傾斜
MRI	上斜筋萎縮	LR-SR バンドの伸展 (上斜視眼＜下斜視眼)	脳幹病変，小脳卒中
眼球運動制限	内下転制限	上転制限	制限なし
BHTT	陽性	6⊿以内	—
顔貌	代償不全型は顔面の非対称性	上眼瞼の陥凹 下眼瞼の膨らみ 眼瞼下垂	—

◆ 診断と治療方針

本症例は白内障手術後に自覚した上下複視である．比較的小角度の上下斜視であり，上眼瞼陥凹と下眼瞼の膨らみなど特徴的な顔貌を示し，側方視での非共同性眼球運動はなく，BHTT も陰性であり，下斜視眼に優位な外方回旋を認めていた．前医での頭部 MRI で頭蓋内疾患は認めなかった．また，Hess 赤緑試験や眼球運動検査から上斜筋麻痺を疑う所見はなく，明らかな頭位異常も認めなかったことより上斜筋麻痺や OTR は否定的と考えられ，臨床的に sagging eye syndrome（SES）による上下回旋斜視と診断した．なお，SES は臨床経過や検査結果が典型的であれば，MRI による確認は必ずしも必要ではない[1]．

上下斜視は 5 ⊿ と小角度であり，外方回旋は 3° であったことから，本症例は段階的垂直直筋切腱術（graded vertical rectus tenotomy：GVRT）の適応と判断し，左眼下直筋 GVRT を施行した．

◆ 結果

術後 6 カ月

眼位　APCT：遠見 ortho，近見 6 ⊿ XP'

眼位良好であり，複視の自覚は消失した（図 4）．

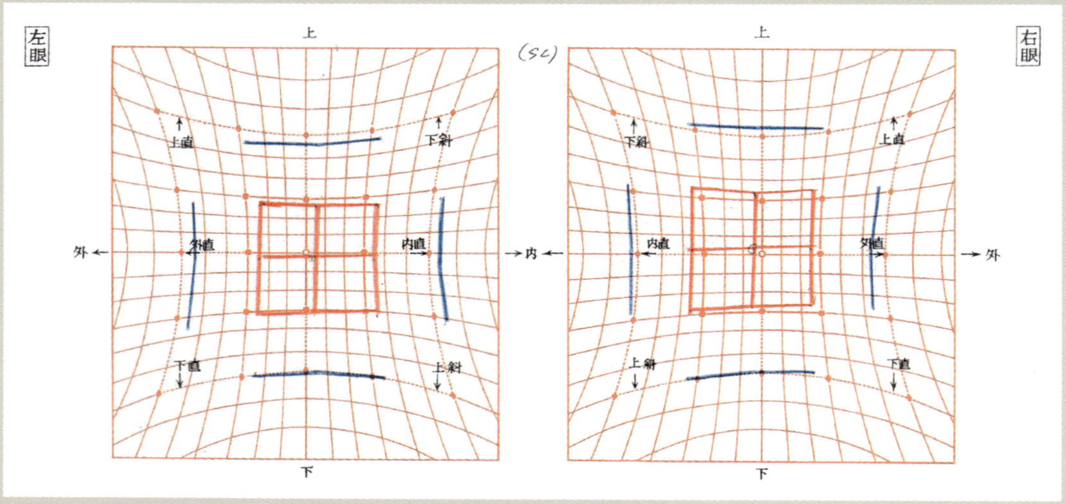

図 4　術後 6 ヵ月の Hess 赤緑試験

上下偏位は改善を認めた．APCT では眼位は正位であった．

◆ Sagging eye syndrome の身体的特徴について

SES の身体的特徴として，痩せ型に多いことが報告されている．SES 患者と SES 以外の患者の BMI は SES 患者で有意に低値であり，BMI の低下は SES の有病率を上昇させた[2]．上眼瞼の陥凹など SES に特徴的な顔貌があり[3]，痩せ型で複視の患者は SES の可能性が高い．本症例も SES の顔貌の特徴である，上眼瞼の陥凹と下眼瞼の膨らみがあり（図 1），BMI も 20.2 kg/m^2 と痩せ型で，特徴的な身体所見を示していた．

また，本症例は白内障手術後に自覚した複視であった．SES の眼球偏位（眼位ずれ）は微小であることが多く，患者は乱視と勘違いし，複視と認識していないことも多い．また白内障による視力低下で複視の自覚症状が隠されている症例では，術後に初めて複視に気づく場合も多い．このような患者に多焦点眼内レンズが挿入されると，複視治療に対するプリズム眼鏡の選択が困難となる．そのため上眼瞼の陥凹があり，痩せ型の白内障患者における多焦点眼内レンズの適応は慎重に検討すべきと考える．

◆ 上下回旋斜視における手術の選択基準と段階的垂直直筋切腱術

上下回旋斜視の治療方法はプリズム眼鏡か手術である．当院での上下回旋斜視に対する治療内訳は，手術が 55.6%，プリズム眼鏡が 30.5%，経過観察が 13.9% である．上下の融像幅は小さく 3〜4 ⊿ もしくはそれ以下と報告されている[4〜6]．3 ⊿ 以上の上下斜視は何らかの治療介入が望ましい．プリズム眼鏡の良い適応は，上下偏位が 4 ⊿ 以内で回旋偏位が 8° 以内と報告されており，これを超える症例では手術が望ましい[7]．

SES の上下斜視に対する手術方法は，GVRT もしくは垂直直筋後転術（＋耳鼻側移動術）である．GVRT はその名のとおり，術中に眼位を確認しながら段階的に直筋腱を切腱していく方法である（図 5）．GVRT の効果は，全筋腹幅に対して 40% の切腱で 2 ⊿，60% で 4 ⊿，80% で 6 ⊿ であるが[8]，個人差が大きいため予定よりやや少なめから始め，眼位を確認しながら追加していく．適応としては，6 ⊿ 以下の上下斜視が望ましく，8 ⊿ 以上

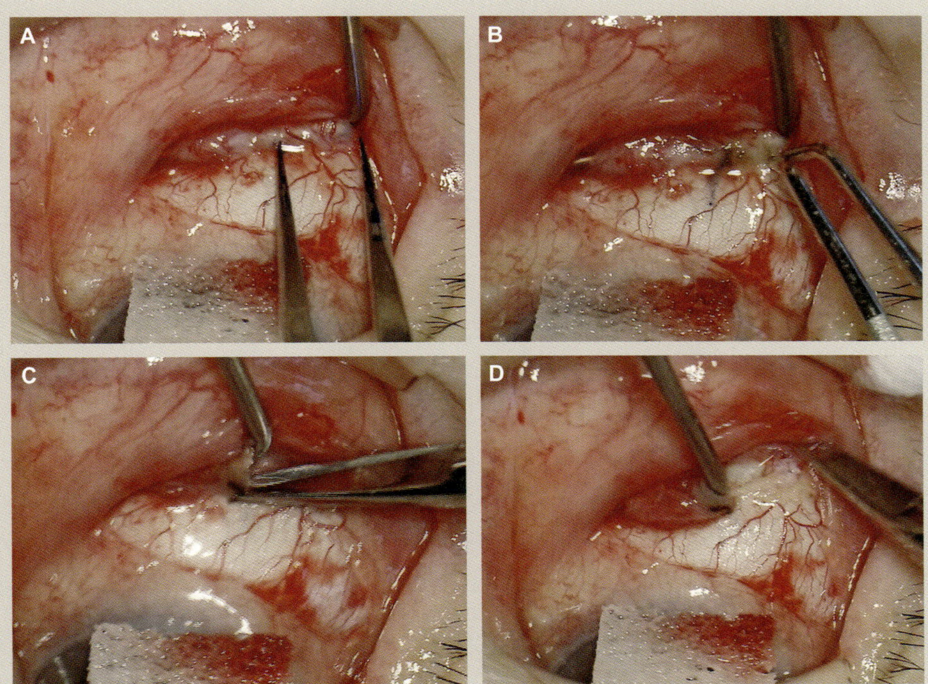

図 5　段階的垂直直筋切腱術

A：点眼麻酔下で結膜を Swan 切開した後，斜視鈎で下直筋を確保し，切腱量を測定．B）切腱予定部位をバイポーラで焼灼．C：予定量を切腱．D：40%切腱された（全筋腹幅 9 mm に対して 3.5 mm 切腱）．

であれば後転術が必要になる可能性が高い．大きな回旋偏位を有する症例も適応外である．術中の眼位検査では，小さな斜視角のため遮閉試験時に眼の動きとともに本人の複視の自覚も参考にするため，片眼視力不良の症例，複視の自覚が曖昧な症例は適応外である．また，手術は点眼麻酔のみで施行するためやや痛みが出ることを術前に説明し，術中の痛みに耐えられなければ麻酔を追加し後転術に切り替える．10％程度で低矯正による追加手術の可能性があることに留意が必要である．

垂直直筋後転術は上下斜視が大きく，回旋偏位も大きい症例に適応となるため，耳鼻側移動術を併用することも多い．上直筋よりも下直筋のほうが操作が簡単なため下直筋後転を選択することが多いが，外方回旋に対する下直筋鼻側移動術の効果は1筋腹あたり約7°である[9〜11)]．鼻側移動すると後転効果が弱まること，下直筋後転では長期的な過矯正をきたす可能性があることに留意が必要である[12〜14)]．

エキスパートからのアドバイス

- 上眼瞼陥凹などの特徴的な顔貌を有する，瘦せている患者の上下斜視はSESによる上下回旋斜視を疑う．
- SESにおける斜視の共同性は良好であり，BHTTが6⊿以内，下斜視眼に優位な外方回旋を伴う．
- 上下斜視の融像幅は狭いため，複視を自覚しやすい．上下斜視が3⊿以上であれば治療介入し，プリズム眼鏡は4⊿以内の上下斜視で回旋偏位が8°以内に適応となる．
- 上下の斜視角が6⊿以下で回旋が小さければGVRTの良い適応である．

文献

1) Demer JL：Connective tissues reflect different mechanisms of strabismus over the life span. J AAPO 18：309–315, 2014
2) Iida K, Goseki T, Onouchi H, et al.：Body mass index is associated with orbital pulley degeneration syndrome, including sagging eye syndrome. Am J Ophthalmol 268：312–318, 2024
3) Kunimi K, Goseki T, Fukaya K, et al.：Analysis of facial features of patients with sagging eye syndrome and intermittent exotropia compared to controls. Am J Ophthalmol 246：51–57, 2023
4) von Noorden GK, Campos EC：Binocular Vision and Ocular Motility：Theory and Management of Strabismus (6th ed). Mosby, St. Louis, 2001
5) Kano R, Hasebe S, Ohtsuki H：Vertical vergence adaptation in cases of superior oblique palsy. J Jpn Ophthalmol Soc 106：34–38, 2002
6) Wright KW, Spiegel PH：Binocular vision and introduction to strabismus. "Pediatric Ophthalmology and Strabismus (2nd ed)" Springer, New York, 2013, p155
7) 稲垣理佐子，浅野麻衣，正木勢津子，他：複視に対するプリズム適応の検討．日視会誌 35：93–97, 2006
8) Chaudhuri Z, Demer JL：Graded vertical rectus tenotomy for small-angle cyclovertical strabismus in sagging eye syndrome. Br J Ophthalmol 100：648–651, 2016
9) von Noorden GK, Jenkins RH, Chu MW：Horizontal transposition of the vertical rectus muscles for cyclotropia. Am J Ophthalmol 122：325–330, 1996
10) 太根ゆさ，林　孝雄，寺内　岳，他：下直筋鼻側移動術における上下偏位矯正量別の手術効果．眼科 60：963–968，2018
11) 岡本真奈，木村亜紀子，増田明子，他：下直筋鼻側移動術の手術効果に影響を与える因子．日眼会誌 121：707–711，2017
12) 古森美和，鈴木寛子，彦谷明子，他：上斜筋麻痺に対する僚眼下直筋後転術が上下偏位に与える効果の検討．日眼会誌 123：45–50，2019
13) Maruo T, Iwashige H, Kubota N, et al.：Long-term results of surgery for superior oblique palsy. Jpn J Ophthalmol 40：235–238, 1996
14) Sprunger DT, Helveston EM：Progressive overcorrection after inferior rectus recession. J Pediatr Ophthalmol Strabismus 30：145–148, 1993

Chapter 3
眼窩プリー関連疾患
症例

12

78歳 女性

Sagging eye syndrome ③開散麻痺様内斜視

國見敬子・後関利明

主訴 6年前からの遠見複視

現病歴 6年前より眼精疲労と遠見のぼやけを自覚．徐々に悪化し，最近は遠見の複視をはっきり自覚するようになった

既往歴・家族歴 特記すべきことなし

初診時所見

視力 RV＝1.2（1.2×S＋1.25 D）
LV＝0.8 p（1.2×S＋1.25 D⊂C−1.50 D Ax 80°）

眼圧 R＝13 mmHg，L＝11 mmHg

眼軸長 R）22.70 mm，L）22.85 mm

眼位（図1） APCT（c.c.）：遠見 20⊿ET L/R 2⊿HT，近見 10⊿EPT'
（c.c.＋3.00 D）：近見 8⊿EP' L/R 3⊿HP'

眼球運動 B）上転制限−1
Hess 赤緑試験：内斜視（図2）

前眼部・中間透光体 B）軽度白内障

眼底 特記すべきことなし，回旋変化なし

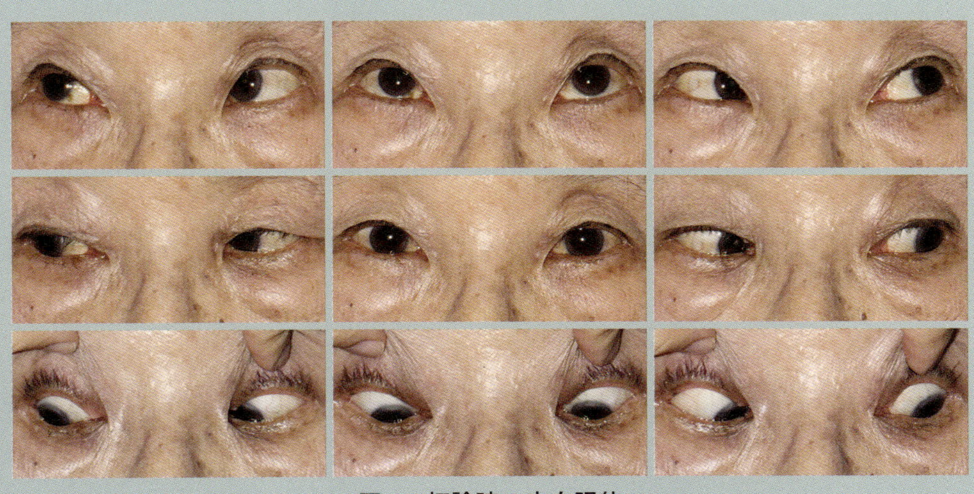

図1 初診時9方向眼位
両眼の軽度な上転制限，上眼瞼の強い陥凹，下眼瞼の軽度な脂肪脱を認める．

初診時所見

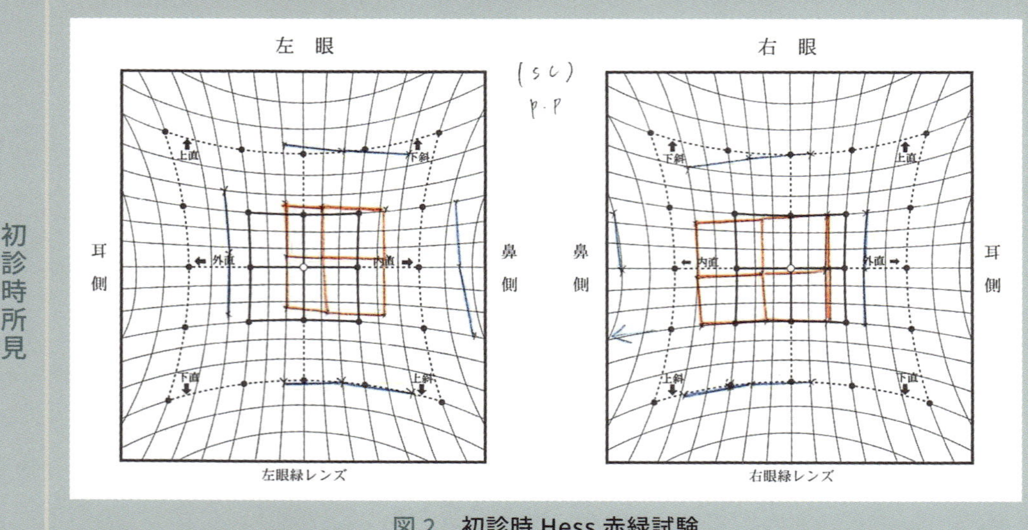

図2　初診時 Hess 赤緑試験

POINT!　本症例のポイント

- 「6年前から悪化する」との訴えから，年単位で複視の自覚症状が強くなっている．
- 両眼の軽度な上転制限，上眼瞼の強い陥凹である顔貌所見を認めている[1)]．

◆ 鑑別すべき疾患とそのための検査

- 外転神経麻痺 → 外転制限が強い場合は，頭蓋内疾患の除外を目的に頭部 MRI が必要となることがある．
- Heavy eye syndrome，眼窩窮屈症候群 → 近視が強い場合，また，内下転位になっている場合には，眼球・眼窩比や上直筋と外直筋の脱臼角（開き角）を確認するため眼窩 MRI が必要となることがある．

◆ 検査結果と経過

眼位　APCT（5方向）：下方視で正面視よりも大きな内斜視角が検出された．

	上方視 14 ⊿ET L/R 2 ⊿HT	
右方視 20 ⊿ET L/R 3 ⊿HT	正面視 18 ⊿ET L/R 1 ⊿HT	左方視 14 ⊿ET L/R 1 ⊿HT
	下方視 25 ⊿ET L/R 5 ⊿HT	

回旋　Cyclophorometer：R-fix 1°外方回旋，L-fix 0～1°外方回旋

両眼視機能 大型弱視鏡（c.c.）：

SA +24 ⊿ L/R 4 ⊿ Ex 2°
OA +26 ⊿ L/R 4 ⊿
Fu −14 ⊿〜+8 ⊿
St full

◆ 診断と治療方針

複視の進行が緩徐であること，遠見で悪化する内斜視および sagging like face を認めることから，sagging eye syndrome（開散麻痺様内斜視）と診断し，両眼に内直筋後転術 6.0 mm（50 ⊿）を施行した．最大斜視角の倍量（25 ⊿×2＝50 ⊿）を目標矯正量とした．

◆ 結果

手術 3 カ月後

視力 RV＝（1.2×S＋1.25 D），LV＝（1.2×S＋1.00 D ⌒ C−1.50 D Ax 80°）
眼圧 R＝11 mmHg，L＝9 mmHg
眼位（図 3） APCT（c.c.）：遠見 4 ⊿ EP，近見 no shift
眼球運動 B）上転制限−1

遠見・近見ともに複視の自覚は消失した．

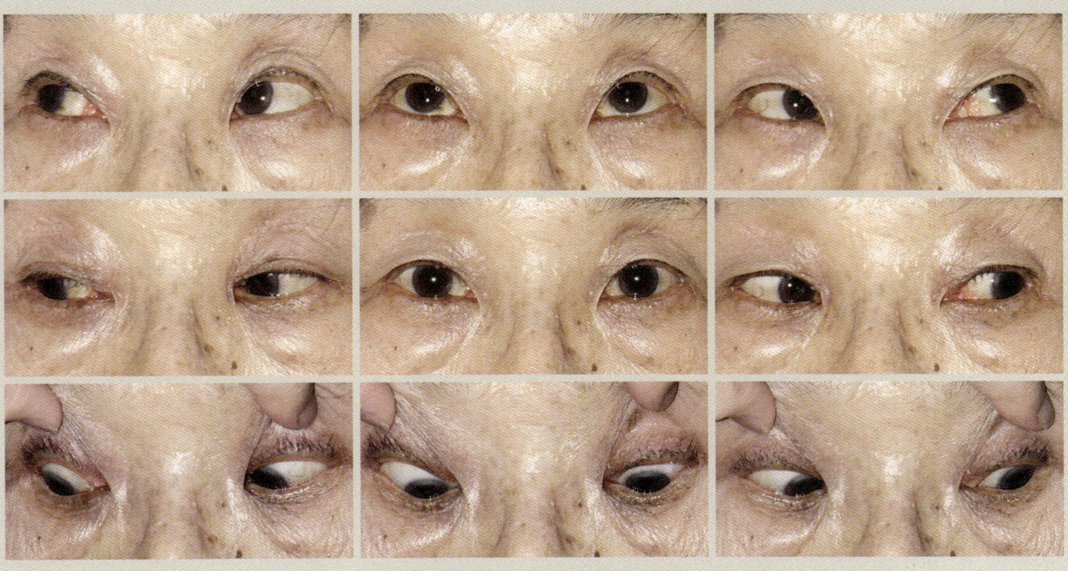

図 3 術後 3 カ月の 9 方向眼位

◆ 開散麻痺様内斜視の手術について

開散麻痺様内斜視の手術治療は，通常量では低矯正になるため，最大斜視角の倍量を目標矯正量とした両眼内直筋倍量後転術が推奨される[2)]．（例：25 Δ 内斜視→ 50 Δ が target angle）．外直筋短縮術の場合は通常量でも矯正効果に変化はないとされているが，強度近視が合併する際は将来的に上外直筋連合術（横山法）の施行が難しくなるため，外直筋短縮術ではなく内直筋後転術が選択されることが多い．

◆ 経過観察の注意点

Sagging eye syndrome は加齢性変化であるため，術後も病態は進行する．約 20%が年単位で斜視が再発する可能性があると報告されているため，術前にその説明が必要である．

エキスパートからのアドバイス

- Sagging eye syndrome は加齢性変化の斜視疾患であり複視の発症時期の記憶が曖昧なことが多く，緩徐な進行，特徴的な斜視所見や顔貌所見を呈する．
- 開散麻痺様内斜視を呈する場合，手術においては通常量では低矯正となるため，術前最大斜視角（第 2 眼位も含め）の倍量を目標矯正量とした両眼内直筋倍量後転術が必要である．
- Sagging eye syndrome の複視は遠見から始まることが多い．“遠見”といっても，診察室での検査距離（3〜5 m）では検出されず，屋外の信号や遠くの建物などの距離にある物体を見て，初めて自覚する複視もある．複視を自覚する患者の日常生活における不自由についての聴取も重要である．

文献

1) Chaudhuri Z, Demer JL：Sagging eye syndrome：connective tissue involution as a cause of horizontal and vertical strabismus in older patients. JAMA Ophthalmol 131：619-625, 2013
2) Chaudhuri Z, Demer JL：Medial rectus recession is as effective as lateral rectus resection in divergence paralysis esotropia. Arch Ophthalmol 130：1280-1284, 2012

Chapter 3
眼窩プリー関連疾患
症例
13
70歳 女性

Heavy eye syndrome（固定内斜視）

國見敬子・後関利明

主訴 1年前より整容的に内斜視が悪化

現病歴 幼少期より強度近視であった．青年期から内斜視が出現し，1年前に両眼の白内障と黄斑変性の進行による視力低下で紹介受診．弱視と大角度の内斜視のため複視の訴えは軽度であったが，固定内斜視による眼球運動障害が強く，白内障手術に先行して斜視治療を行うこととなった

既往歴 幼少期からの強度近視，両眼黄斑変性

家族歴 特記すべきことなし

初診時所見

視力 RV＝0.01（0.05×S−20.00 D），LV＝0.01（0.02 p×S−10.00 D）

眼圧 R＝14 mmHg，L＝測定不能

眼軸長 R）29.25 mm，L）29.21 mm

眼位（図1） Krimsky 法：100⊿<ET

眼球運動 B）全方向に制限，内下転位固定

前眼部・中間透光体 B）白内障

眼底 B）紋理眼底

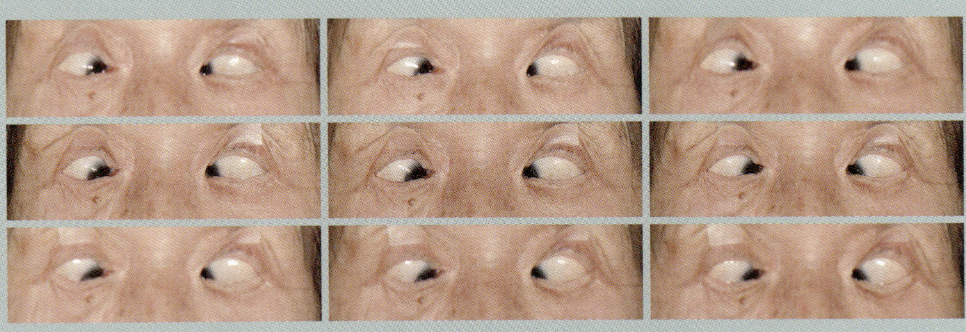

図1 初診時9方向眼位

POINT! **本症例のポイント**

- 強度近視が強く，もともと内斜視の要素がある．
- 白内障による視力低下が進行し，眼位が内下転位に固定した．

◆ 鑑別すべき疾患とそのための検査

・外転神経麻痺 → 本症例は青年期から内斜視であり，経過は長期だが，過去の病歴が曖昧な場合や比較的最近発症した内斜視であれば，外転神経麻痺の可能性もあるため，頭蓋内疾患を除外する目的のために頭部 MRI が必要である．

・強度近視性内斜視 → 内斜視角が比較的軽度な場合や眼位が固定されていない場合には，脱臼角（開き角）が小さい可能性があるので，眼窩 MRI で確認する必要がある．

◆ 検査結果

頭部 MRI にて，両眼で上直筋－外直筋間からの強い眼球の脱臼を認めた（図 2）．
上直筋－外直筋の脱臼角：右眼 190°，左眼 188°
眼窩容積比：眼窩に占める眼球容積の割合が大きい（図 3）．

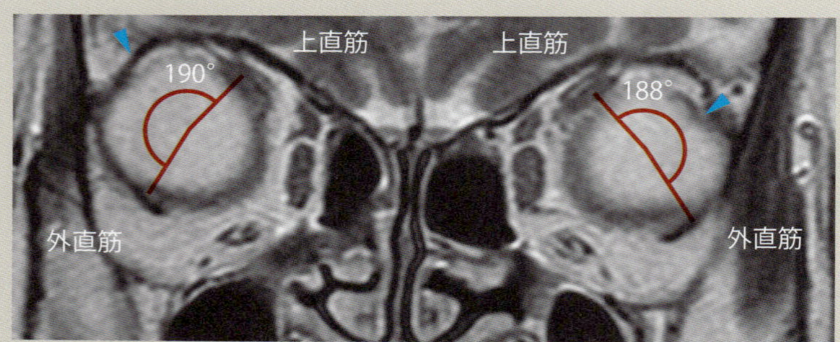

図 2　眼窩 MRI（冠状断）
両眼に強い眼球の脱臼を認める（►）．

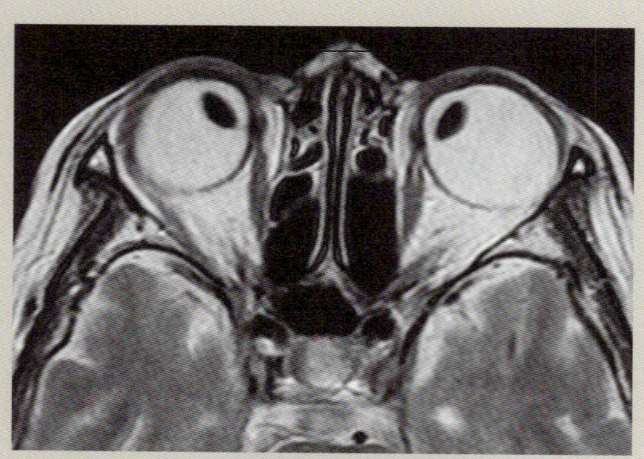

図 3　眼窩 MRI（水平断）
眼窩に占める眼球容積の割合が大きい．

◆ 診断と治療方針

斜視検査の結果から，heavy eye syndrome（固定内斜視）と診断した．固定内斜視の重症度はMRIで判定する．本症例は重症であった．固定内斜視は上直筋と外直筋の中心から眼球中心に結んだ角である脱臼角が大きい．正常平均値は104°で，当院では120°以上を眼球脱と評価している．また，固定内斜視は眼窩に占める眼球容積の割合が大きい[1)].

治療は，両眼に上外直筋連合術（横山法）＋内直筋後転術 7 mm（全身麻酔）を施行した．

◆ 結果

術後 6 ヵ月

眼位（図 4） Krimsky 法：5 ⊿ ET

眼球運動 下転以外は眼球運動制限があるが，術前と比較し，眼球運動が可能になった．

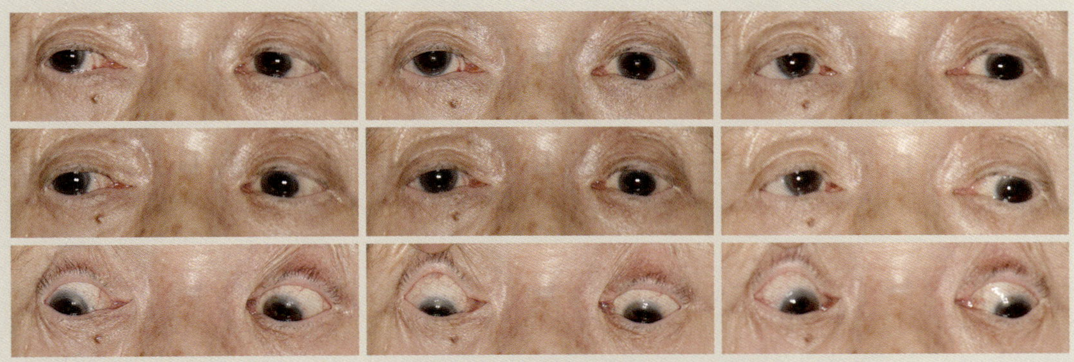

図 4　術後 6 ヵ月の 9 方向眼位

◆ 固定内斜視の手術について

上外直筋連合術（横山法）

様々な術式が開発されたが再発を繰り返した経緯がある．そのなかでも，上外直筋連合術（横山法）は上外直筋を外眼筋付着部から 15 mm の位置に非吸収糸で縫縮し，筋円錐外に脱臼した眼球の後部を筋円錐内に戻して正常な位置に整復する方法で，術後成績が良好な報告の多い方法である[2)]．現在は基本的に，固定内斜視へは横山法を行う．

以下，筆者の考える術中の留意点を挙げる．

①脱臼角が大きい場合，筋付着部から 10 mm の位置に制御糸をかけて 15 mm の位置に本縫合をすると縫いやすい．

②上外直筋への縫合時，1/2 筋腹の幅をとって2度通糸している．1/2 筋腹で縫合すると，結紮時には 1/3〜1/4 筋腹になるためである．また，上外直筋への縫合の筋腹幅が同等でないと，上下斜視を発症する可能性がある．

③縫合糸はポリフィラメント糸（編糸/より糸）では，縫合の際に軟部組織を巻き込みやすいため，当院ではモノフィラメント糸（単糸）である 5−0 PROLENE を使用している．

④上外直筋を縫縮する際，助手に眼球を押し込んでもらう（綿棒などで，後極に向かって眼球を押し込む）ことも重要である．

⑤術後，一時的に外斜視になることがあるが，術後2週から1ヵ月で斜位または正位となる．

エキスパートからのアドバイス

- 固定内斜視が完成する前の軽度〜中等度例では，眼球運動が可能で間欠性な複視の場合もある．そのため，疾患概念を理解したうえでの9方向眼球運動などを含めた斜視検査が重要であり，視能訓練士も疾患理解が必要である．
- 固定内斜視は病態が軽症であれば，症状が間欠性な可能性もある．その場合，疑わしければ眼窩 MRI により病態を把握し，術式を決定する必要がある．
- 脱臼角が大きい場合には制御糸の使用も有用で，縫合時は縫合糸および縫合する筋腹幅にも注意が必要である．
- 術後，一時的に外斜視になることがあるが，術後2週から1ヵ月で斜位または正位となる．
- 眼球運動が残っている例は，強度近視性斜視の可能性がある．ただし，ごく稀に強度近視がない場合もあるので，あえて疾患名は伝えないほうがよいと考える．

文献

1） 原田優子，後関利明，金田和豊，他：強度近視を伴わない固定内斜視に対し，上外直筋結合術が有用であった一例．神眼 37：160-164，2020

2） Yamaguchi M, Yokoyama T, Shiraki K：Surgical procedure for correcting globe dislocation in highly myopic strabismus. Am J Ophthalmol 149：341-346.e2, 2010

Chapter 3
眼窩プリー関連疾患
症例
14
66歳 男性

強度近視性内斜視

深谷　京・後関利明

主訴　複視
現病歴　7 年前くらいから複視が出現した
既往歴　両眼白内障手術（47 歳）
家族歴　特記すべきことなし

初診時所見

視力　RV＝0.15（1.2×S－3.50 D⊂C－1.00 D Ax80°）
LV＝0.1（0.9×S－2.75 D⊂C－1.00 D Ax80°）
等価球面度数　R）－4.00 D，L）－3.25 D
眼位（図 1）　APCT（c.c.）：遠見 25⊿ET
(c.c.＋3.00 D)：近見 14⊿ET'
眼球運動　B）外転制限－1，L）上転制限－1
両眼視機能　Stereo Fly Test：Fly（－），Animal（0/3），Circle（0/9）抑制（－）
前眼部・中間透光体　B）IOL 眼
眼底　近視性眼底

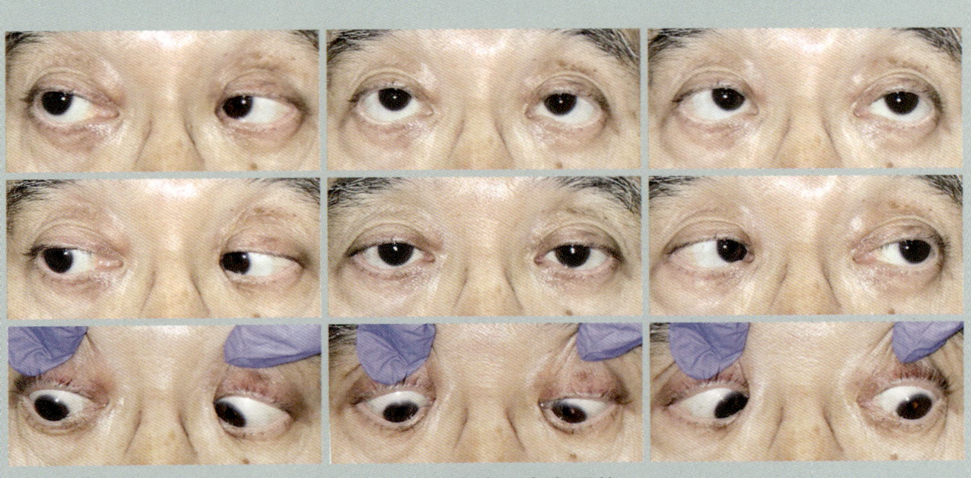

図 1　初診時 9 方向眼位

POINT! **本症例のポイント**

- 白内障術後で眼軸長は予測できないが，近視性眼底のため長眼軸の可能性がある．
- 外転制限がみられる．

◆ 鑑別すべき疾患とそのための検査

・Sagging eye syndrome → 眼窩 MRI，眼軸長測定．
・外転神経麻痺（両眼性）→ 頭部 MRI，うっ血乳頭の有無，眼球牽引試験．

◆ 検査結果と経過

頭部 MRI で異常所見はみられず，眼窩 MRI にて右眼の脱臼角（開き角）が右眼 132.9°，左眼 125° であった（図 2）．

眼軸長は，右眼 34.25 mm，左眼 33.04 mm であり長眼軸長眼であった．

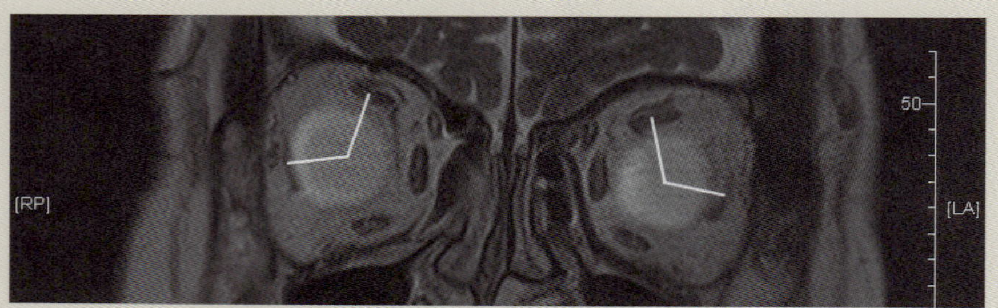

図 2　眼窩 MRI　T2 強調像（冠状断）
脱臼角が右眼 132.9°，左眼 125° であった．

◆ 診断と治療方針

屈折が等価球面で右眼 −4.00 D，左眼 −3.25 D であるが，両眼の白内障術後であることから屈折から眼軸長が予測できないため，眼軸長を測定し長眼軸長眼であることが判明した．脳圧亢進に伴う両眼性の外転神経麻痺も鑑別に挙がるが，頭部 MRI にて異常が確認されなかったため外転神経麻痺は否定された．治療方針は，斜視角が大きく，患者本人の希望があり手術となった．術式決定のため，眼窩 MRI を撮影した．眼窩 MRI にて脱臼角が 120° 以上であることから sagging eye syndrome の可能性は否定され，強度近視性内斜視と診断し，術式は両眼上外直筋連合術（横山法）を選択した．

◆ 術式の選択

眼窩 MRI で脱臼の程度を確認し，脱臼していれば上外直筋連合術（横山法），脱臼していなければ内直筋後転術を選択する．しかし，横山法は過矯正となる可能性があるため，脱臼の程度が軽ければ内直筋後転術を選択する．その際，内直筋後転術は内斜視の再発リスクがあるため留意が必要である．

◆ 結果

術後 6 ヵ月

斜視角は遠見 2 ⊿ EP，近見 6 ⊿ XP'となり，複視は消失した．

エキスパートからのアドバイス

- 白内障術後で sagging eye syndrome と強度近視性内斜視を疑う場合は，眼軸長測定を行う．
- 眼軸長が伸展し強度近視となった場合，眼球後部が外直筋と上直筋の間に脱臼していく過程で複視を発症する．
- 横山法か内直筋後転術のどちらを選択するか悩ましいため，眼窩 MRI を撮影し脱臼角を確認する．

Chapter 4

眼運動神経麻痺

眼運動神経麻痺と複視

症例15 動眼神経麻痺 ①血管性

症例16 動眼神経麻痺 ②外傷性

症例17 動眼神経麻痺 ③先天性

症例18 滑車神経麻痺 ①血管性

症例19 滑車神経麻痺 ②血管性

症例20 滑車神経麻痺 ③外傷性

症例21 先天上斜筋麻痺（代償不全）

症例22 外転神経麻痺 ①血管性

症例23 外転神経麻痺 ②血管性

症例24 外転神経麻痺 ③外傷性

症例25 外転神経麻痺 ④腫瘍性

Chapter 4

眼運動神経麻痺と複視

後関利明

◆検査と診断

眼位・眼球運動検査

検査では，正面視（第1眼位）のほかに，第2眼位と頭部傾斜時の眼位を確認する．眼球運動は患者眼瞼を挙上し，むき運動（両眼開放にて行う眼球運動），ひき運動（片眼遮閉にて行う眼球運動）を確認する．第3眼位を確認する際は，右上下と左上下の方向を直接注視させるだけでなく，水平側方視から斜め方向に引き上げる・引き下げるように動かしてもらい，眼球運動時の動的な眼位変化にも注目する．なお，外転神経麻痺は神経の走行に頭蓋内圧亢進の影響を受けた結果，複視の症状を呈することもあるので，うっ血乳頭（視神経乳頭腫脹）の有無に注目する必要がある．

検査を行って急性発症の眼運動神経麻痺を疑った場合，視能訓練士は眼運動神経麻痺の可能性がある患者が来院していることを医師に伝え，早めに診察してもらえるよう相談・調整をする．特に，散瞳や頭痛などの随伴症状がある患者は脳動脈瘤が原因の動眼神経麻痺である可能性があるため，早急に医師の判断を仰ぐように心がける．

診断につながる特徴

問診では，発症の契機と眼瞼下垂，顔面神経麻痺，視力障害などの随伴症状を注意して聴取することが重要となる．多くの眼運動神経麻痺は急性発症である．動眼神経麻痺や外転神経麻痺は，稀に脳腫瘍や脳動脈瘤による神経圧迫が緩徐に進み，慢性進行性の症例もある．

動眼神経麻痺

動眼神経麻痺は，頭痛の有無が一番重要である．頭痛を伴うときは，脳動脈瘤が原因の可能性があるので緊急的に脳神経外科と連携をとる必要がある．また動眼神経麻痺を疑う場合は，瞳孔散大がないかを入念に確認する．

滑車神経麻痺

滑車神経麻痺の原因は頭部外傷と末梢循環不全が多い．後天発症では，突然発症する複視（発症日がはっきりしている）であること，上下複視に加えて回旋複視を強く訴えることが特徴である．両眼性の場合は上下偏位が打ち消されて回旋複視のみを強く訴えることが多く，15°を超える外方回旋偏位であるときは両眼性を疑う．なお，両眼性は交通事故や転落で後頭部を受傷することで発症しやすい．また，滑車神経の障害に左右差がないと眼位ずれは大きな回旋偏位のみになり，通常の眼科検査では微小な上下偏位が検出できないことがある．そのため，複視の訴えを詐病や心因性と診断されている患者もいる．なお，老視年齢から緩徐に進行する複視には，代償不全型上斜筋麻痺が原因のことがある．治療を行っても複視の改善傾向を認めない場合は，頭蓋内疾患を疑い頭部画像検査を行う．

外転神経麻痺

外転神経麻痺では，眼球運動の外転制限によって麻痺側の注視で増悪する非共同性斜視をきたし，複視を消失させるために顔回しがみられる．両眼性外転神経麻痺の原因は，腫瘍性が最多であり，脱髄性やくも膜下出血が続く．外傷性の自然回復率は初診時の麻痺の重症度と相関する．

◆実践的な治療法

眼運動神経麻痺でみられる複視は，血管性の80〜90％，外傷性の50％が3〜6ヵ月の経過観察で改善する．そのため発症早期には手術適応にならず，まずはプリズム眼鏡を処方して経過をみることが多い．自然治癒する可能性があるので，プリズム眼鏡はフレネル膜プリズムを使用し，斜視角の変動によって貼り替えを検討する．

外転神経麻痺はボツリヌス毒素療法の良い適応である．作用期間は3ヵ月程度であるが，内直筋にボツリヌス毒素を注射することで正面視での複視を早期から軽減させることができる．注射は患眼内直筋に行うのが一般的であるが，健眼内直筋に注射すると共同性眼球運動が増すので，患者と相談のうえ投与眼を決める．

手術治療は発症から半年以上経過したら適応となるが，眼運動神経麻痺ごとに様々な手術法があるので各症例を参考にしてもらいたい．どの手術法を選択しても，全方向で複視が消失することが困難であることを施術前に説明する必要がある．特に動眼神経麻痺は，正面視でも複視が消失できないことも多く，複数回の手術になる可能性が高い．

◆患者中心のケアとコミュニケーション

患者には，発症後3〜6ヵ月であれば経過観察で複視が改善する可能性があることを伝える．また，麻痺の重症度も改善に影響する．眼運動神経麻痺の原因が血管性であれば，最初の1〜2週で複視が悪化することがある．頭蓋内病変がなくても複視の進行はありうることを説明し，過度な心配は必要ないことを伝える．診断がついた際にある程度，将来起こりうる病状を説明しておくと患者との信頼関係が増す．

視能訓練士は医師よりも密接に患者と関わることが多い．そのため，患者は悩みや不安を医師ではなく，視能訓練士に伝えることも多い．患者から悩みや不安を聞いた際には，検査結果やカルテにその内容を記載しておくと，医師は診療の助けになることが多い．

Chapter 4
眼運動神経麻痺
症例
15
89歳 女性

動眼神経麻痺①血管性

中野絵梨

主訴　右眼の眼瞼下垂，両眼の複視
現病歴　受診5日前に突然両眼性複視を自覚し，受診3日前からは右眼瞼下垂も出現．頭痛や嘔気はなし
既往歴　脂質異常症で内服治療中．両眼白内障手術（85歳）．両眼瞼下垂手術（87歳）
家族歴　特記すべきことなし

初診時所見

視力　RV＝0.4（1.0×S−1.25 D⌒C−1.75 D Ax110°）
LV＝0.5（1.0×S−0.75 D⌒C−2.25 D Ax80°）

眼位（図1）　第1眼位で14⊿の外斜視と1⊿の右上斜視を認める．下方視では右上斜視が18⊿に増大し，上方視では左上斜視に逆転する．外斜視は左方視で増大し，右方視で減弱する

	上方視 16⊿XT L/R 16⊿HT	
右方視 6⊿XT R/L 3⊿HT	正面視 14⊿XT R/L 1⊿HT	左方視 30⊿XT R/L 3⊿HT
	下方視 20⊿XT R/L 18⊿HT	

眼球運動　R）外転以外の全方向に眼球運動制限あり（図1）
輻湊　不可．下方視時の眼球の内旋運動は保たれる
瞳孔径　明室：R）4.0 mm，L）2.5 mm
暗室：R）4.0 mm，L）3.5 mm
対光反射　R）消失，L）迅速完全，異常なし
外眼部　R）眼瞼下垂．自力開瞼は可能，L）異常なし
前眼部・中間透光体　異常なし
眼底　B）視神経乳頭正常

初診時所見

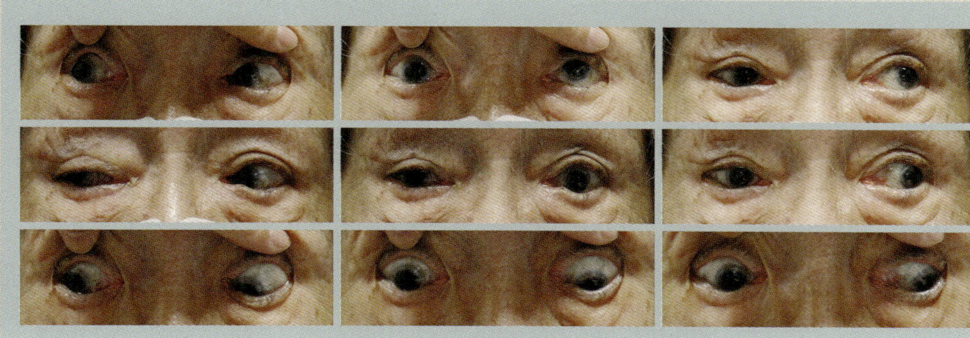

図1　初診時9方向眼位

第1眼位で右上斜視と外斜視を認める．右眼上下転制限に伴い，上転で左上斜視，下転で右上斜視と逆転する．右眼内転制限のため，左方視で外斜視が増大する．また，右眼瞼下垂を認める．正面視で右眼が外転位となっている．右眼は外転以外全方向の眼球運動に制限がみられる．

POINT! **本症例のポイント**

- 右眼の眼瞼下垂，明室で左右差が最大となる右眼瞳孔散大がある．
- 右眼に上下転および内転障害を認め，右眼動眼神経麻痺を疑う．
- 下方視での眼球の内旋運動は保たれることから，右眼動眼神経単独麻痺である．

◆ 鑑別すべき疾患とそのための検査

・海綿静脈洞病変および眼窩先端部病変 → 動眼神経単独の麻痺ではなく滑車神経麻痺や外転神経麻痺，Horner 症候群を伴う場合は，海綿静脈洞病変を疑う．

外転神経麻痺の鑑別は外転制限の有無なので判断は容易であるが，滑車神経麻痺については，すでに動眼神経麻痺で内転も下転も制限されており，内下転作用をもつ滑車神経の障害が併存するかは直線的な眼球運動では判断しにくい．滑車神経には眼球内旋作用があるため，下方視を指示した際に眼球が内方回旋するかどうかで判断する．肉眼でわかりにくい場合は，細隙灯顕微鏡下で患眼の上方球結膜の血管を観察しながら下方視を指示し，結膜血管が内方回旋するかを確認すると判断しやすい（図2）．

瞳孔径は必ず明室と暗室の両方で確認する．明室で瞳孔不同が顕著となる場合は散瞳している眼の瞳孔括約筋の障害であり，そちらの眼の動眼神経麻痺を疑う．暗室で瞳孔不同が顕著となる場合は縮瞳している眼の瞳孔散大筋の障害であり，そちら側の Horner 症候群を疑う．生理的瞳孔不同の場合，多くは 0.5 mm 以内の左右差で，暗室でも明室でもその差に変わりがない．本症例では明室で瞳孔径の左右差が顕著となり，動眼神経麻痺を疑う（図3）．

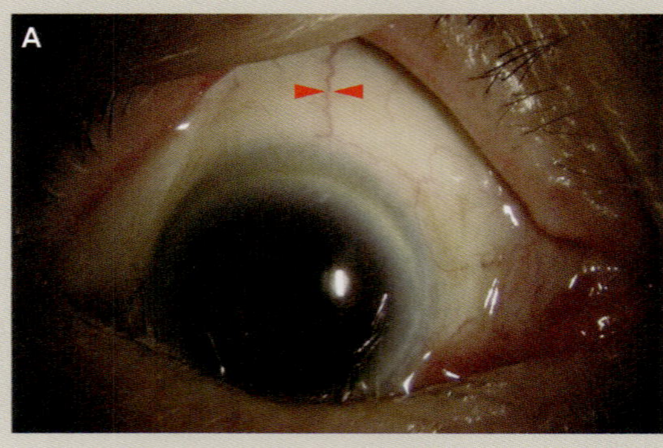

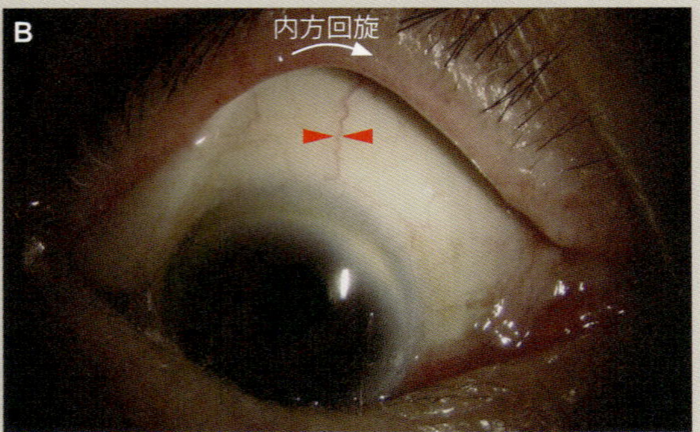

図 2　下方視時の眼球内旋（右眼）

A：正面視時の結膜．細隙灯顕微鏡で患眼の上方球結膜血管（►）をみながら，下方視を指示する．B：下方視時の結膜．結膜血管が内方回旋しており，滑車神経は障害されておらず動眼神経麻痺単独と考える．

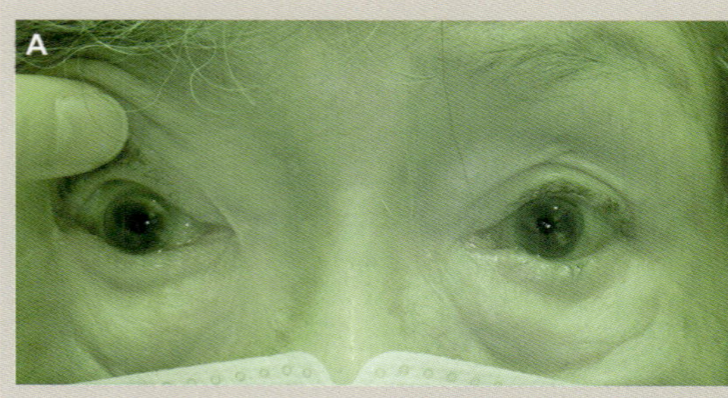

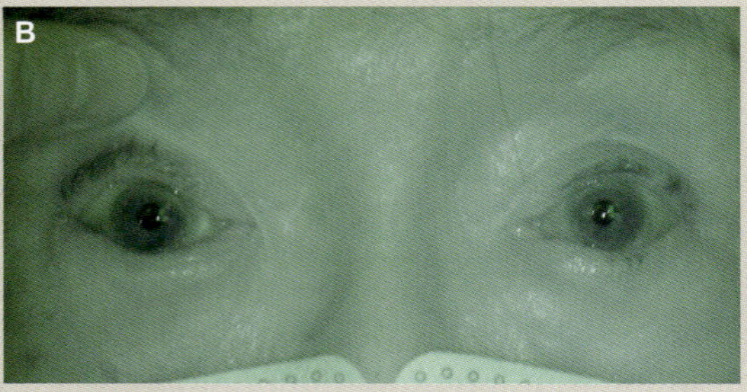

図 3　明室で明らかな右瞳孔散大

A：明室，B：暗室．明室での瞳孔径は右眼 4 mm，左眼 2.5 mm であるのに対して（A），暗室での瞳孔径は右眼 4 mm，左眼 3.5 mm である（B）．動眼神経麻痺では，明室のほうが瞳孔径の左右差が顕著となる．

視神経障害の有無は，視力低下や視神経乳頭の腫脹あるいは萎縮がないかどうかで判断する．眼運動神経麻痺に視神経障害を伴う場合は，眼窩先端部病変が鑑別に挙がる．海綿静脈洞病変も眼窩先端部病変も，脳動脈瘤を除外する際に撮像する頭部 MRI や頭部 CT 検査である程度鑑別が可能であることが多い．

・MLF 症候群 → 不完全な動眼神経麻痺だと鑑別が紛らわしいこともある．眼球運動が上下方向ともに障害されているかどうか，単眼の眼球運動もみて左右差をよく確認する．また，動眼神経麻痺では輻湊しても内転できないが，MLF 症候群では輻湊時の内転は可能である．

◆ 検査結果

脳神経外科に紹介，同日造影CTが撮像された．右内頸動脈-後交通動脈分岐部（IC-PC）に 4 mm 大の脳動脈瘤を認めた（図 4）．

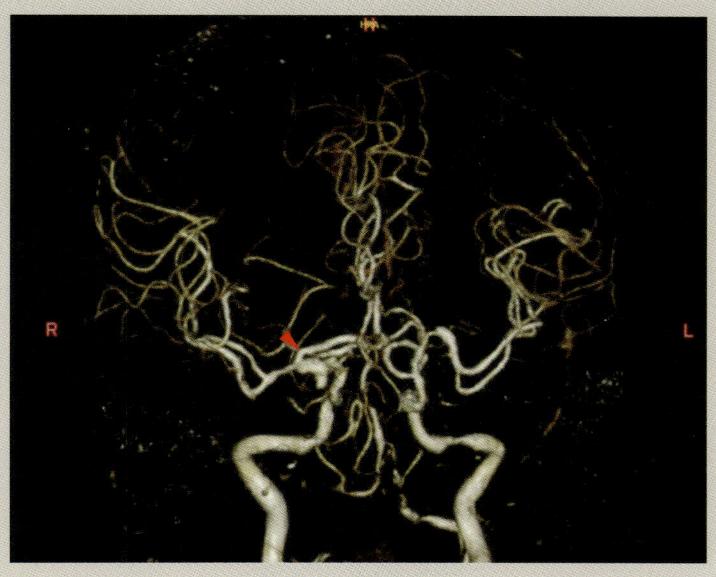

図 4　造影 CT
4 mm 大の右 IC–PC 脳動脈瘤を認める（►）.

◆ 診断と治療方針

脳動脈瘤を原因とした右眼動眼神経麻痺と診断され，脳神経外科で血管内治療の方針となり，コイル塞栓術が施行された.

脳動脈瘤の治療によって動眼神経への圧迫が改善すれば動眼神経麻痺も自然に改善することが見込まれるため，眼科としては，まずは自然軽快を期待して経過観察を行う．脳動脈瘤の治療後半年から 1 年程度経っても眼瞼下垂が残存し，治療希望がある場合も，下垂を治療することで複視の自覚が強まることがあるため，手術適応は慎重に決定する.

眼位が安定するのに半年から 1 年程度は要するため，その間は片眼遮閉用オクルーダーレンズを含む片眼遮閉やフレネル膜プリズム眼鏡で対応する．動眼神経麻痺では大斜視角の外斜視となることも多く，その場合は斜視手術が行われるが，スタンダードとなる治療法は定まっていない．また，治療しても全方向での複視の消失は困難なので，両眼単一視野を可能な限り広げて中央にもってくることと，整容面の改善が治療の目標となる.

◆ 結果

コイル塞栓術後 2 ヵ月で右眼瞼下垂が改善，術後半年かけて眼球運動障害も改善した．下転は運動制限がおおよそなくなったが，上転および内転は制限が残り，第 1 眼位で 8 Δ の外斜視と 4 Δ の右下斜視となった．自覚的な複視は消失したため，経過観察としている.

◆ 専門家に紹介するタイミング

動眼神経麻痺の原因として，まずは脳動脈瘤を除外する必要があり，ただちに脳神経外科医にコンサルトする．頭痛や嘔気を伴う場合は切迫破裂の状態にある，あるいはすでにくも膜下出血を起こしている可能性があり，特に緊急性が高まる．脳動脈瘤の有無は造影CTやMRAで確認することになるが，画像検査のオーダー自体も実際に診断・治療する脳神経外科に任せるほうがよい．とにかく眼科外来に患者を長くとどめず，速やかに脳神経外科に紹介することが大切である．

エキスパートからのアドバイス

- 動眼神経麻痺の原因として脳動脈瘤は約16%[1]で最多ではないが，万が一破裂すると約2/3は死亡または重篤な後遺症をきたすことから，最初に考慮し，検査にて除外しておく必要がある．
- 本症例では第1眼位でわずかに右上斜視となっているが，右眼動眼神経麻痺の典型例では右下斜視および外斜視となる．
- ただちに脳神経外科にコンサルトし，画像検査も脳神経外科に任せるのがよい．

文献

1） Akagi T, Miyamoto K, Kashii S, et al.：Cause and prognosis of neurologically isolated third, fourth, or sixth cranial nerve dysfunction in cases of oculomotor palsy. Jpn J Ophthalmol 52：32-35, 2008

Chapter 4
眼運動神経麻痺
症例
16
29歳 男性

動眼神経麻痺②外傷性

林 思音

主訴 複視の残存．眼の位置を治したい

現病歴 18 歳時，バイク運転中の交通事故により脳挫傷および両眼動眼神経麻痺を発症した．26 歳時に斜視に対する手術加療のため当院を受診．斜視手術を2 回（両眼前後転術，右眼上直筋後転術，左眼下直筋後転術）と両眼上眼瞼吊り上げ術を施行した．しかし斜視が残存しており，残存する複視と斜視にさらなる治療を希望し受診した[1)]

既往歴・家族歴 特記すべきことなし

初診時所見

視力 RV＝0.3（1.0×S−4.50 D）
LV＝0.3（0.9×S−7.00 D）

眼位（図 1） Krimsky 法：L）75⊿XT 35⊿R/L

眼球運動 R）内転・上転・下転制限（不全麻痺）
L）内転制限（不全麻痺），上転制限（正中を超えない完全麻痺）

瞳孔径 R）5.0 mm，L）3.0 mm

対光反射 R）消失，L）反応低下

前眼部・中間透光体・眼底 異常なし

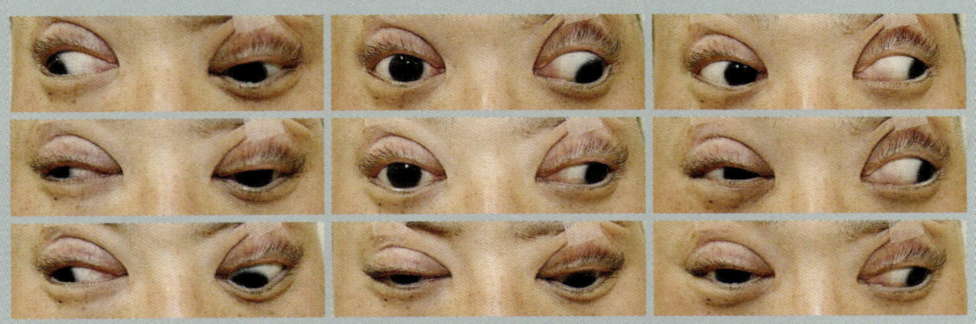

図 1 術前の 9 方向眼位

POINT! **本症例のポイント**

- ●両眼の動眼神経麻痺（左眼は完全麻痺）.
- ●両眼前後転術，右眼上直筋後転術，左眼下直筋後転術の施行後に残存する眼位異常.
- ●左眼内転・上転が高度に制限されている.

◆ 鑑別すべき疾患とそのための検査

・滑車神経障害の合併 → Maddox double rod test，大型弱視鏡検査
・外眼筋の拘縮や萎縮 → 牽引試験

◆ 検査結果

Maddox double rod test にて，20° 左眼内方回旋を認めた．大型弱視鏡検査は行わなかった.

牽引試験では右眼下転制限，左眼内転制限を軽度認めた.

◆ 診断と治療方針

両眼動眼神経麻痺術後に残る斜視と眼球運動障害と診断した．特に左眼は内転制限および上転制限が強く，外下転位であった．左眼の内転機能は残存していたがすでに内直筋は短縮されており，下直筋は後転されていた．内方回旋偏位が強いこと，上転障害でも特に内転時に強い上転制限をきたすことから，下斜筋麻痺が強いことが考えられた．そのため，拮抗筋である上斜筋を減弱させ内転作用に転ずる上斜筋移動術を選択した．上斜筋移動術は術後上斜視が出現することも懸念されたが，もともと高度な下斜視であったためその可能性は低いと考えた．上斜筋移動術は上斜筋を上直筋鼻側縁で切離し，上直筋付着部鼻側端の 3 mm 前方に縫合固定する方法を用いた（図 2）．さらに，左眼内直筋短縮術を 3 mm 追加した.

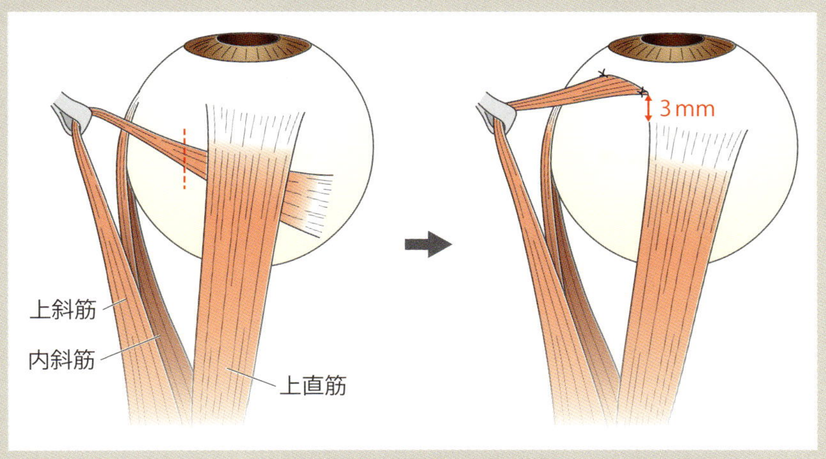

図 2　上斜筋移動術（左眼）

◆ 結果

眼位は 25 ⊿ XT　10 ⊿ R/L，5° 左眼内方回旋に改善した（図 3）．14 ヵ月後，右眼内直筋短縮術と左眼外直筋後転術を追加し，最終眼位は 6 ⊿ EP　6 ⊿ R/L，10° 左眼内方回旋となり整容的治癒を得た．また，正面視での融像が可能になったが，全方向での複視は残存した．

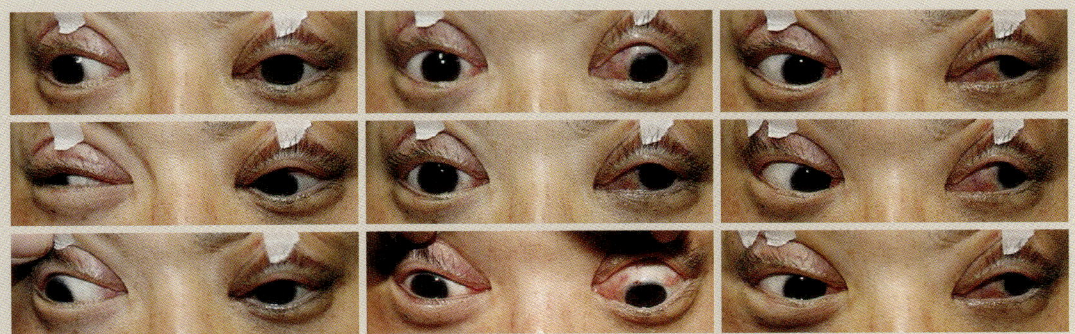

図 3　上斜筋移動術後 1 ヵ月の 9 方向眼位

◆ 動眼神経麻痺の手術術式と問題点

上下偏位では，下斜筋，上下直筋の機能を注意深く観察する．たとえば，患眼が下斜視で上転制限があって同時に軽度の下転制限を伴っている場合，障害筋の程度は下直筋に比べ上直筋が強いことになるが，上直筋の短縮に加えて下直筋後転術を併施するとかえって下転制限を悪化させてしまい，下方で複視が出現する．そのようなときは，ともむき筋（この場合，対眼の上直筋）の後転術や faden 法を検討する．

完全麻痺（眼球運動が正中を越えない高度な麻痺）の場合，内直筋短縮量，外直筋後転量ともに最大量を要する．それでも長期的な効果は期待できず，さらなる追加治療を要することが多い．追加治療は上斜筋鼻側移動術以外に，**表1**に示す術式および眼球固定術〔症例17（p.96）参照〕などがある．

両側動眼神経麻痺の場合，麻痺の強い眼のみの眼位矯正を行うと第1眼位は改善するが，Heringの法則に則り術眼（つまり麻痺の強かった眼）で固視すると思わぬ斜視が出現する．第2偏位（患眼固視したときの眼位ずれ）を予防するため，両眼手術を計画する．

表1　手術術式と問題点

術　式	方法と効果	問題点
外直筋切除術[2)]	外直筋を強膜から10 mm後方で切離．断端は強膜に縫着せずに終了する． 正面視での眼位改善．	定量性がない． 不可逆的で，後に外直筋を用いたほかの術式を選択できない．
外直筋テノン囊固定術[3)]	外直筋付着部に両端針の太さ6-0の合成吸収性縫合糸をかけ，強膜から切離後，後部テノン囊の一部を切開し，そこから外直筋をテノン囊内に通糸し縫合． 大量後転に比べて外転作用がより減弱．	術式が煩雑．
上下直筋鼻側移動術	Jensen法，稲富法，西田法などがある． 内転の改善．	上下直筋に麻痺がある場合，効果不十分． 回旋偏位が生じる．
外直筋Y-split法[4,5)]	外直筋を2分割し，分割した直筋の上側を上直筋の下を通して鼻側に，下側を下直筋の下を通して鼻側に移動し，それぞれ鼻側の強膜に縫着． 内転の改善．	手技が困難． 無理な牽引による外直筋の断裂やスリップ． 渦静脈圧迫による脈絡膜滲出． 2分割が不十分だと視神経症のリスクがある．
ボツリヌス毒素療法併用	術後眼球を麻痺側へ牽引維持する． 効果は一時的．	効果は減弱する．

◆ 患者への説明

動眼神経麻痺の手術効果には限界があること，基本的に整容を目的とした手術であり複視は残存すること，眼を動かす向きによって眼位が変化すること，斜視角が小さくなり左右の視線が近づくとかえって複視が増悪する可能性があることをよく説明する．

エキスパートからのアドバイス

- 動眼神経麻痺の原因が血管性では90%で自然治癒が見込まれるが，外傷性は40%しか神経麻痺が回復しないため，手術治療を要することが多い．外傷性の原因は，本症例のように重症頭部外傷が最も多い．そのため，滑車神経麻痺も併発している場合もあり，眼球運動や複視の症状から評価する．
- 動眼神経麻痺の手術治療は，残存する外眼筋機能をいかに有効利用するかが課題である．症例ごとに術前の機能評価をよく行い，治療方針を熟考する．
- 不全麻痺治療の基本は，麻痺筋の短縮術と拮抗筋の後転術である．ともむき筋の後転術も効果が期待できる．

文献

1) 林　思音，枝松　瞳，伊藤はる奈，他：上斜筋移動術により内転および回旋偏位が改善した両眼動眼神経麻痺の１例．臨眼 71：1383-1388，2017
2) Sato M, Maeda M, Ohmura T, et al.：Myectomy of lateral rectus muscle for third nerve palsy. Jpn J Ophthalmol 44：555-558, 2000
3) Heo HS, Park SW：Rectus muscle posterior tenon fixation as an inactivation procedure. Am J Ophthalmol 146：310-317, 2008
4) Gokyigit B, Akar S, Satana B, et al.：Medial transposition of a split lateral rectus muscle for complete oculomotor nerve palsy. J AAPOS 17：402-410, 2013
5) Oke I, Lorenz B, Basiakos S, et al.：Nasal transposition of the split lateral rectus muscle for strabismus associated with bilateral 3rd-nerve palsy. Am J Ophthalmol 242：165-172, 2022

Chapter 4
眼運動神経麻痺
症例
17
43歳 女性

動眼神経麻痺③先天性

西村香澄

主訴　右眼の外斜視と複視を治したい
現病歴　幼少期に右眼の先天性動眼神経麻痺を診断され，小学生の頃に右眼の斜視手術を複数回受けた．術後しばらくの間は頑張れば眼位をまっすぐにできた．徐々に眼位を保てなくなり，複視を自覚することが増え，外斜視の角度が大きくなってきた
既往歴　左三叉神経第 1 枝領域の帯状疱疹（38 歳）
家族歴　特記すべきことなし

初診時所見

視力　RV＝0.9 p（1.2×S＋0.25 D⌒C−1.00 D Ax 50°）
LV＝0.09（1.2×S−3.00 D⌒C−0.75 D Ax 15°）
眼位（図 1）　APCT：遠見 50⊿以上 XT　R/L 20⊿HT
近見 50⊿以上 XT'　R/L 14⊿HT'
眼球運動　R）内転制限−3，上転制限−2，下転制限−3（図 2）
両眼視機能　Stereo Fly Test（c.c.）：Fly（−），Animal（0/3），Circle（0/9）
右眼抑制
大型弱視鏡（c.c.）L-fix：
OA −21°　R/L ＋15°
SP（−）交差感（−）
FU（−）ウサギ
ST 定性（±）−21°　R/L 15°　オットセイのみ同時に見える
ST 定量（−）
頭位　左への傾斜
瞳孔径　明所：R）3.5 mm, L）3.0 mm
暗所：R）5.5 mm，L）4.5 mm
対光反射　R）軽度減弱

初診時所見

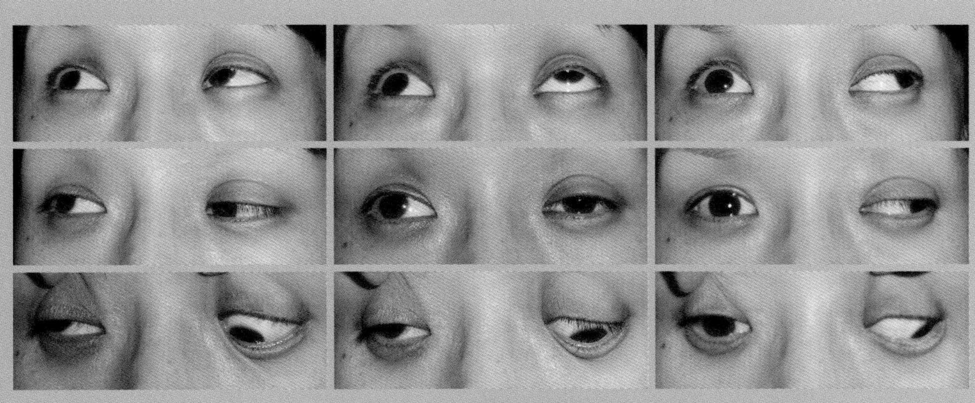

図1　初診時9方向眼位
右眼は大角度の外斜視で，眼球運動は内転・上転・下転制限がある．

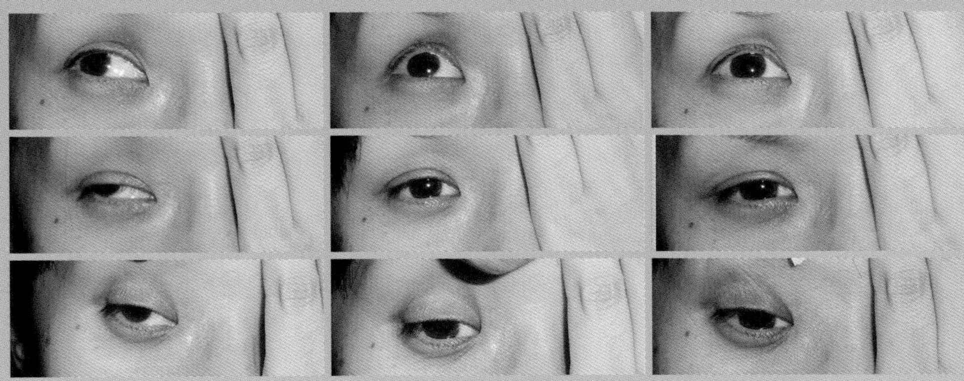

図2　初診時9方向ひき運動（右眼）
むき運動と同様に内転・上転・下転が制限されている．内下方視では少し内旋しながら下転する．

POINT! **本症例のポイント**

- 右眼の先天性動眼神経麻痺（滑車神経麻痺なし）．
- 右眼に複数回の斜視手術既往．
- 右眼外下斜視ではなく外上斜視．

◆ 鑑別すべき疾患とそのための検査

動眼神経麻痺の発症は，小児では先天性，脳腫瘍，頭部外傷，髄膜炎などの感染症，成人では末梢循環障害，脳梗塞，脳動脈瘤，頭部外傷などが原因となりうる．神経学的所見，画像検査，血液検査から動眼神経麻痺の原因を特定する．

◆ 検査結果と経過

頭部MRI画像では右眼の内直筋と下直筋が顕著に萎縮・菲薄化していた（図3）．外直筋は切腱されたようで，眼球赤道部のさらに後方で結合組織を介して眼球に付着していた．シネモードMRIでは右眼の内直筋，上直筋，下直筋の収縮不全を認めた．右眼の眼球上方に約8mmの結節性病変が指摘されたため，眼球を下転させ眼瞼を挙上すると円蓋部付近に白色の肉芽腫様病変があった．眼位が上斜視であることから以前に受けた上直筋手術操作の影響が考えられた．

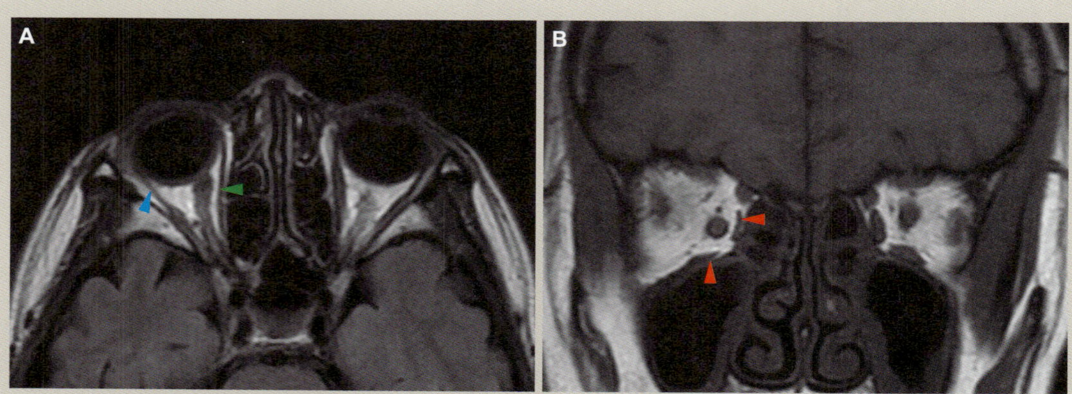

図3　頭部MRI

A：水平断．右眼内直筋は著明に萎縮・菲薄化している（►）．外直筋は眼球の赤道部より後方で結合組織を介して付着している（►）．B：冠状断．右眼内直筋と下直筋が萎縮・菲薄化している（►）．右眼上直筋の萎縮は判別困難だが，シネモードMRIでは上直筋の収縮不全がみられた．

◆ 診断と治療方針

幼少期に先天性動眼神経麻痺と診断されており，臨床所見や画像所見から外斜視術後のもどりと考えた．患者は左眼手術を希望しなかったため，右眼の斜視手術を検討した．

◆ 結果

右眼はすでに複数回の手術を受けており，水平筋の大量前後転術や外直筋移動術の効果は期待できないと判断した．上斜筋移動術に関しては現在の眼位が上斜視で，手術でさらに上斜視が増悪したり思いがけない眼球運動が出現する可能性，定量の難しさから，今回は筋膜による眼球固定術を選択した[1,2)]．眼球固定術は過去に受けた手術の影響を受けにくく，ある程度の定量性があり前眼部虚血が生じにくいという特長がある．この術式は大きく3つの操作を行う．

①外直筋を不活化するために外直筋を切腱してテノン囊内固定する[3)]．
②鼠径部で採取した筋膜を眼窩深部の内壁に固定して内直筋の走行に沿って上から覆いかぶせ，正位〜やや内斜視の位置で調節して内直筋付着部に縫着する．
③下斜視合併時は上斜筋を上直筋鼻側縁で切離して上直筋付着部横に縫着する[4)]．

固定素材には非吸収糸や骨膜を使用していたこともあったが，筆者は現在，筋膜を使用している．その理由は，筋膜が拮抗筋の張力や収縮力に釣り合う弾性と強度を兼ね備えているからである．本症例は外直筋が下斜筋付着部付近に結合組織で癒着していたため，テノン囊内固定は行えず可能な限り短縮して切腱し，続いて筋膜固定を行った（図4）．上直筋付着部は非吸収糸を取り囲むように肉芽腫があり，すべて除去し上直筋の後転を行った．

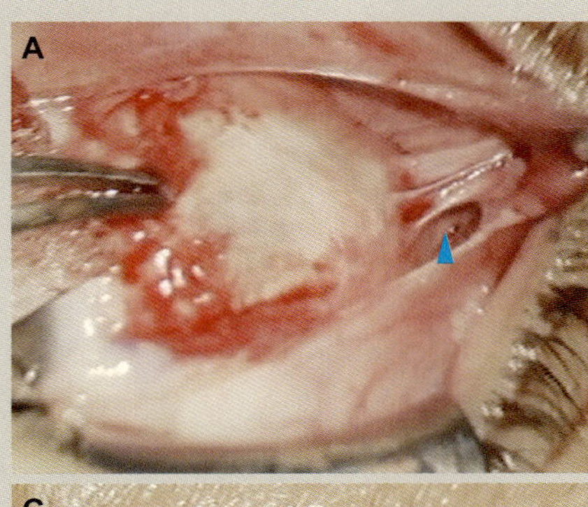

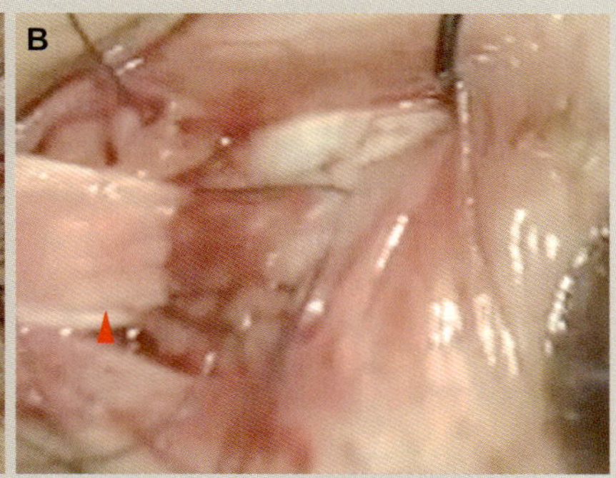

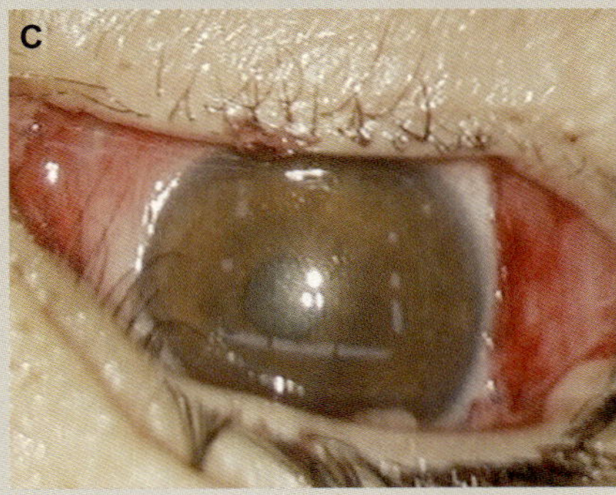

図4　筋膜固定術（右眼；surgeon’s view）
A：外直筋はもとの付着部から極めて後方に結合組織（►）を介して付着している．B：筋膜（►）を筋肉の上に覆いかぶせるように縫着する．C：やや内斜視ぎみに調整する．

術後8年

筋膜拘縮による過矯正や術後のもどりはなく眼位は安定し（図5），正面での両眼融像が可能になり，複視は解消した．頭部MRIで確認すると切腱した外直筋は術前の付着部よりさらに後方で再癒着しており，外転時に眼球を奥に引き込むように軽度外転しているものの，筋膜は外直筋の張力に抗い眼位を維持している（図6）．

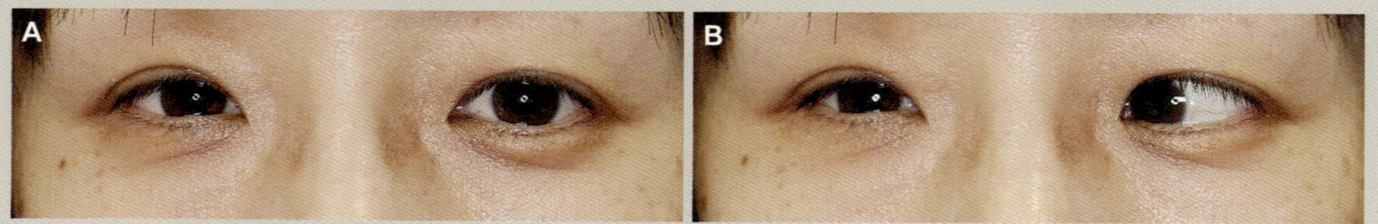

図5　術後8年の眼位

A：術後の第1眼位．良好な第1眼位を維持し複視はなく両眼視が可能になった．左眼の眼瞼下垂手術も行い整容的に満足を得られた．B：右方視を指示すると右眼は眼球後退しつつ少し外転する．

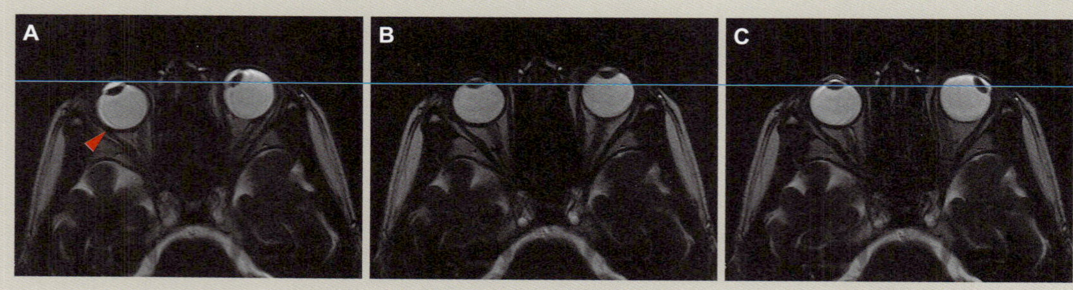

図6　シネモード MRI

A：右方視，B：正面視，C：左方視．右方視時には右眼の眼球後部に再付着した外直筋（►）が眼球を下に牽引するように軽度外転する．移植した筋膜は内直筋の走行に沿って一体化して存在し，外直筋の張力に抗って眼位を保持している．

エキスパートからのアドバイス

- 眼球固定術では，外直筋を出来る限り不活化する．また，眼位は正位〜やや内斜視を目標に行う．
- 術後に低矯正の場合は筋膜と内直筋を一緒に短縮する．
- 先天性動眼神経麻痺では斜視眼に抑制がかかり複視を自覚しないことも多いが，事前に牽引試験で斜視手術後の見えかたシミュレーションを行うことが重要である．

文献

1) Vicinanzo MG, Allamneni C, Deitz LW, et al.：Autogenous fascia lata graft fixation to treat exotropia resulting from iatrogenic medial rectus transection. Ophthalmic Plast Reconstr Surg 33：237-240, 2017
2) Tse DT, Shriver EM, Krantz KB, et al.：The use of titanium T-plate as platform for globe alignment in severe paralytic and restrictive strabismus. Am J Ophthalmol 150：404-411, 2010
3) Heo H, Park SW：Rectus muscle posterior tenon fixation as an inactivation procedure. Am J Ophthalmol 146：310-317, 2008
4) Young TL, Conahan BM, Summers CG, et al.：Anterior transposition of the superior oblique tendon in the treatment of oculomotor nerve palsy and its influence on postoperative hypertropia. J Pediatr Ophthalmol Strabismus 37：149-155, 2000

Chapter 4 眼運動神経麻痺

症例 18

60歳 男性

滑車神経麻痺①血管性

高橋慎也・後関利明

主訴 斜めにずれて見える，複視

現病歴 1ヵ月前から斜めにずれて見える．だんだんと良くなった感じがある．夕方，眼が疲れてくると複視がひどくなる．車を運転中にダブって見えて見えづらいのが困る．最近痩せて，汗をよくかくようになった．時々，動悸がする．脳神経外科では特に問題なかった．精査目的で当院を紹介された

既往歴 高血圧

家族歴 特記すべきことなし

初診時所見

視力 RV＝0.02（1.2×S−8.00 D）
LV＝0.02（1.2×S−7.75 D）

眼圧 R＝13 mmHg，L＝15 mmHg

眼位（図 1） APCT（c.c./L-fix）：遠見 18⊿XT R/L 20⊿HT
近見 30⊿XT' R/L 16⊿HT'
Bielschowsly head tilt test：右傾斜 18⊿XT R/L 25⊿HT
左傾斜 18⊿XT R/L 3⊿HT
右に頭部傾斜で陽性

回旋 Cyclophorometer：R-fix 9°外方回旋，L-fix 7°外方回旋

眼球運動 R）やや内下転制限，L）異常なし
Hess 赤緑試験：R）下転制限（特に上斜筋方向への制限を認めた）（図 2）

頭位 やや左に頭部傾斜

眼球突出 R）22 mm，L）21 mm

対光反射 左右差なし，RAPD（−）

前眼部 軽度充血

中間透光体・眼底 異常なし

初診時所見

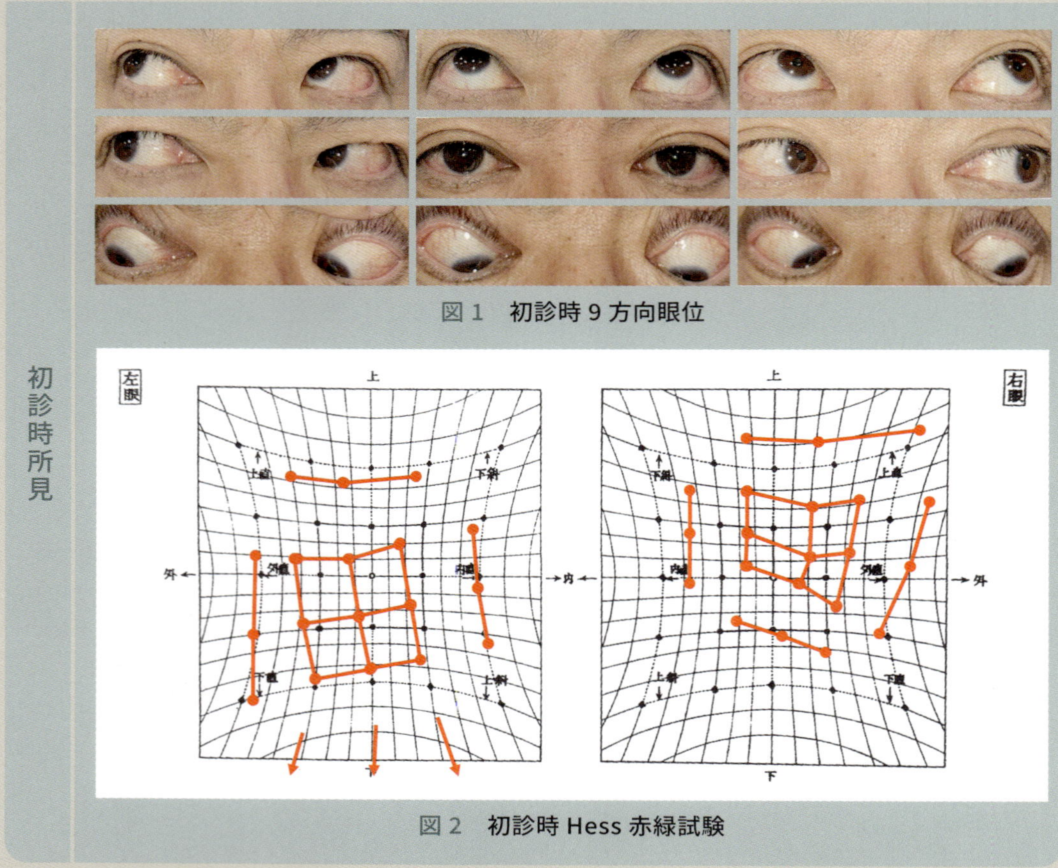

図1　初診時9方向眼位

図2　初診時Hess赤緑試験

POINT! **本症例のポイント**

- 1ヵ月前から急に発症したため，原因疾患を早急に明らかにすることが必要．
- 斜めにずれて見えるため，上下偏位と水平偏位を合併している．さらに回旋偏位も念頭に置き，回旋偏位も測定する．
- 自然頭位は楽な姿勢をとるため，注意深く観察する．本症例ではやや左に頭部傾斜している．

◆ 鑑別すべき疾患とそのための検査

- 急性発症のため，頭蓋内疾患を確認する．
- 結膜に軽度の充血があり，「最近痩せた」「動悸がする」などの聴取から甲状腺機能異常を疑う．甲状腺機能および重症筋無力症を確認するために血液検査を行う．
- Bielschowsky head tilt test 陽性，回旋偏位もあり代償不全型の上斜筋麻痺も考えられるため，頭部 MRI にて上斜筋の左右差にて萎縮を確認する．

◆ 検査結果

頭部 MRI（図 3） 頭蓋内疾患は特になし

B）LR-SR バンドの障害はなし，上斜筋の左右差なし

血液検査 HbA1c 5.9%，TSH 1.91 μIU/mL，FT3 3.00 pg/mL，FT4 0.87 ng/dL，TRAb 0.6 IU/L，TSAb 96%，TPOAb 1.27 IU/mL，TGAb 3.95 IU/mL

血液検査にて重症筋無力症や甲状腺眼症は否定された．頭部 MRI では LR-SR バンドに障害はなく，眼球の筋円錐外への脱臼はみられず，上斜筋の太さに左右差も認められなかった（図 3）．

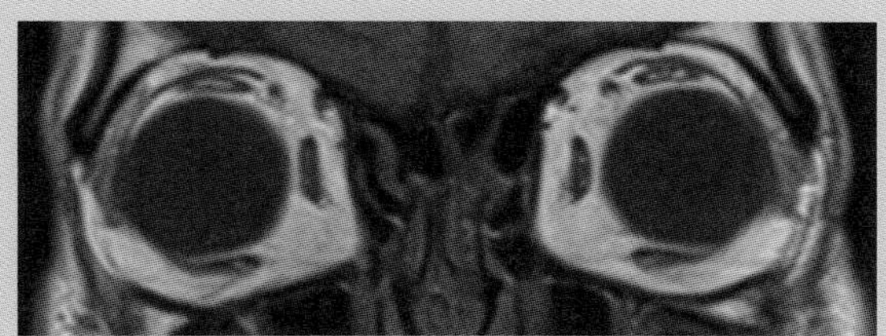

図 3 頭部 MRI T2 強調像（冠状断）

◆ 診断と治療方針

右眼の上斜視があり，左に頭部を傾斜させることで斜視角が減少し，複視も消失した．また，外方回旋偏位も確認され，Hess 赤緑試験では右眼の上斜筋の遅動が確認された．これらのことから右眼滑車神経麻痺と診断し，原因疾患を精査した結果，血管性の可能性が高いことから自然治癒の可能性が高いため，メコバラミンを処方した．車の運転中に視界が二重になり見えにくいとの訴えがあり，危険を感じた際には自己判断で運転を中断するよう指示した．日常生活における複視は許容できる程度であったため，プリズム眼鏡や遮閉膜の処方は希望しなかった．

◆ 結果

問診にて，初診から 1 ヵ月時点でも回復がみられ，3 ヵ月でも経過は良好であったため，増悪がなければ必要時に再診するように指示した．

3 ヵ月後

眼位 APCT (c.c./L-fix)：遠見 12⊿XP R/L 3⊿HP，近見 25⊿XP′ 水平偏位のみ

Bielschowsly head tilt test：右傾斜 12⊿XP R/L 5⊿HP，左傾斜 10⊿XP

右に頭部傾斜で陽性

回旋 Cyclophorometer：R-fix 3° 外方回旋，L-fix 2° 外方回旋

眼球運動 Hess 赤緑試験：R）下転制限の改善を認めた（図 4）

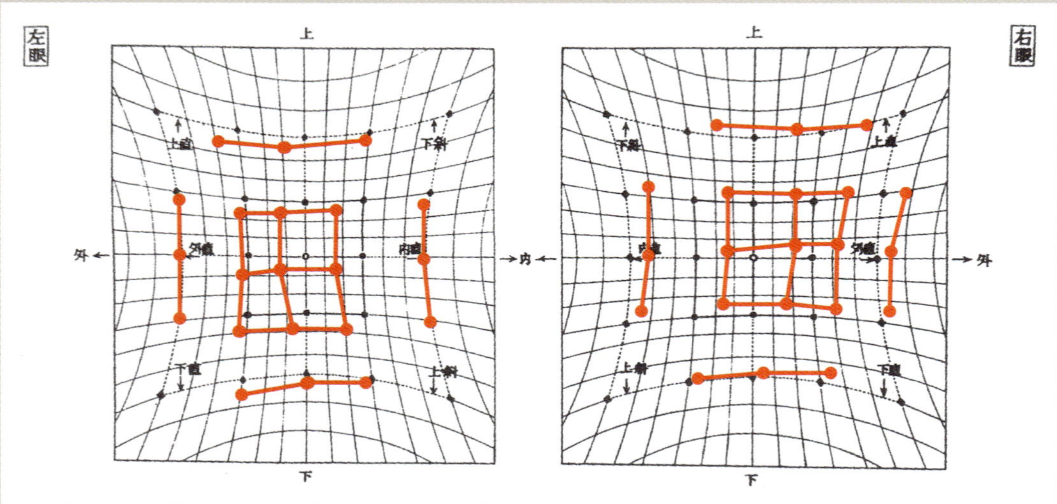

図 4　初診時から 3 ヵ月後の Hess 赤緑試験

エキスパートからのアドバイス

- 急性発症の複視の場合，頭蓋内の検査も行い鑑別診断をする．
- 上下斜視を伴う場合は回旋偏位も確認する．
- 血管性の滑車神経麻痺は自然治癒例が多いため，複視で困っている場合はフレネル膜プリズムや遮閉膜を貼付した眼鏡の装用で対応する．

Chapter 4
眼運動神経麻痺
症例
19

70歳 男性

滑車神経麻痺②血管性

尾内宏美

主訴 複視

現病歴 5年前より複視（上下複視，回旋複視）を自覚し始めた（本人は発症日を記憶）．左方視で斜めにダブって見える．その後，改善傾向だったが複視が残存したため，近医受診後，精査加療目的で当院に紹介受診となった

既往歴 高血圧

家族歴 特記すべきことなし

初診時所見

視力 RV＝0.5（1.2×S－0.50 D⊂C－0.25 D Ax20°）
LV＝1.2（1.2×S－0.50 D）

眼位（図1） APCT（s.c.）：遠見 6⊿XP L/R 4⊿HPT，近見 8⊿XP' L/R 14⊿HPT'
Bielschowsly head tilt test：右傾斜 6⊿XP L/R 4⊿HPT
左傾斜 6⊿XPT L/R 14⊿HPT

眼球運動 特記すべきことなし
Hess赤緑試験：L）わずかな内下転遅動を認める（図2）

両眼視機能 Stereo Fly Test：Fly（＋），Animal（3/3），Circle（3/9）
大型弱視鏡：10° 外方回旋

頭位 頭部傾斜なし，顔面非対称なし

前眼部・中間透光体 異常なし

眼底 B）外方回旋以外の異常所見なし（図3）

頭部MRI LR-SRバンドの破綻なし．L）上斜筋がわずかに萎縮

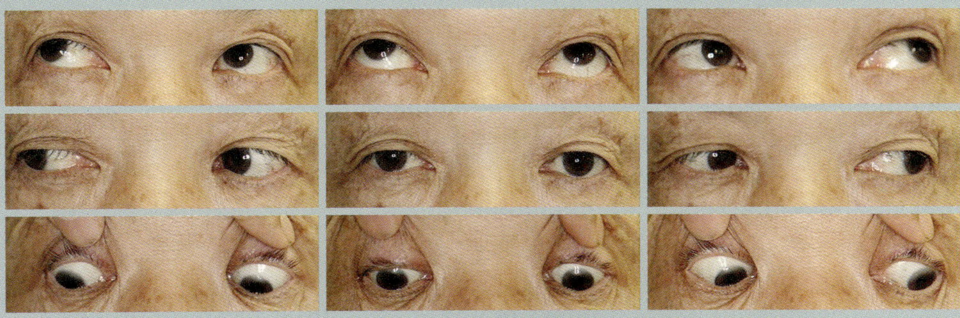

図1 初診時9方向眼位
左眼の明らかな下斜筋過動，上斜筋遅動は認めていない．

初診時所見

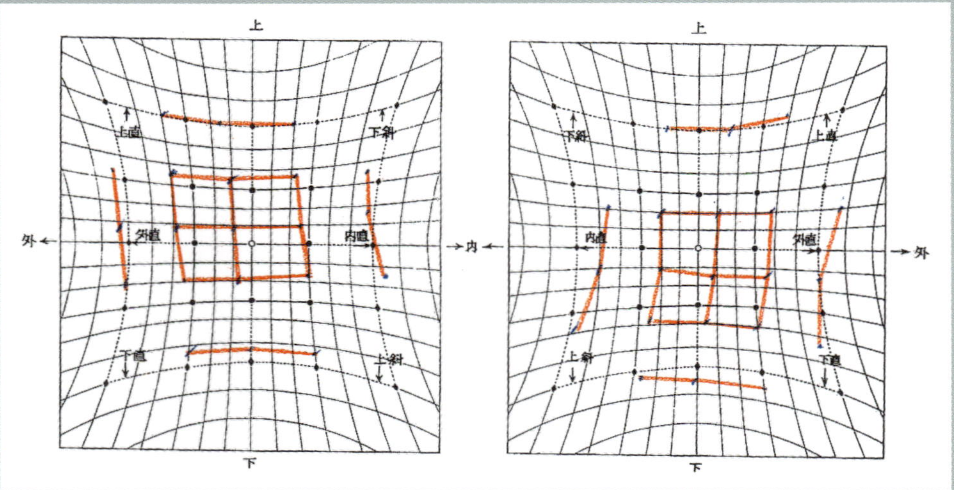

図 2　初診時 Hess 赤緑試験

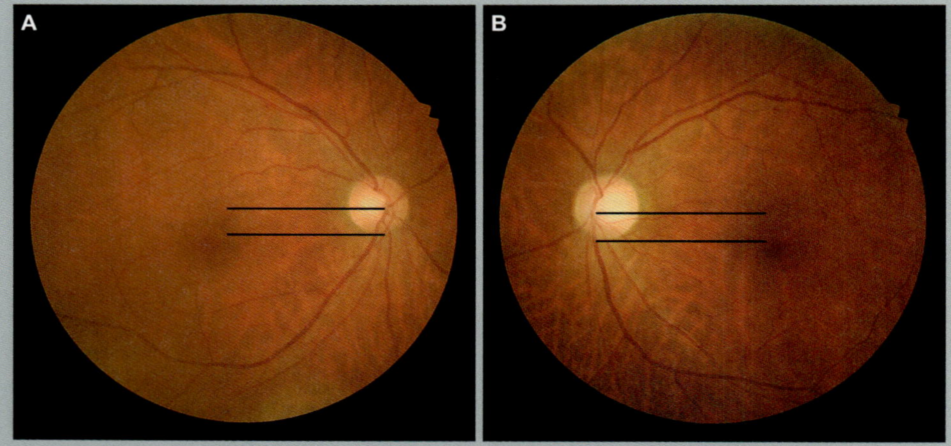

図 3　初診時眼底写真

A：右眼，B：左眼．両眼の外方回旋偏位を認める．

POINT!　**本症例のポイント**

- 発症時期が比較的はっきりしている回旋性複視．
- 下斜筋過動，上斜筋遅動が明らかではない．
- 頭部 MRI で LR-SR バンドの破綻はみられない．

◆ 鑑別すべき疾患とそのための検査

・Sagging eye syndrome → Bielschowsly head tilt test や頭部 MRI から鑑別できる．

◆ 診断と治療方針

患者が複視の発症日を記憶していること，Hess 赤緑試験でわずかに左眼の内下転運動を認めていること，頭部 MRI 所見で左眼上斜筋萎縮を認めていること，頭部傾斜は認めていないことと高血圧の既往から，末梢循環障害による血管性の滑車神経麻痺であると診断した．複視は改善傾向ではあったが，回旋偏位，上下偏位が最終的に残存したものと考えた．

回旋複視の訴えが強かったが，下斜筋過動は明らかではなかったことから左眼上直筋後転術 3.5 mm＋耳側移動術（1 筋腹）を施行した．

◆ 結果

術後 6 ヵ月

術後，上方視での上下複視を認めたが，回旋複視や正面視・下方視での上下複視は完全に消失し，日常生活は全く問題なく楽になったと患者の満足を得た．

眼位（図 4）　APCT（s.c.）：遠見 0～4 ⊿ XP，近見 0 ⊿

眼球運動　Hess 赤緑試験（s.c.）：上方視での非共同性眼球運動を認めるが，第 1 眼位と下方視の共同性眼球運動は改善（図 5）

両眼視機能　大型弱視鏡：回旋偏位は完全に消失

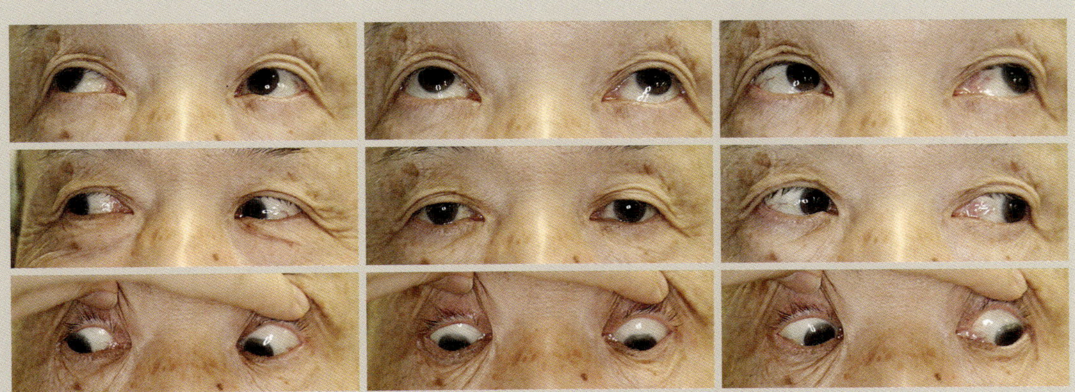

図 4　術後 6 ヵ月の 9 方向眼位

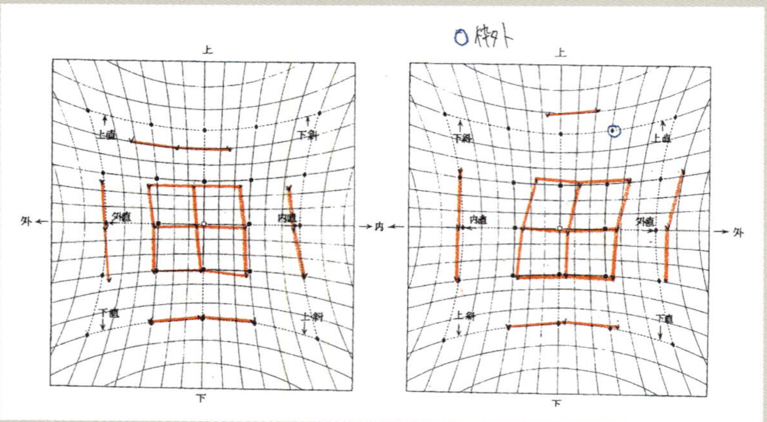

図5　術後6ヵ月のHess赤緑試験

◆ 滑車神経麻痺の術式選択

滑車神経麻痺における手術法は，健眼の下直筋後転鼻側移動術や患眼の下斜筋弱化手術などがある．本症例は，下斜筋過動を認めず患者本人の回旋複視の訴えが強かったこと，また，右眼固視が多く，左眼上斜視による上下複視を本人が強く訴えていたため，患眼の上直筋後転耳側移動術を行った．上直筋を1筋腹耳側移動，下直筋を1筋腹鼻側移動することにより，片眼で4°～5°，両眼で8°～10°の内方回旋効果があるといわれている[1]．本症例では術前10°の外方回旋偏位を認めていたが，片眼1筋腹移動により術後の外方回旋偏位は完全に消失した．

エキスパートからのアドバイス

- 虚血や外傷が原因の滑車神経麻痺が引き起こす複視は，自然治癒の可能性があるため半年は経過観察をしたほうがよいこと，また回旋複視はプリズム眼鏡での矯正は困難であるため，複視が残存した場合は手術による治療を要することを患者に説明するようにする．
- 下斜筋過動を認めない滑車神経麻痺は，上下偏位と回旋偏位に対して通常は健眼の下直筋後転鼻側移動術を第一選択とすることが多い．しかし，患者の複視の訴えや状態に応じて，患眼の上直筋後転耳側移動術を選択肢とすることも検討してよい．
- 上斜筋麻痺が長期間続くとspread of comitance[2]によって典型的な上斜筋麻痺のパターンを示さなくなることがある．診断に苦慮する場合は頭部MRIも診断の一助となる（sagging eye syndromeとの鑑別などもできる）．

文献

1)　Wright KW著，江本有子，江本博文 訳：斜視手術カラーアトラス，丸善出版，2009
2)　佐藤美保：症例27 Brown症候群と迷う上斜筋麻痺．“斜視治療のストラテジー～症例検討で学ぶエキスパートの思考と対処法”佐藤美保 編，三輪書店，2017，pp120-123

Chapter 4
眼運動神経麻痺
症例
20
31歳 男性

滑車神経麻痺③外傷性

佐々木翔

主訴　複視
現病歴　ボクシングの試合後，回旋複視を自覚し紹介受診した
既往歴・家族歴　特記すべきことなし

初診時所見

視力　RV=（1.2×S−1.00 D），LV=（1.2×S−0.50 D）
眼位（図 1）　APCT：遠見 2⊿EP　R/L 2⊿HP，近見 R/L 2⊿HP
Bielschowsly head tilt test：陰性
Hirschberg 試験：parallel
回旋　Cyclophorometer：下方視で増大する大角度の外方回旋を認める

上方視　11° 外方回旋
正面視　21° 外方回旋
下方視　25° 以上 外方回旋

眼球運動　著明な眼球運動障害は認めない（図 1）
Hess 赤緑試験：V-pattern（図 2）
両眼視機能　Stereo Fly Test：Fly（−）
頭位　異常なし
眼底　B）外方回旋（図 3）
頭部 MRI　異常所見なし

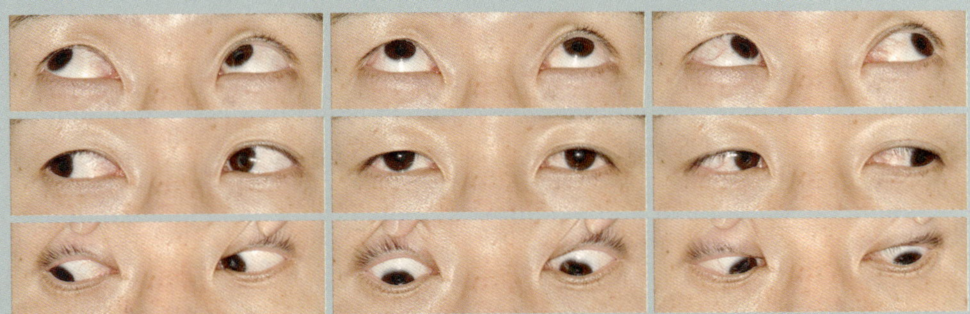

図 1　初診時 9 方向眼位
第 1 眼位では明らかな水平・上下斜視はなく，著明な眼球運動障害も認めない．

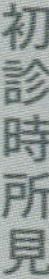

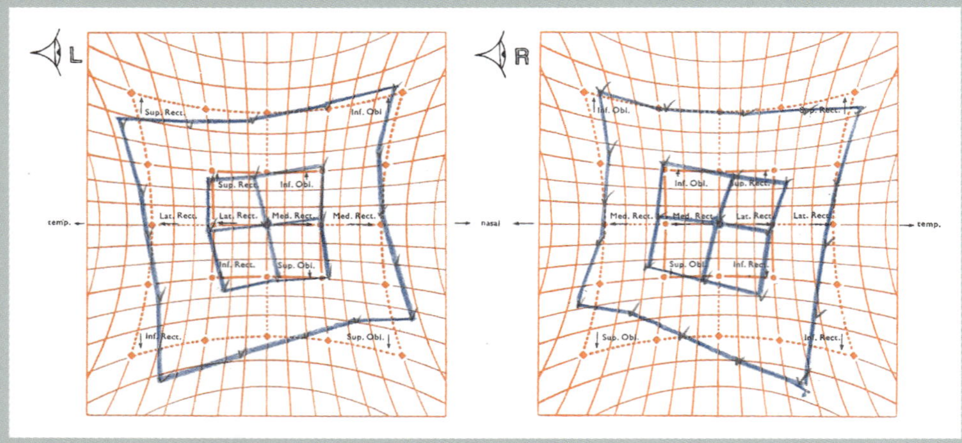

図 2　初診時 Hess 赤緑試験

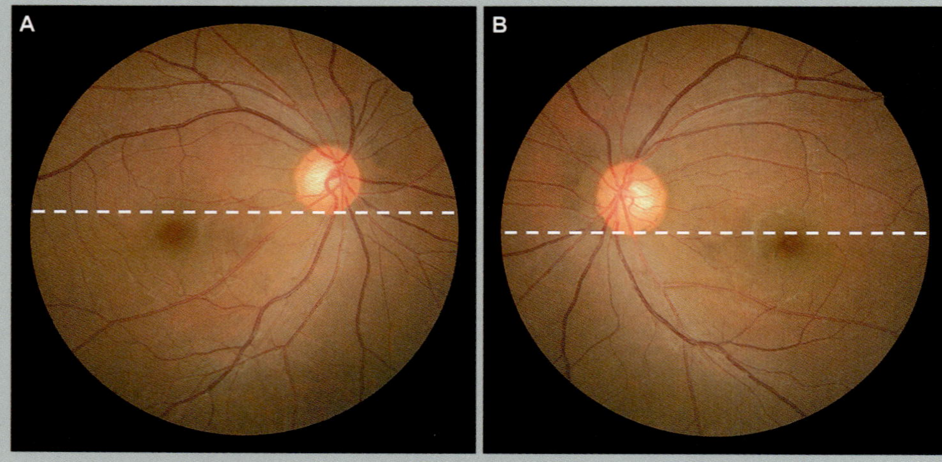

図 3　初診時眼底写真

A：右眼，B：左眼．両眼ともに中心窩が視神経乳頭よりも下に位置する．

POINT!　**本症例のポイント**

- 上下・水平の偏位および眼球運動障害は著明ではない．
- Hess 赤緑試験では V-pattern を示している．
- Cyclophorometer（図 4）で，下方視で増大する大角度の外方回旋がみられる．
- 眼底検査にて両眼に外方回旋を認める．

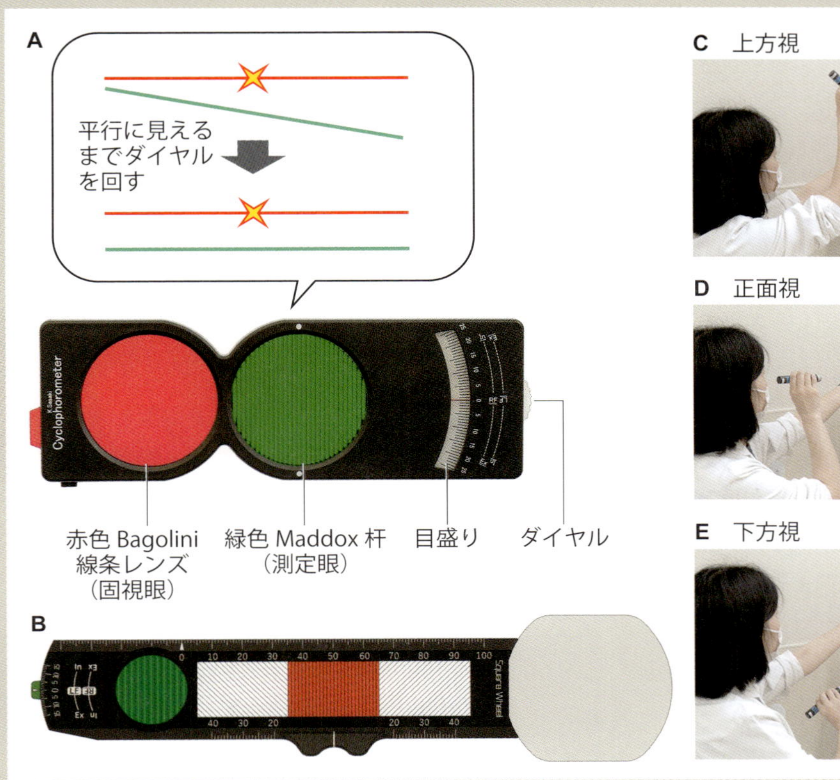

C　上方視

D　正面視

E　下方視

図 4　Cyclophorometer による自覚的回旋偏位の測定

Cyclophorometer（A）は，固視眼に赤色の Bagolini 線条レンズ，測定眼に緑色の Maddox 杆がいずれも垂直方向に配置された自覚的回旋偏位測定装置である．CO メジャー（B）でも Cyclophorometer と同様に回旋偏位を測定できる．患者に点光源を提示した際，装置を通して観察される 2 本の線条が平行に見える角度を自覚的回旋偏位として定量する．ダイヤルを回して角度を求めることで，自覚的な回旋を 1°単位で評価できる．光源の提示方向を変えることで，むき眼位での回旋の測定も可能である（C〜D）．測定上限は内方・外方ともに，Cyclophorometer が 25°，CO メジャーが 15° である．

◆ 鑑別すべき疾患とそのための検査

- 片眼性滑車神経麻痺 → 両眼性滑車神経麻痺で麻痺の程度に左右差がある場合，一見片眼性の麻痺のように見えることがある（不顕性両眼性上斜筋麻痺，masked bilateral superior oblique palsy：MBSOP）．このような症例では，片眼の斜視手術後に対側の滑車神経麻痺が顕著になることがある．そのため，片眼性麻痺が疑われる症例でも，対側の下斜筋過動や眼底写真撮影による外方回旋の有無を確認し，慎重に鑑別する．
- Sagging eye syndrome →高齢の患者では鑑別を要する場合がある．sagging eye syndrome では上下・回旋ともに偏位の角度が小さいことが多いのに対し，両眼性滑車神経麻痺では外方回旋が 15° 以上と角度が大きく，下方視で増大するパターンを示すのが特徴である．

◆ 検査結果

片眼性の滑車神経麻痺では患眼上斜視となるが，両眼性の場合は上下の偏位が打ち消され，眼球偏位（眼位ずれ）・眼球運動障害が目立たないこともある．本症例は Hirschberg 試験，交代プリズム遮閉試験にて水平・上下偏位がほとんどみられず，外見上から斜視であることを疑うのは難しい．Hess 赤緑試験でみられた V-pattern は，両眼性の滑車神経麻痺の特徴である．また両眼滑車神経麻痺では，下方視で増大する大角度の外方回旋を呈する．Cyclophorometer による自覚的回旋検査では 15° を超える大角度の外方回旋を呈していた．さらに，下方視でその角度が増大することが滑車神経麻痺を強く疑わせる．また，眼底写真では両眼に外方回旋がみられた．臨床的には，視神経乳頭の下縁よりも中心窩が下に位置している場合は外方回旋と判定する．眼底には個人差があるため定性検査の域を出ないが，回旋眼の特定には有用である．

◆ 診断と治療方針

両眼滑車神経麻痺と診断し，回旋斜視に対して２回に分けて手術を行った．１回目は両眼上斜筋前部前転術と右眼下直筋１筋腹鼻側移動術，２回目は右眼下斜筋切除術と左眼下直筋後転術３mm を実施した．回旋偏位はプリズムで補正することはできないが，回旋融像域は約 10° と比較的広いため，併発している水平・上下偏位をプリズム眼鏡で中和することにより融像が可能となり，複視の消失が期待できる場合もある．しかし本症例では，融像域を大きく超える大角度の外方回旋であったためプリズム眼鏡は不適応であった．

◆ 結果

術後は交代プリズム遮閉試験で遠見 R/L ２⊿HP，Cyclophorometer で回旋偏位なしとなり，正面視での複視が消失した．

エキスパートからのアドバイス

- 両眼滑車神経麻痺は外見上は斜視が目立たないこともあり，水平・上下偏位のみの眼位検査では見逃しが生じる可能性がある．
- 水平・上下偏位を伴わない純粋な回旋斜視では左右の像が斜めに重なるような見え方となるため，患者が「複視である」と訴えることが難しい場合がある．「ぼやけ」「めまい」などと表現されることがあるため注意を要する．
- 自覚的・他覚的検査で外方回旋を検出することが，両眼滑車神経麻痺を診断する鍵となる．

Chapter 4
眼運動神経麻痺
症例
21
63歳 女性

先天上斜筋麻痺（代償不全）

尾内宏美

主訴 複視，眼精疲労

現病歴 幼少時より左に頭部傾斜していた．小学校低学年時に斜視を指摘され近医眼科受診するも「手術はしなくてよい」と言われそのまま放置していた．見え方の違和感はあったが，複視の自覚はなかった．数年前から眼精疲労と複視を自覚し始め，近医受診後，精査加療目的に当院へ紹介受診となる

既往歴・家族歴 特記すべきことなし

初診時所見

視力 RV＝0.06（1.2×S−4.50 D）
LV＝0.05（1.2×S−3.50 D⊂C−1.25 D Ax40°）

眼位（図1） APCT（c.c.）：遠見 12⊿XPT　R/L 35⊿HPT
近見 10⊿XPT’　R/L 35⊿HPT’
Bielschowsly head tilt test（図2）：右傾斜 10⊿XT　R/L 35⊿HT
左傾斜 12⊿XPT　R/L 25⊿HPT

眼球運動 R）下斜筋過動＋3，上斜筋遅動−2

両眼視機能 Stereo Fly Test：Fly（−），Animal（0/3），Circle（0/9）

頭位（図2） 左への頭部傾斜あり，顔面非対称あり

対光反射 異常なし

前眼部・中間透光体 異常なし

眼底 B）外方回旋以外の異常所見なし（図3）

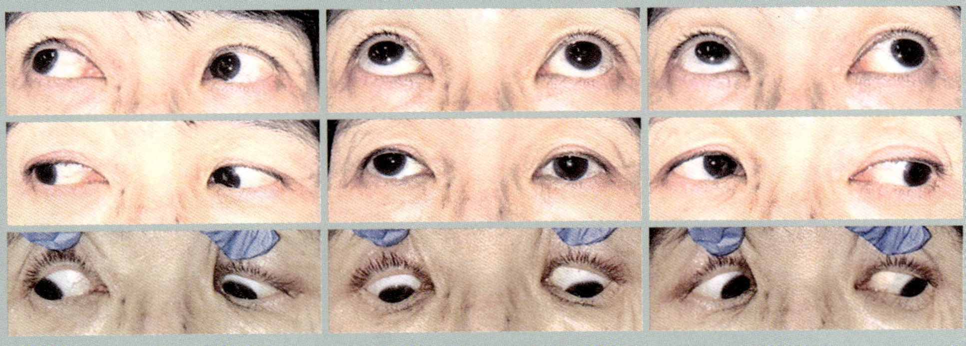

図1　初診時9方向眼位

大角度の上下斜視を認めた．

初診時所見

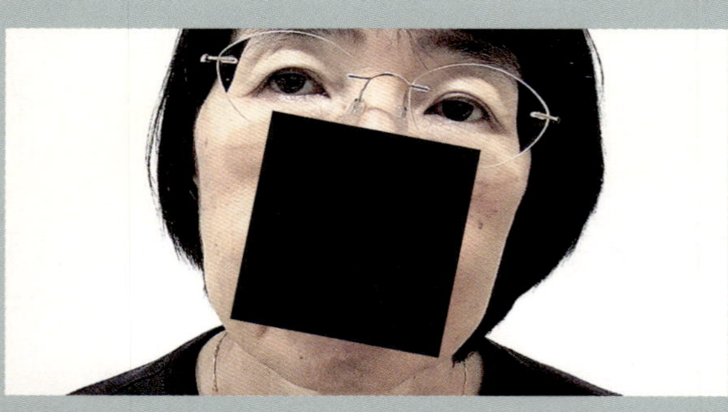

図 2　自然頭位

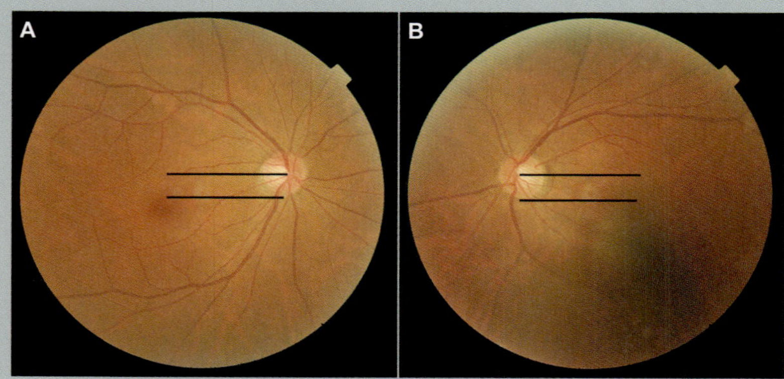

図 3　眼底写真

A：右眼，B：左眼．外方回旋を認めた（右眼 > 左眼）．

POINT!　**本症例のポイント**

●幼少時から頭部傾斜を認めており，斜視の指摘もあった．
●眼球運動で右眼下斜筋過動，右眼上斜筋遅動を認める．
●大角度の上下偏位であり，間欠性外斜視も認めている．

◆ 鑑別すべき疾患とそのための検査

・後天性滑車神経麻痺（外傷性，血管性など）→ 後天発症の場合は突然複視を自覚することが多い．問診などからある程度の鑑別が可能．
・Brown 症候群などの先天性頭蓋神経障害 → 右眼下斜筋過動と右眼上斜筋遅動のみなので鑑別できる．
・Sagging eye syndrome → 上下偏位角が大きいことや発症時期，顔面非対称などから鑑別できる．
・頭部 MRI も診断の一助となるが，必ずしも必要ではない．

◆ 診断と治療方針

外傷の既往はなく突然の複視発症ではないこと，幼少時からの頭部傾斜を認めていたことから，後天発症の上斜筋麻痺ではなく代償不全型先天上斜筋麻痺であると診断した．

下斜筋過動（+3）を認めていたことから，下斜筋減弱術〔下斜筋後転術（前方移動）〕を施行する方針としたが，上下の斜視角が大きいため，下斜筋手術のみでは上下偏位が残存する可能性があった．しかし代償不全型であるため，ある程度の斜視角が減少すれば再度融像できる可能性があり，局所麻酔での手術方針としたことから，患者に二期的手術の可能性を説明したうえで下斜筋のみの手術方針とした．外斜視も認めていたため外直筋後転術も同時に行うこととした．手術時牽引試験では右眼上斜筋弛緩を認めた．局所麻酔下で，右眼下斜筋後転術（前方移動術，下直筋付着部に並行して縫合）および間欠性外斜視に対して外直筋後転術 6 mm を施行した．

◆ 結果

術後 6 ヵ月

上下偏位は軽減したが残存した．下斜筋過動は改善した．斜視角が軽減したことにより本人の複視の自覚症状は改善したが，さらなる改善を期待して二期的手術を希望した．

眼位（図 4）　APCT（c.c.）：遠見 10 ⊿ XPT　R/L 18 ⊿ HP，近見 R/L 10 ⊿ HP'

眼球運動　下斜筋過動が改善したため，上方視の非共同性眼球運動が改善．

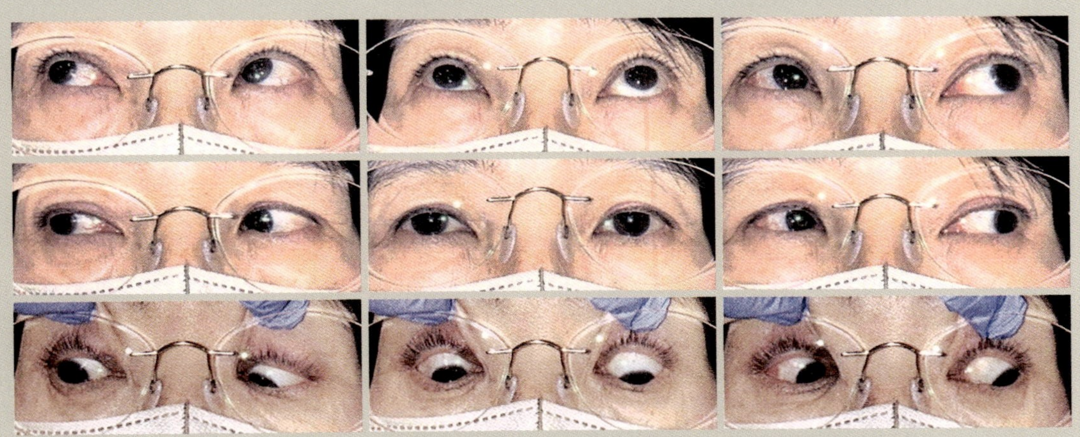

図 4　術後 6 ヵ月の 9 方向眼位

右眼の下斜筋過動は改善した．

1 回目の手術から 9 ヵ月後

左眼下直筋後転術 4 mm を施行した．術後 1 ヵ月には第 1 眼位の改善を認めた．本人の複視の自覚症状は現在のところ完全に消失している．

眼位（図 5） APCT（c.c.）：遠見 R/L 4 ⊿ HP，近見 R/L 6 ⊿ HP'

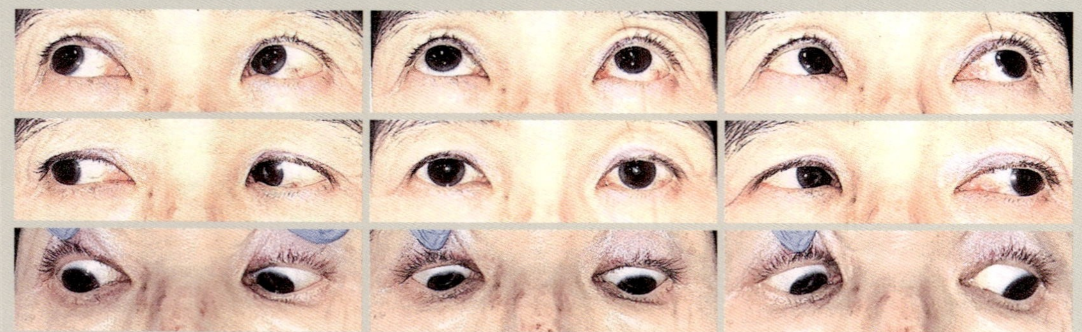

図 5　2 回目の手術後 1 ヵ月の 9 方向眼位

第 1 眼位の改善を認める．

◆ 先天上斜筋麻痺（代償不全）の術式選択

代償不全型先天上斜筋麻痺と後天性の滑車神経麻痺（上斜筋麻痺）は別物であり，複視の自覚症状にも違いがある．先天上斜筋麻痺は本来複視を自覚しないが，代償不全型は幼少期に斜頸で代償できていた眼球偏位が成人になると代償しきれなくなり，眼精疲労や上下複視を訴えるようになる．後天発症の滑車神経麻痺と比べ，上下偏位が大きいことも特徴である．

術式の選択としては，下斜筋過動を認めれば下斜筋弱化手術を行う．しかし，代償不全型先天上斜筋麻痺では上下偏位が大きいため，下斜筋弱化手術のみでは上下偏位を矯正しきれないことが多い．本症例も大角度の上下偏位を認めていたため，下斜筋後転前方移動術のみでは上下偏位は術後も残存した．しかし，代償不全型では融像域が大きいため，ある程度の斜視角が減少すれば融像が可能となることもある．下斜筋弱化手術の定量は難しい面もあるため，患者に二期的手術になる可能性を説明したうえで再度定量を行い，再手術を行うことも検討してよいと考える．本症例も 2 回目術後，複視や眼精疲労は消失した．

本症例は上転作用を可能な限り抑えたかったため，前方移動術の最大効果である下直筋と並行して縫合する術式を選択した．結果として上方視の非共同性眼球運動は改善し，15 ⊿の上下偏位矯正効果を得た．

エキスパートからのアドバイス

- 後天発症の滑車神経麻痺（上斜筋麻痺）と代償不全型先天上斜筋麻痺は別物である．
- 代償不全型は上下偏位が大きく，下斜筋弱化手術のみでは上下偏位を矯正できないことが多い．
- 融像域が大きいため，上下偏位が残存しても複視の自覚症状が改善することもあり，下斜筋弱化手術後に二期的に直筋手術を行う戦略も検討してよいと考える．

Chapter 4
眼運動神経麻痺
症例
22
78歳 男性

外転神経麻痺①血管性

青木 匠・後関利明

観血的治療 / 非観血的治療 / 緊急

主訴 内斜視，複視

現病歴 4日前の朝から物が突然2つに見えるようになった．右を向くとさらに悪化する．精査加療目的で当院へ紹介された

既往歴 両眼白内障手術（70歳），2型糖尿病（60歳）

家族歴 特記すべきことなし

初診時所見

視力 RV＝0.7（1.2×S－1.00 D⊃C－1.00 D Ax90°）
LV＝0.4（1.2×S－1.75 D⊃C－0.75 D Ax100°）

眼圧 R＝14.3 mmHg，L＝12.0 mmHg

眼位（図1） APCT（c.c.）：遠見 右方視 25⊿ET－正面視 14⊿EPT－左方視 6⊿EP
（c.c.＋3.00 D）：近見 2⊿EP'

眼球運動 R）外転遅動－2（図2）
Hess 赤緑試験：R）外転制限（図3）

両眼視機能 Stereo Fly Test（c.c.＋3.00 D）：Fly（＋），Animal（3/3），Circle（8/9）

前眼部・中間透光体 B）IOL 眼

眼底 異常なし

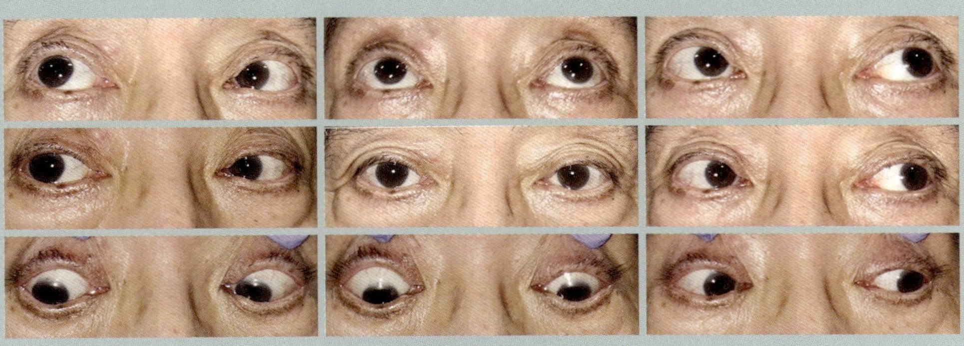

図1 初診時9方向眼位（両眼）

Chapter 4 眼運動神経麻痺

初診時所見

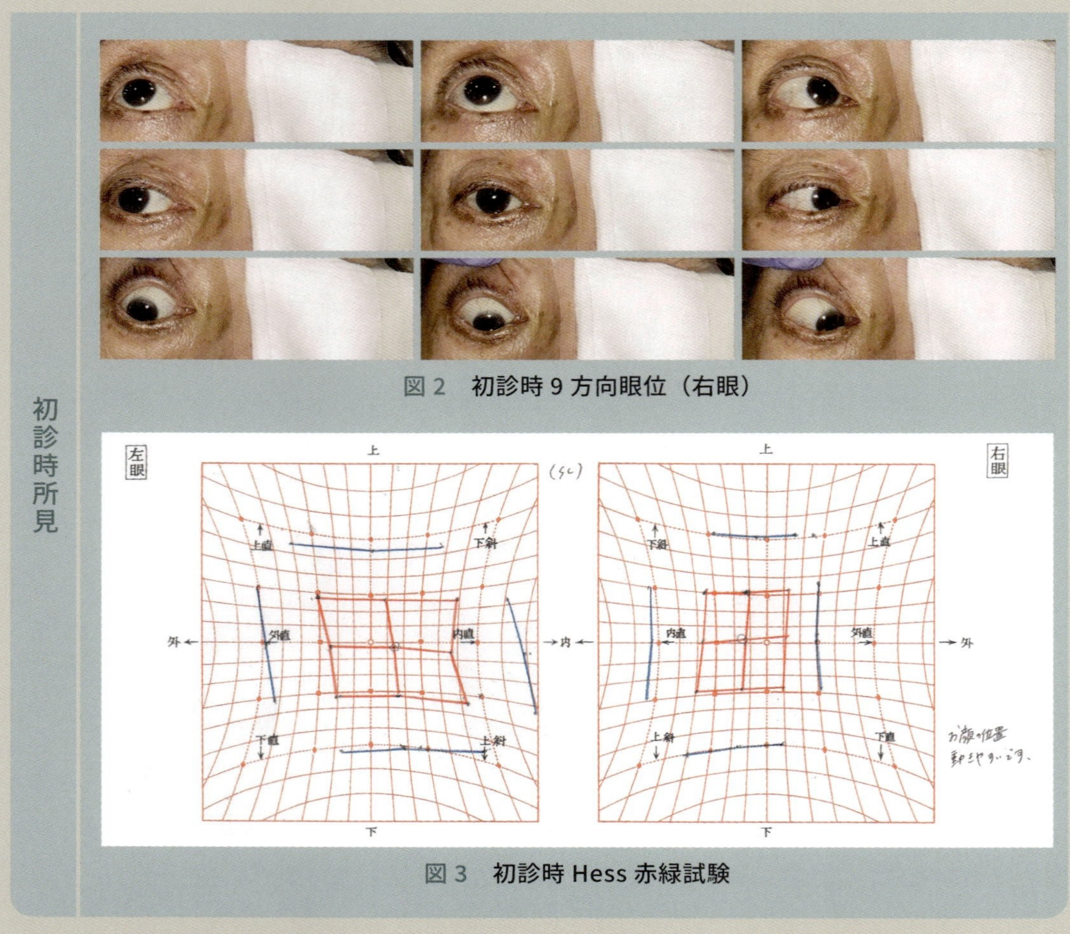

図 2　初診時 9 方向眼位（右眼）

図 3　初診時 Hess 赤緑試験

POINT!　本症例のポイント

- ●発症起点が明確な急性発症である．
- ●右眼に外転制限を認める．

◆ 鑑別すべき疾患とそのための検査

- ・強度近視性内斜視 → 眼窩 MRI
- ・頭蓋内疾患 → 頭部 MRI

◆ 検査結果

- ・眼窩 MRI にて眼球の脱臼は認められなかった．
- ・頭蓋内精査のため頭部 MRI を施行したが，明らかな病変は確認されなかった．

◆ 診断と治療方針

突然複視を発症していること，頭部 MRI では頭蓋内に病変が確認できなかったこと，糖尿病の既往があること，右方視で斜視角が増大したことから血管性の右眼外転神経麻痺を疑った．まずはビタミン B_{12} 製剤を処方し，1ヵ月経過観察を行った．

1ヵ月後再診

眼位　APCT（c.c.）：遠見 正面視 2⊿EP

眼球運動　R）外転運動－1

Hess 赤緑試験：共同性様（図 4）

複視の改善を認めたため，外転神経麻痺と診断した．改善したものの，まだ右方視で複視を時々感じるとのことだった．血管性の外転神経麻痺であれば 69～80％の症例が半年以内に回復するため，ビタミン B_{12} 製剤内服を継続し，引き続き経過観察とした．

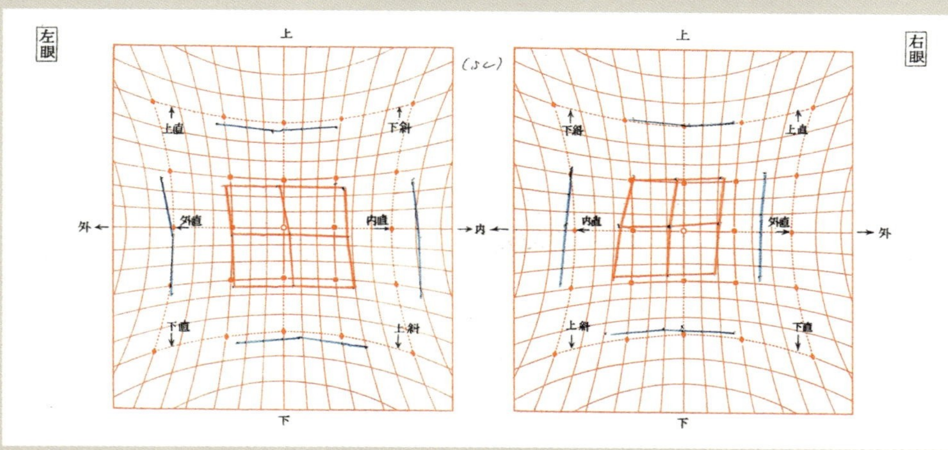

図 4　1ヵ月後再診時の Hess 赤緑試験

◆ 結果

当院初診から 3ヵ月後，正面視で 2⊿EP（図 5），眼球運動，Hess 赤緑試験も改善を認め（図 6），本人が訴える右方視での複視も消失したため，終診となった．

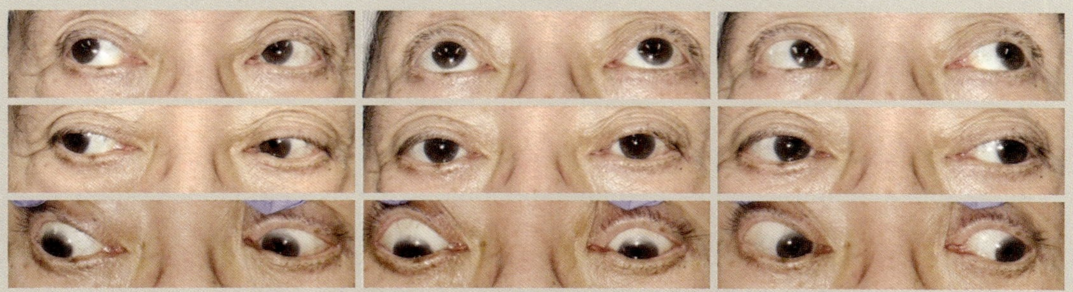

図 5　3ヵ月後再診時の 9 方向眼位

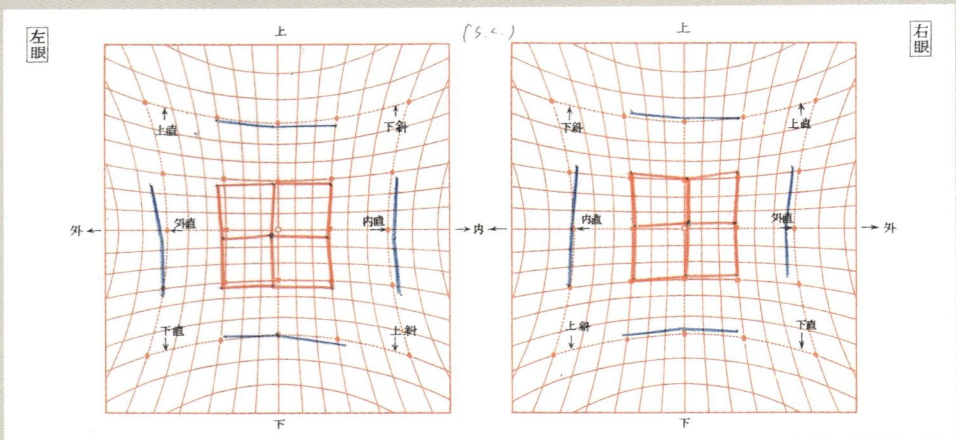

図6　3ヵ月後再診時の Hess 赤緑試験

エキスパートからのアドバイス

- 眼球運動検査では，むき運動だけではなくひき運動も確認する．
- 外転神経麻痺では Hess 赤緑試験で明らかな非共同性が検出されるため，有用な検査である．また，麻痺が改善傾向にあるか経過を追いやすいため，受診のたびに検査しておくとよい．
- 外転神経麻痺は牽引試験が陰性なので，筋原性の眼球運動障害との鑑別の際は施行を考慮する．また，牽引試験は疼痛を伴うため安易に施行はせず，鑑別に苦慮する際に行う．
- 外転神経麻痺の原因が血管性では 69〜80%，外傷性で 39%，腫瘍性で 21%が半年以内に回復すると報告されている[1]．発症後半年以内はビタミン B_{12} 製剤を内服し経過観察する．側方視だけではなく，正面視での複視が存在するようであれば，プリズム眼鏡処方も検討する．
- 発症後半年が経過しても麻痺の改善がみられない場合は斜視手術の適応となる．斜視角が固定されたら観血的治療を検討する．

文献

1） Rush JA, Younge BR：Paralysis of cranial nerves III, IV, and VI. Cause and prognosis in 1,000 cases. Arch Ophthalmol 99：76–79, 1981

Chapter 4
眼運動神経麻痺
症例
23
58歳 女性

外転神経麻痺②血管性

鷲澤真之・後関利明

主訴　右方視で増強する複視

現病歴　3年前に急性発症の複視の症状が出現し，プリズム眼鏡を装用するも徐々に増悪した．右眼内直筋ボツリヌス毒素療法でも改善せず，右方視での複視がさらに悪化した

既往歴　右眼外転神経麻痺（55歳），両眼白内障手術（54歳）

家族歴　特記すべきことなし

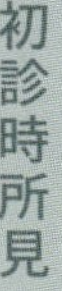

初診時所見

視力　RV＝1.0（n.c.），LV＝1.0（n.c.）

眼位（図1）　APCT（s.c.）：遠見 右方視25⊿ET－正面視16⊿ET－左方視14⊿ET
（s.c.＋3.00 D）：近見 2⊿EP'

眼球運動　R）外転制限－2，L）制限なし

両眼視機能　Stereo Fly Test：Circle（5/9）

視野　両眼視は左方視のみ（図2）

頭位　右への顔回しあり

前眼部・中間透光体　B）IOL眼

眼底　異常なし

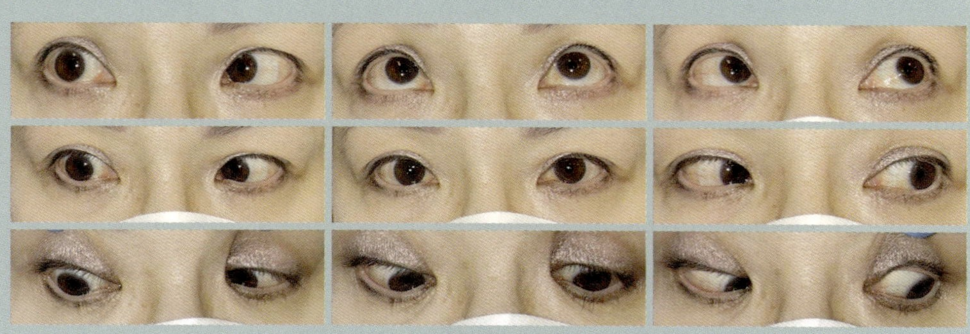

図1　初診時9方向眼位

初診時所見

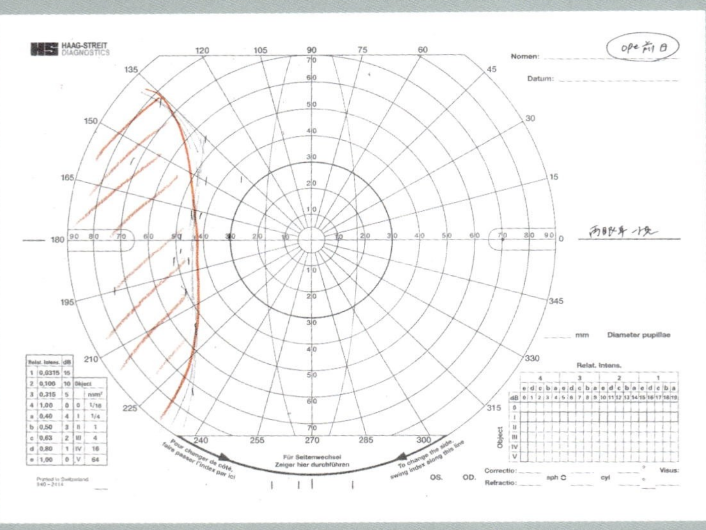

図２　初診時視野検査

POINT!　**本症例のポイント**

●右眼外転神経麻痺に非共同性麻痺性内斜視．

●両眼単一視野が左方視のみ．

◆ 鑑別すべき疾患とそのための検査

外転神経麻痺の原因疾患には以下が挙げられる．

・血管性 → 脳動脈瘤，糖尿病，脳梗塞など．

・外傷性 → 頭部外傷など．

・腫瘍性 → リンパ腫，転移性腫瘍など．

・脱髄性 → 多発性硬化症，慢性炎症性脱髄性多発神経炎など．

その他，外転不全の原因となる疾患として，先天性，炎症性偽腫瘍，眼窩底骨折，輻湊けいれん，甲状腺眼症，重症筋無力症がある．鑑別に必要となる検査として，血液検査，頭部・眼窩 MRI がある．

◆ 検査結果

眼窩 MRI では眼窩形状は正常，頭蓋内腫瘍や甲状腺眼症を疑う所見は認めず，右眼外直筋の萎縮以外は外眼筋に明らかな異常を認めなかった（図 3）．血液検査では甲状腺機能や抗 AChR 抗体に異常は認めなかった．

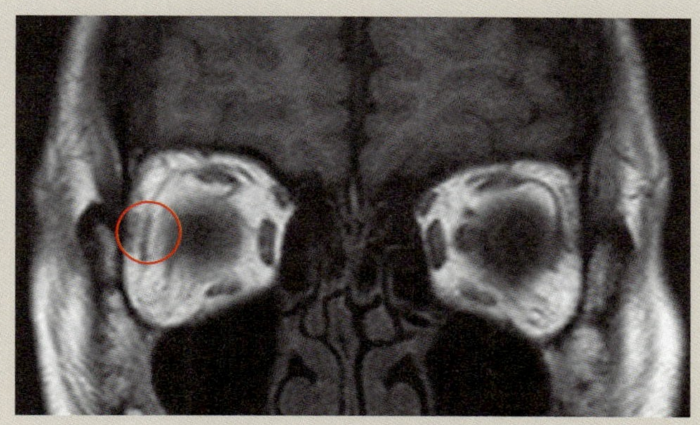

図 3　眼窩 MRI
右眼外直筋に萎縮（○）が認められた．

◆ 診断と治療方針

原因疾患を精査し，血管性の可能性が高いことから血管性外転神経麻痺と診断した．発症から長期であり，自然治癒は見込めないこと，プリズム眼鏡装用やボツリヌス毒素療法でも改善が見込めないことから，両眼内直筋後転術＋僚眼内直筋 faden 法の方針とした．

後天性の外転神経麻痺は前述のような原因によって生じるが，腫瘍性など原因疾患のあるものについては原因疾患の治療によって複視の改善が期待できる．また，血管性や外傷性では，自然軽快の可能性や半年以上経ってから複視が改善する場合もあり，少なくとも発症後 3〜6 ヵ月程度の経過観察を要する．その間，複視の自覚症状の強さによってプリズム眼鏡の処方も検討が必要である．また，内直筋へのボツリヌス毒素療法は，作用期間は 3 ヵ月程度であるが早期からの複視の治療に有効である．

自然軽快が望めない場合には内直筋後転術や外直筋短縮術，その併用，さらに上下の直筋の筋移動術を検討するが，手術を行う場合には正面視での複視改善だけでなく，眼球運動の共同性の改善も考慮に入れる必要がある．共同性の改善を目的とした術式は上記に加えて，faden 法を代表としたともむき筋の手術が用いられる．

◆ 結果

術後 1 週

眼位（図 4）　APCT（s.c./R-fix）：
遠見 R）4 ⊿ XP
L）右方視 4 ⊿ XP − 正面視 2 ⊿ XP − 左方視 2 ⊿ XP
（s.c. + 3.00 D）：近見 16 ⊿ XP'

眼球運動　R）外転制限 − 2，L）内転制限 − 2

両眼視機能　Stereo Fly Test：Circle（2/9）

視野　正面視での両眼視単一視野の獲得（図 5）

頭位　右への顔回しあり

faden 法により左眼内転運動制限が生じたことで左右の眼球運動の共同性の改善が得られ，正面視での複視が消失した．

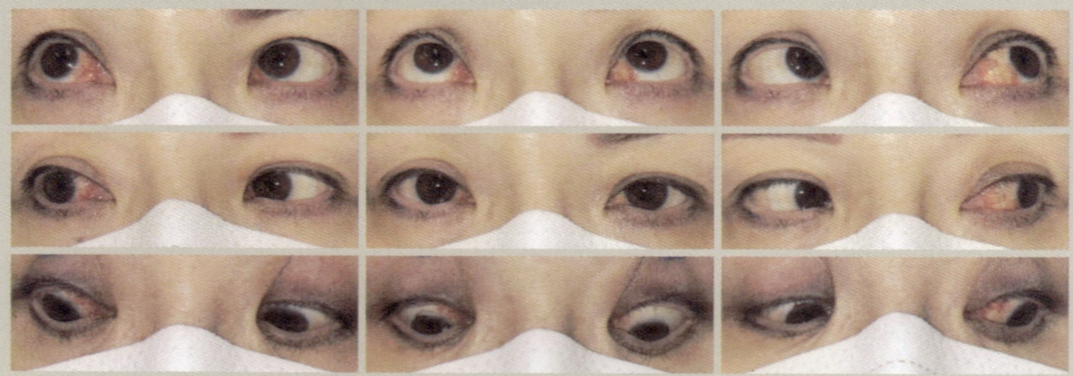

図 4　術後 1 週の 9 方向眼位

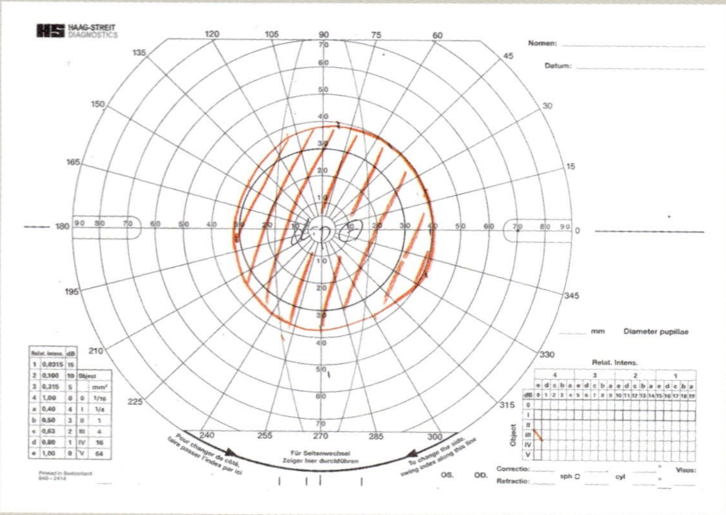

図 5　術後 1 週の視野検査

エキスパートからのアドバイス

●faden 法は，直筋の筋腹と強膜を縫合することで筋方向に眼球が回転した際の作用を減弱させる術式である．眼球赤道部より後方で筋腹と強膜が縫合されることで，正面視（図6B）では術前の正面視（図6A）と同じ状態だが，直筋方向へ眼球が回転（図6C）した際にはモーメントアームが短くなることで回転力が弱くなる．

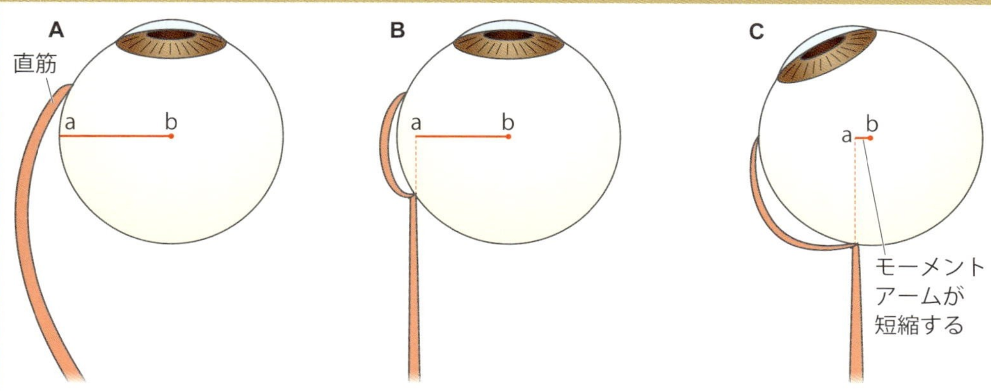

図6　faden 法を施行した場合のモーメントアーム

A：術前，B：術後の正面視，C：術後の内転時．

●faden 法では強膜通糸が必要なことから穿孔のリスクを生じる．それを回避するために，強膜の代わりに眼窩プリーへの通糸を行う pulley posterior fixation（図7）という術式も有効である[1)]．

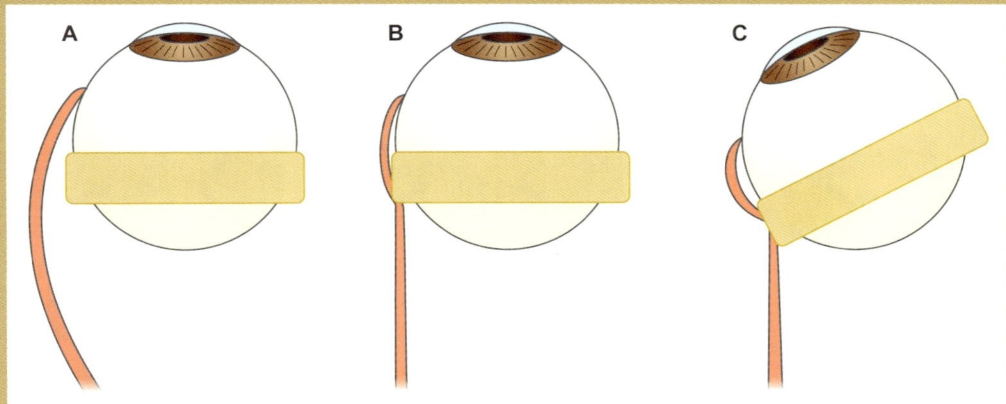

図7　pully posterior fixation を施行した場合のモーメントアーム

A：術前，B：術後の正面視，C：術後の内転時．

文献

1）Robert AC, Reginald A, Joseph LD：Medial rectus pulley posterior fixation：a novel technique to augment recession. J AAPOS 8：451–456, 2004

Chapter 4
眼運動神経麻痺
症例
24
33歳 男性

外転神経麻痺③外傷性

飯田貴絵・後関利明

主訴 眼位異常

現病歴 10年ほど前にバイク事故により両眼性外転神経麻痺，右眼動眼神経麻痺，右眼外傷性視神経症と診断された．徐々に内斜視の悪化を認め，整容的な改善目的に紹介初診となった．複視は認めなかった

既往歴・家族歴 特記すべきことなし

初診時所見

視力 RV＝0.01（n.c.），LV＝1.2（n.c.）

眼圧 R＝測定不能，L＝14.0 mmHg

眼位（図1） B）ET，R）内方固定されており固視できず，L）左側へ顔を回すことで固視可能

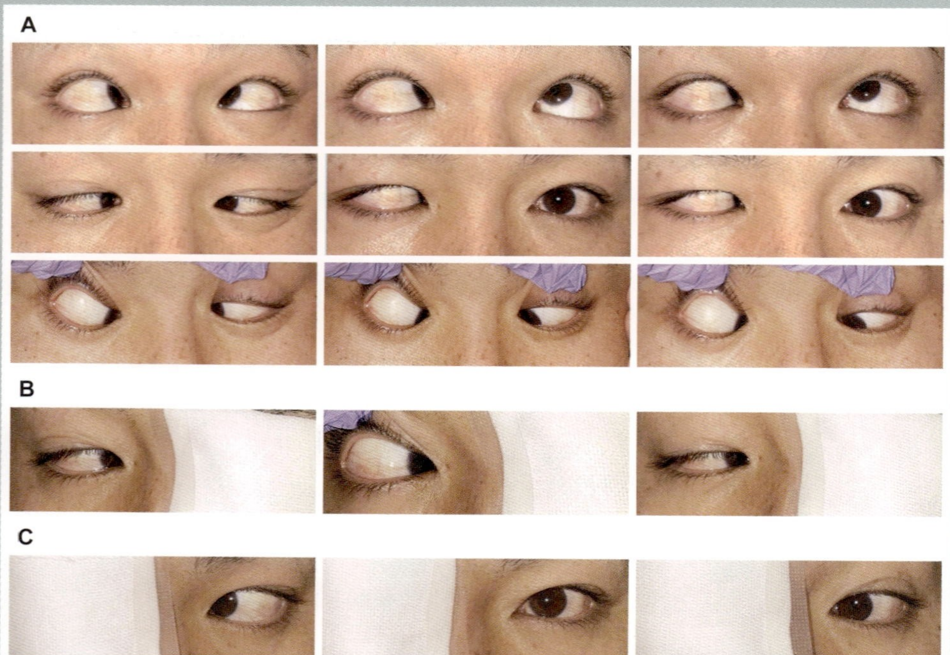

図1 初診時眼位

A：9方向のむき運動眼位写真．B・C：ひき運動による水平3方向眼位写真．むき運動でもひき運動でも両眼の外転制限を認めている．右眼は内方固定されている（B）．左眼は正中まで外転ができない状態であった（C）．

初診時所見

眼球運動　B）高度な外転制限，R）内方固定，L）正中までの外転は困難
上下方向の明らかな制限は認めない

頭位（図2）　左への顔回しを認めた

対光反射　R）瞳孔が確認できず判定困難，L）直接対光反射は異常を認めない

前眼部・中間透光体・眼底　R）内方固定されており観察困難
L）特記すべき異常なし

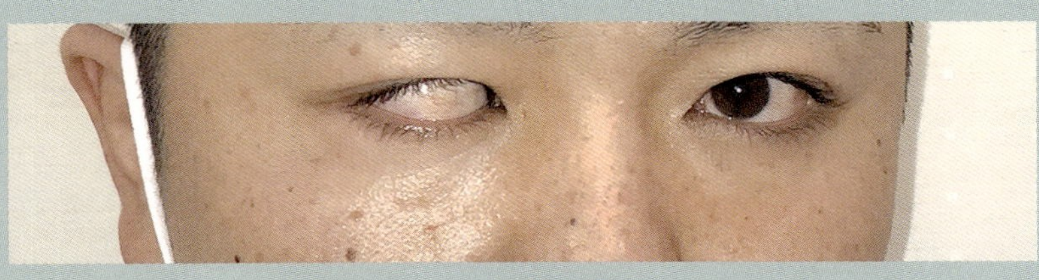

図2　初診時頭位
左へ顔を回し，左眼固視している．右眼は極度の内転位で固定されている．

POINT! 本症例のポイント

- ●両眼性の高度外転神経麻痺に伴う heavy eye syndrome（固定内斜視）である．
- ●左眼も外転制限があり，左へ顔を回すことにより固視を行っている．
- ●右眼は極度の内転位であり，複視の自覚はなし．
- ●右眼は視力低下を認めている．

◆ 鑑別すべき疾患とそのための検査

強度近視による固定内斜視が鑑別となる．眼軸長の測定や眼窩 MRI による眼窩と眼球容積の不均衡，眼球後部の上外直筋間から筋円錐外への脱臼の有無の確認が必要である．

◆ 検査結果と経過

- ・眼軸長（光学式検査では測定できず，MRI で評価）：右眼 22.43 mm，左眼 23.21 mm
- ・眼窩 MRI：脱臼角（開き角）は右眼 103.4°，左眼 96.9° であり，眼球後部の上外直筋間からの脱臼は認めなかった（図3）．

右眼の視力不良の原因については，右眼の対光反射や眼底が評価できないため，外傷性視神経症によるものか，固視できないことによるものかは判断困難であった．術後，右眼視力の改善を認めた場合には，眼位の改善に伴い複視が生じる可能性がある．ただし，現状整容的にも不都合をきたしており，手術は検討するほうがよいと思われた．

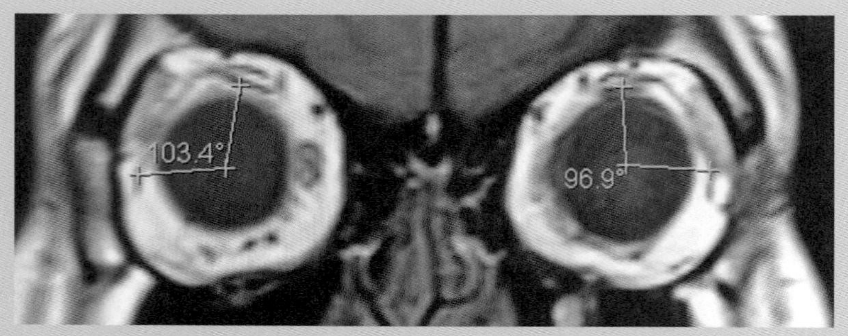

図 3　眼窩 MRI（冠状断）

脱臼角は右眼 103.4°，左眼 96.9° であり，眼球後部の筋円錐外への脱臼は認めず，固定内斜視は否定的であった．

◆ 患者への説明

術後に複視が出現して日常生活に不都合が出るようなら，プリズム眼鏡や遮閉膜の使用を検討することなどを説明した．

◆ 診断と治療方針

検査の結果より，強度近視による固定内斜視は否定され，両眼性の高度外転神経麻痺による固定内斜視と診断した．両眼の西田法＋内直筋後転術（右眼 10 mm，左眼 7 mm）を施行した．

◆ 結果

術後 1 週

視力　RV＝0.1（n.c）
　　　LV＝1.2（n.c）

眼位　APCT：遠見 25 ⊿ XT，近見 25 ⊿ XT'

眼球運動　R）外転制限－3，内転制限－3
　　　　　L）外転制限－2，内転制限－1

対光反射　R）遅鈍不完全　RAPD（＋）
　　　　　L）迅速完全

眼底　R）視神経乳頭蒼白（図 4）

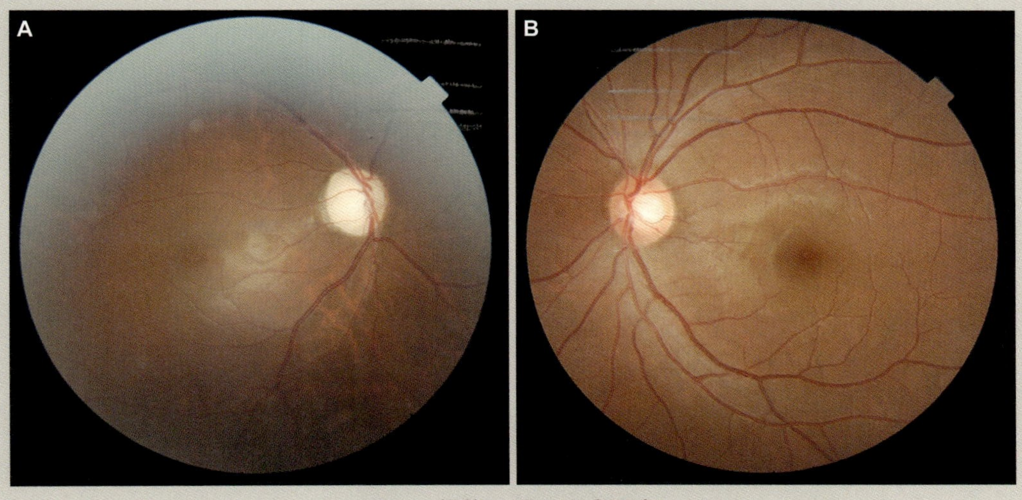

図 4　術後 1 週の眼底写真

A：右眼，B：左眼．右眼は視神経乳頭蒼白であり，外傷性視神経症であることがわかった．

術後 6 ヵ月

視力　RV＝0.2（n.c）
LV＝1.2（n.c）

眼位　APCT：遠見 4 ⊿ ET，近見 14 ⊿ XP'

眼球運動　R）外転制限－3，内転制限－2
L）外転制限－2，内転制限－1

内斜視は改善し，術後眼位は良好であった（図 5）．外転制限の残存は認めたが，両眼ともに正中を越えて外転可能であった．右眼の視力は術前 0.01 から術後 0.2 まで改善を認めた．術直後に複視の自覚を軽度認めたが，日常生活には困難を認めなかった．

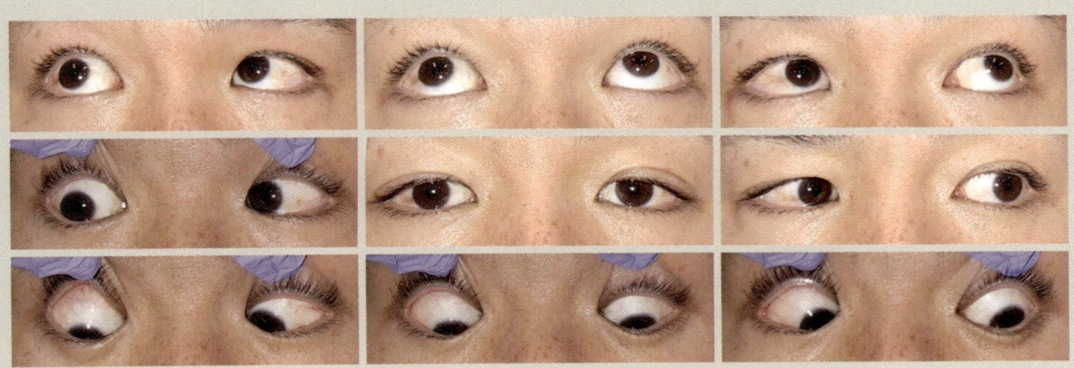

図 5　術後 6 ヵ月の 9 方向眼位

外転制限は残存を認めるものの，両眼ともに正中を越えて外転可能であった．また，内転制限はわずかであった．

本症例では，外転障害に左右差があり，障害が軽度な左眼固視による左眼の外転努力によって，Heringの法則で右眼は内方偏位が悪化し，内直筋拘縮に伴う固定内斜視となったと考えられた．両眼性外転神経麻痺では長期的な経過で悪化を認める可能性が高く，眼位が固定した段階で手術を検討するのが望ましい．また，術後は低矯正となると同様の機序によって内斜視の悪化を認める可能性があるため，手術では正位から過矯正を目標とすることが望ましい．

◆ 外転神経麻痺に対する手術

発症から半年以上経過し，内斜視や複視の症状が残存している症例に対しては手術を検討する．

麻痺の程度が軽度であれば，内直筋後転術や外直筋短縮術で対応可能である．しかし，最大限外転努力を行っても正中を越えないような高度な外転神経麻痺に対しては，水平直筋の前後転術では効果が不十分であり，垂直直筋による筋移動術が必要となる[1)]．これまでにHummelsheim法やJensen法など様々な術式が考案されたが，西田法は筋の分割や切腱が不要であり，前眼部虚血などの合併症のリスクが低く，低侵襲な術式である（図6）[2)]．西田法の矯正効果は単独で約30Δ，内直筋後転術との併用で約50～60Δと報告されている[3～5)]．後転量を6～10 mmまで多くすることで80～120Δの矯正効果を認めたとも報告されており，高度な外転神経麻痺に対しても有効である[5)]．2021年に古瀬らによって報告されたdouble-under muscle transpositionは，上下直筋を2分割し，分割した内側の垂直直筋を外側垂直直筋下に通し，外直筋下で縫着する術式である[6)]．単独で60±6Δの矯正効果を示し，西田法よりも強力な術式である．いずれの術式でも筋移動術は術後に上下斜視が生じやすいので，術前に患者への説明が必要である．

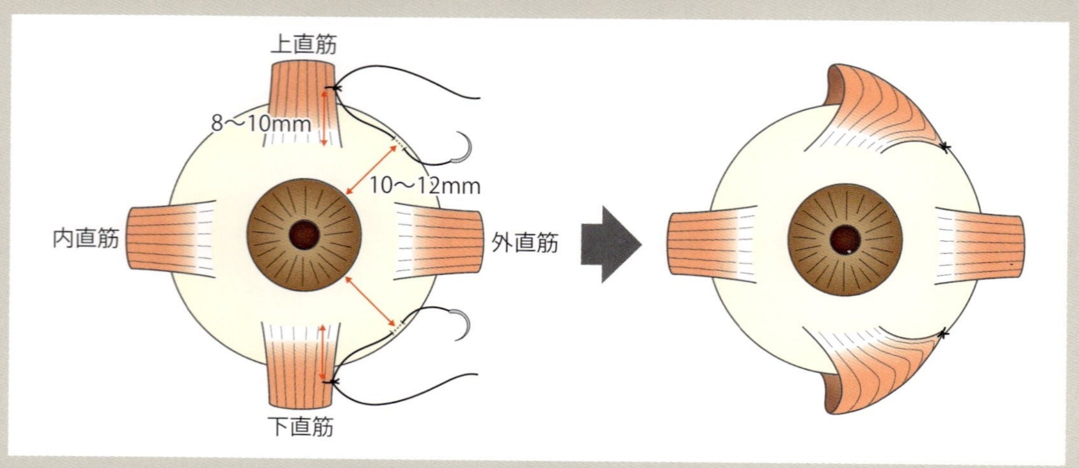

図6　**西田法**

非吸収糸で上下直筋の筋付着部より8～10 mmを結紮し，角膜輪部から10～12 mmの強膜に通糸する．

（文献2を参考に作成）

◆ 高度外転神経麻痺と固定内斜視との鑑別

狭義の固定内斜視は，強度近視による眼軸長の伸長に伴い，眼球後部が上外直筋間から筋円錐外に脱臼し内下転位で固定した状態であり，外転制限と上転制限を認める．強度近視を認めない症例（眼窩窮屈症候群）も報告されているが，いずれにせよ眼窩容積と眼球容積の不均衡によって生じる[7〜9]．診断には，眼窩 MRI 冠状断撮影による上直筋と眼球中心と外直筋の角度である脱臼角を確認する．正常眼では 105.2±8.4° に対して，眼窩窮屈症候群では 120.9±10.1°，固定内斜視眼では 179.9±30.8° と脱臼角の開大を認める[7,9]．固定内斜視に対する術式は上外直筋連合術であり，外転神経麻痺に対する治療法と異なるため，術前に鑑別する必要がある．

エキスパートからのアドバイス

- 発症から半年以上経過し眼位が固定した外転神経麻痺症例には手術加療を行う．
- 正中を越えない高度な外転神経麻痺では，水平直筋の前後転術では不十分であり，筋移動術が適応となる．
- 外転神経麻痺と固定内斜視は手術治療の術式選択が異なるため鑑別が必要である．
- 両眼性外転神経麻痺は長期的に内斜視が悪化しやすいため，症状固定時は手術を検討すべきである．

文献

1) Akbari MR, Masoomian B, Mirmohammadsadeghi A, et al.：A review of transposition techniques for treatment of complete abducens nerve palsy. J Curr Ophthalmol 33：236-246, 2021
2) Nishida Y, Hayashi O, Oda S, et al.：A simple muscle transposition procedure for abducens palsy without tenotomy or splitting muscles. Jpn J Ophthalmol 49：179-180, 2005
3) Muraki S, Nishida Y, Ohji M：Surgical results of a muscle transposition procedure for abducens palsy without tenotomy and muscle splitting. Am J Ophthalmol 156：819-824, 2013
4) Sabermoghadam A, Razavi ME, Sharifi M：A modified vertical muscle transposition for the treatment of large-angle esotropia due to sixth nerve palsy. Strabismus 26：145-149, 2018
5) Hernandez-García E, Burgos-Blasco B, Özkan SB, et al.：A comparative multicentric long-term study of un-augmented modified Nishida procedure vs augmentation in unilateral sixth nerve pals. Eye（Lond）37：170-175, 2023
6) Furuse T, Morisawa S, Kobashi R, et al.：Double-under muscle transposition：an effective surgical option for large-angle paralytic strabismus. J AAPOS 25：209.e1-209.e6, 2021
7) Iwasa M, Wakakura M, Kohmoto H, et al.：Clinical features of crowded orbital syndrome on magnetic resonance imaging. Neuroophthalmology 45：87-91, 2020
8) Kohmoto H, Inoue K, Wakakura M：Divergence insufficiency associated with high myopia. Clin Ophthalmol 5：11-16, 2010
9) Yamaguchi M, Yokoyama T, Shiraki K：Surgical procedure for correcting globe dislocation in highly myopic strabismus. Am J Ophthalmol 149：341-346, 2010

Chapter 4
眼運動神経麻痺
症例
25
4歳9ヵ月 女児

外転神経麻痺④腫瘍性

植木智志

主訴　内斜視，複視による頭位異常
現病歴　顔を傾けてテレビを見ようとすることに家族が気づく．その1ヵ月後，近医眼科を受診し内斜視と診断され，当院眼科に紹介となった
既往歴　特記すべきことなし（3歳児健診で異常なし）
家族歴　特記すべきことなし

初診時所見

視力　RV＝（0.7），LV＝（0.6）
屈折　調節麻痺薬点眼後：R）S＋2.5 D⊂C－0.5 D Ax17°
L）S＋3.0 D⊂C－1.5 D Ax18°
眼位（図1）　Krimsky法：30⊿ET
眼球運動　L）外転制限（両眼むき運動・単眼ひき運動）
頭位（図2）　左への顔回しあり
対光反射　B）迅速
眼振　なし
前眼部・中間透光体・眼底　異常なし

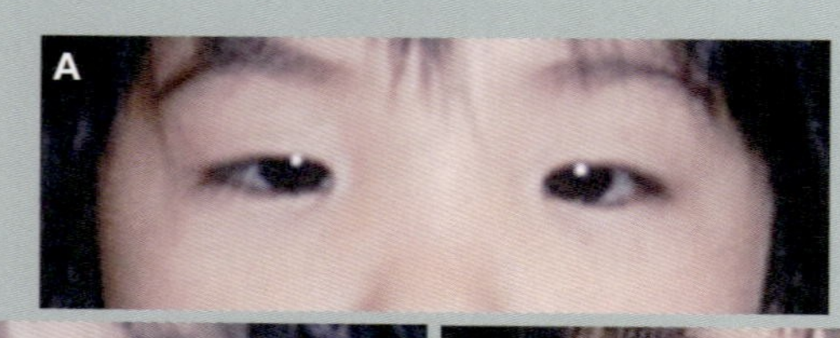
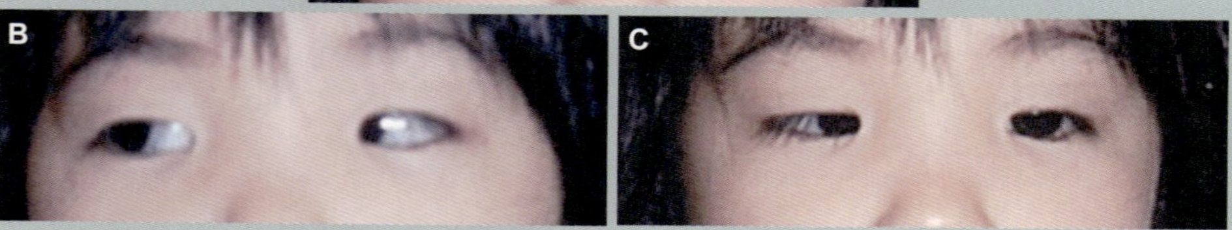

図1　初診時3方向眼位
A：正面視で左眼内斜視がみられる．B：両眼むき運動で右方視をしている．眼球運動制限なし．C：両眼むき運動で左方視をしている．左眼外転制限がみられる．
（文献1より引用）

初診時所見

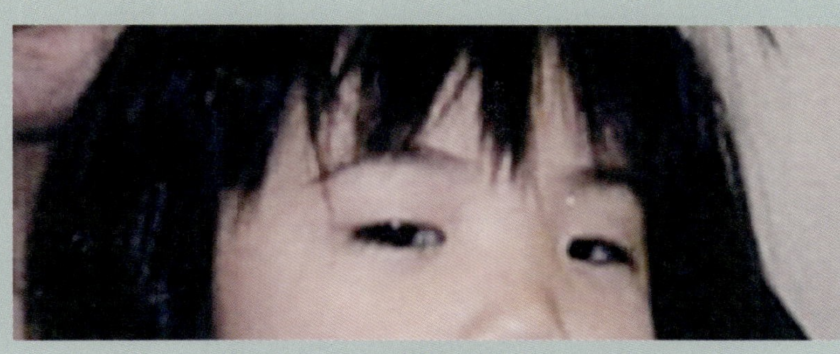

図 2　初診時頭位

左への顔回しがみられる.　(文献 1 より引用)

POINT! **本症例のポイント**

- 異常頭位（顔回し）と内斜視を後天性に発症.
- 単眼ひき運動で外転制限あり.

◆ 鑑別すべき疾患とそのための検査

・外傷 → 詳細な問診.

・脳腫瘍 → 頭部画像検査.

小児の外転神経麻痺では，外傷が除外できれば 1/2 の割合で脳腫瘍が原因であるとする報告があり，小児の外転神経麻痺では原因として脳腫瘍を考えなくてはならない[2]．問診で外傷のエピソードの聴取は重要である．また，脳腫瘍はびまん性橋膠腫が原因であることが多いとされている[2]．

◆ 検査結果と診断

その後，当科からの依頼で頭部 CT を撮像したところ橋に異常所見がみられたため頭部 MRI を撮像し，びまん性橋膠腫と診断された（図 3）．びまん性橋膠腫は脳幹部の橋に発生する予後不良な腫瘍であり，複視をきたす．米国のデータでは年間約 300 の新規症例がある[3]．男児に多く，発生年齢のピークは 6～9 歳とされている[3]．有効な治療方法がなく，生存期間の中央値は 1 年未満である[3]．約 80% の症例に *H3K27M* 遺伝子変異がみられる[3]．三徴は索路徴候，小脳徴候，脳神経障害で，脳神経障害は外転神経麻痺，顔面神経麻痺，聴覚障害などである[3]．頭部 CT よりも頭部 MRI が診断に有用である[1]．

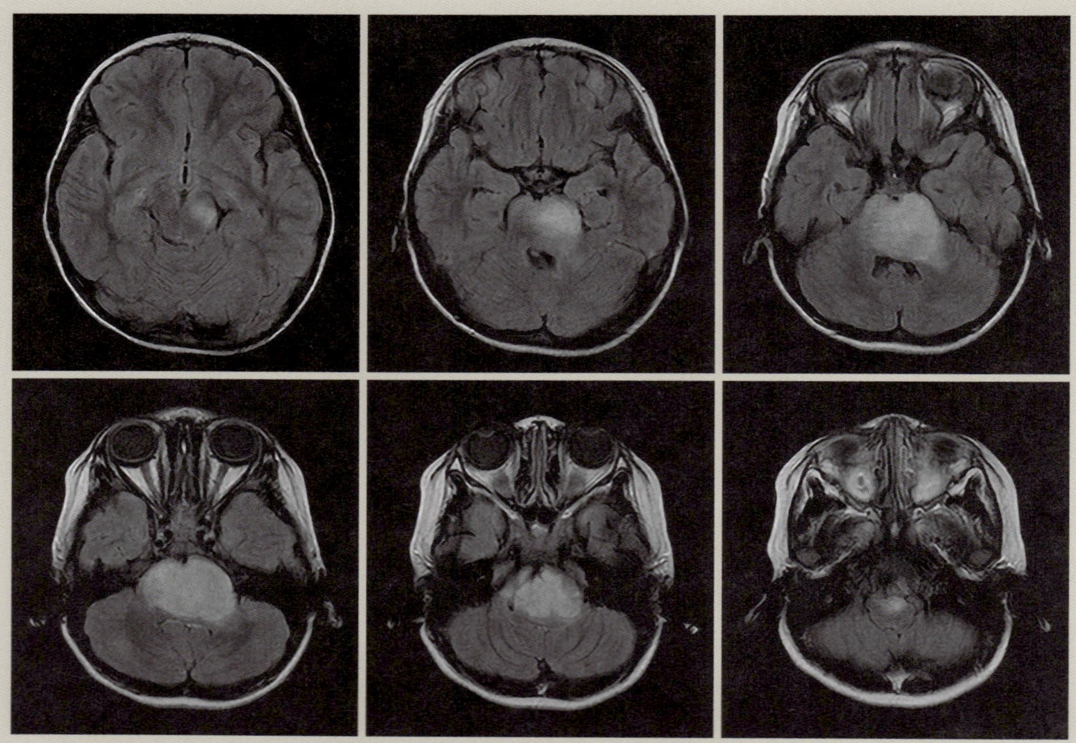

図 3　頭部 MRI FLAIR 画像（水平断）
中脳〜橋〜延髄にかけて高信号の腫瘤性病変がみられる．

◆ 治療方針と結果

当科初診から 8 日後に当院脳神経外科に入院し放射線治療・抗悪性腫瘍剤治療を行われたが，当科初診から 1 年 8 ヵ月後に亡くなられた．

患者中心のケアとコミュニケーション

小児の外転神経麻痺は緊急性のある疾患である．小児の後天内斜視に遭遇したら外転制限の有無を速やかに診察し，外転神経麻痺を疑ったら直ちに頭部画像検査を行うことが患者中心のケアにつながる．患者は小児であるため，患児の保護者とのコミュニケーションが重要である．頭部画像検査を行うと決断したら，患児の保護者に頭部画像検査の必要性についてしっかりと説明し，納得してもらうことが重要である．保護者には，眼球運動制限による内斜視がみられること，小児でそのような症例では頭蓋内疾患の有無を精査する必要性が高いこと，疾患が明らかになれば脳神経外科などと連携することを，ゆっくりと落ち着いた口調で説明する．

エキスパートからのアドバイス

- 小児のびまん性橋膠腫症例は外転神経麻痺をきたし，後天内斜視で受診する．
- 小児では，複視を代償するために顔回しをすることがある．
- 小児の後天内斜視症例に遭遇したら，外転制限の有無を両眼むき運動のみならず単眼ひき運動で必ず確認しなければならない．単眼ひき運動で外転制限がみられたら脳腫瘍による外転神経麻痺を疑い，可及的速やかに頭部画像検査を行う必要がある．
- 外転制限が明らかでない後天性で共同性の内斜視（＝急性内斜視）においても，頭部画像検査をおろそかにしてはならない．Hoyt らは，急性内斜視と診断しても特に眼振がみられる症例では頭部画像検査を行わなければならないとしている[4)]．

文献

1) 羽入貴子，三木淳司，植木智志，他：内斜視で発見された小児の橋神経膠腫の 3 例．臨眼 66：49–56，2012
2) Kodsi SR, Younge BR：Acquired oculomotor，trochlear, and abducent cranial nerve palsies in pediatric patients. Am J Ophthalmol 114：568–574, 1992
3) 日本小児神経外科学会ホームページ：びまん性橋膠腫 http://jpn-spn.umin.jp/sick/h3.html
4) Hoyt CS, Good WV：Acute onset concomitant esotropia：when is it a sign of serious neurological disease？ Br J Ophthalmol 79：498–501, 1995

Chapter 5

眼窩病変

眼窩病変と複視

症例26 甲状腺眼症 ①ステロイドパルス治療

症例27 甲状腺眼症 ②ボツリヌス毒素療法

症例28 甲状腺眼症 ③手術治療

症例29 特発性眼窩炎症

症例30 IgG4関連眼疾患

症例31 巨大眼窩筋円錐内腫瘍

症例32 眼窩底骨折術後

Chapter 5

眼窩病変と複視

後関利明

◆検査と診断

眼瞼

眼窩病変は眼瞼の変化を伴うことが多い．特に，眼瞼後退（Darlymple 徴候），眼瞼遅延（Graefe 徴候），上眼瞼の翻転困難（Gifford 徴候）は，甲状腺眼症に特徴的な眼瞼の症状である．

眼球運動と視神経

眼球運動障害が中等症以上では正面視で複視を訴えるが，軽症例では正面視での複視はなく第2眼位で複視を訴えることもあるため，第2眼位の眼位検査や Hess 赤緑試験を施行する．また，眼球運動障害は，甲状腺眼症では腫大筋が伸展する方向で障害され，それ以外の疾患では腫大筋が収縮する方向で障害されることが多い．眼窩底骨折では，骨折部位と逆方向の眼球運動障害を呈する．たとえば下壁骨折では上転障害をきたす．

総腱輪周囲で筋肥大が強いと視神経症を呈するため，対光反射では RAPD 陽性となる．腫大筋による視神経への圧迫が長く続くと永続的な視力障害となるので注意を要する．

画像検査

眼窩底骨折や腫瘍で骨との関連性を確認するためには眼窩 CT が，甲状腺眼症や特発性眼窩炎症で炎症をみるためには眼窩 MRI（STIR 法）がそれぞれ有用である．甲状腺眼症はほかの疾患と異なり外眼筋の腱の肥大が少なく，筋円錐が大きく肥大するシャンパンボトル様の筋肥大を呈する．

血液検査

甲状腺眼症では，甲状腺刺激抗体（TSAb）が病状と一番相関するといわれている．FreeT3，FreeT4 が基準値以内でも，甲状腺眼症は否定できないことを念頭に置く必要がある．IgG4 関連眼疾患では血中 IgG4 の値だけで確定診断とはならないが，全例に生検することは困難であるため，血液検査は診断の助けとなる．

その他

日内変動の有無を確認する．朝悪く夕方良いのは甲状腺眼症の特徴であり，午前中より午後や夕方に症状が出やすい重症筋無力症と対比し，記憶しておくとよい．また，甲状腺眼症と特発性眼窩炎症は，随伴症状として眼窩部痛を訴えることがある．特に特発性眼窩炎症の痛みは強い．眼窩底骨折以外の眼窩病変は緩徐進行性である．

視能訓練士は，眼瞼の状態や疼痛の有無など，視力や眼位以外のことも検査結果にコメントを残すように心がける．また，顔写真や9方向眼位写真は診療の助けになるので，記録しておくとよい．

◆実践的な治療法

非観血的治療

甲状腺眼症，特発性眼窩炎症，IgG4関連眼疾患は炎症性疾患なのでステロイド療法が適応となる．そのなかでIgG4関連眼疾患は，単一または複数臓器に特徴的なびまん性あるいは限局性腫大，腫瘤，結節，肥厚性病変を認めることがある．ステロイド療法を開始すると全身の病変が消失する可能性があるため，治療前に全身CTや内科の診察を依頼しておく必要がある．ステロイド療法で副作用が出現した際は，ステロイドを減量し，免疫抑制薬（保険適用外）の併用や切り替えを検討する．甲状腺眼症，特発性眼窩炎症は放射線療法の適応でもある．

また，甲状腺眼症に対するボツリヌス毒素療法は有用な治療方法であり，手術を回避できる症例も増えてきている．近年，甲状腺眼症に対し，生物学的製剤であるテプロツムマブの使用が可能となったが薬価が高額なため，ステロイド療法との使い分けが今後の課題である．

活動期の眼窩病変は複視の変動が大きいため，プリズム眼鏡での治療はあまり行わない．しかし活動期を過ぎた眼窩病変では，プリズム眼鏡を使用することもある．

観血的治療

症状が固定した甲状腺眼症は，斜視手術の適応となる．通常の斜視手術よりも外眼筋後転術の効果が強いことに配慮した手術を計画する必要がある．

眼窩底骨折は閉鎖型と開放型があるが，閉鎖型は若年者のみで発症し，筋肉の絞扼によって迷走神経反射をきたすことがある．眼球周囲の外傷で悪心・嘔吐が続く際は，閉鎖型の眼窩底骨折の可能性があるため緊急的に手術が必要である．開放型であれば，手術は準緊急となる．

◆患者中心のケアとコミュニケーション

甲状腺眼症では，甲状腺ホルモン値が正常化していても甲状腺眼症は改善しないこと，ホルモン値と複視の程度は相関しないことを患者に伝える必要がある．また，喫煙は増悪因子であることも周知されていない．患者には，受動喫煙（副流煙）も含めタバコから距離を置いた生活をするように指導する．

特発性眼窩炎症とIgG4関連眼疾患はステロイド漸減に伴い再発することが多い．ステロイドの使用が長期となると，中心性肥満，骨粗鬆症，耐糖能異常，緑内障，白内障などの副作用が出現する可能性が高くなるため，副作用をあらかじめ説明しておく必要がある．

Chapter 5 眼窩病変

症例 26

52歳 男性

甲状腺眼症 ①ステロイドパルス治療

石川恵里・後関利明

主訴　左上眼瞼の腫れ，複視

現病歴　約５ヵ月前から左上眼瞼の痛みを伴わない腫脹を自覚，約３ヵ月前から下方視時の複視を自覚していた．近医脳神経外科で左眼上直筋の腫大を指摘され，精査目的で当院を受診した

既往歴　２型糖尿病（51 歳；内服加療中），甲状腺疾患の指摘なし

喫煙歴　１日あたり約 10 本以上

家族歴　特記すべきことなし

初診時所見

視力　RV＝0.9（1.2×S±0.00 D⊃C－0.50 D Ax110°）
LV＝0.6（0.8×S±0.00 D⊃C－0.75 D Ax170°）

眼圧　R＝14 mmHg，L＝15 mmHg

眼位（図 1）　R-fix：遠見 12⊿XP　45⊿L/R
近見 25⊿XT’　60⊿L/R

眼球運動　R）異常なし
L）高度の下転制限，および外転制限

外眼部（図 2）　B）眼瞼の発赤と腫脹

前眼部・中間透光体・眼底　異常なし

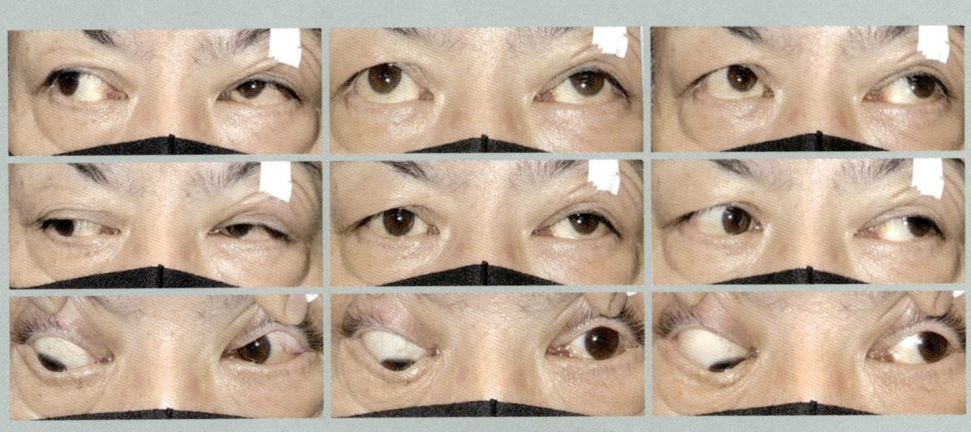

図 1　初診時 9 方向眼位

観血的治療　非観血的治療　緊急　Chapter 5 眼窩病変

初診時所見

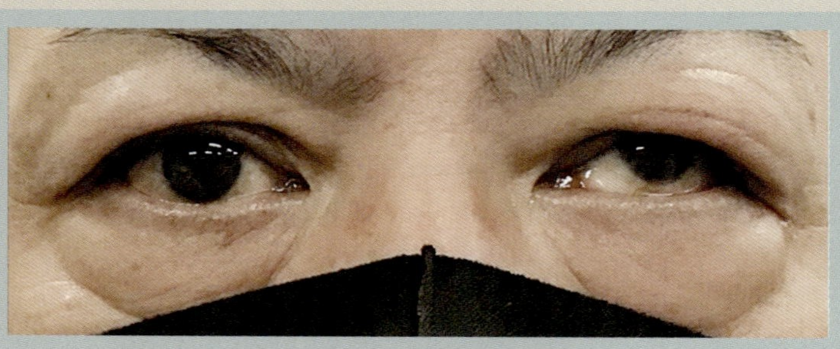

図 2　初診時外眼部写真

POINT! **本症例のポイント**

- ●今まで甲状腺機能の異常を指摘されたことがない.
- ●主に上直筋の拘縮による下転障害の結果，上下斜視を生じていると考えられる.
- ●周辺視や正面視で恒常的な複視を自覚している.
- ●喫煙歴と糖尿病の既往歴がある.

◆ 鑑別すべき疾患

今まで甲状腺機能の異常を指摘されていないが，臨床所見からまずは甲状腺眼症を疑う．甲状腺眼症の発症時期は，甲状腺機能異常が先行する場合（40%）や同時の発症（50%）が大半を占めるが，10% の患者では，眼症状が先行した後に甲状腺機能異常を生じる．また，その他の炎症性眼窩疾患，眼球運動障害や眼球突出を生じる疾患も鑑別に重要である．なお，高齢の患者においては上下斜視の原因である sagging eye syndrome との鑑別が必要である．

特発性眼窩炎症

特発性眼窩炎症は，急性・亜急性に眼窩内に原因不明の炎症が生じる病態の総称で，あらゆる年齢に発症する．発症初期は球結膜や眼瞼の充血・浮腫，疼痛を伴う眼球運動障害を認める．罹患筋は外直筋，内直筋，次いで上直筋が多く，大部分は単筋の障害である．特に外直筋に単独で炎症が生じている場合は，甲状腺眼症よりもむしろ，特発性眼窩炎症の一つである眼窩筋炎を考える[1)]．

IgG4 関連眼疾患

IgG4 関連眼疾患は，IgG4 陽性形質細胞が眼窩内組織に浸潤することによって，涙腺，外眼筋周囲，眼窩上神経や眼窩下神経の周囲，視神経周囲に病変を形成する．好発年齢は 60 歳前後で，進行は比較的緩徐である．両側性もしくは左右非対称性の涙腺腫大による眼瞼腫脹を自覚することが多い．外眼筋が腫大することもあるが，眼球運動障害は軽微である．血液検査では IgG4 の異常高値を認め，可溶性 IL2 受容体値も高い傾向にある．画像検査では，涙腺や外眼筋，三叉神経において境界明瞭な腫大を認める．確定診断には，これらの画像所見に加えて病理組織学的診断が必要である．

眼窩腫瘍

外眼筋に発生する主な眼窩腫瘍は，悪性リンパ腫および転移性腫瘍であり，転移腫瘍の原発巣は，女性では乳癌，男性では肺癌が多い．上直筋，水平筋（内直筋もしくは外直筋）に発生することが多い[2)]．

重症筋無力症

自己免疫性甲状腺疾患のうち重症筋無力症の合併率は 5～10% といわれる．外眼筋肥厚所見に一致しない眼球運動障害を認める場合，本疾患の合併を疑う．

Sagging eye syndrome

上下斜視の原因のうち，甲状腺眼症が占める割合は約 7% である．高齢者において，小角度の斜視をきたす頻度の高い疾患として sagging eye syndrome が挙げられ，鑑別を要する．その際，sunken upper eyelid（上眼瞼の陥凹）の所見が sagging eye syndrome の発症と有意な相関性があるといわれているため，外眼部所見が診断の一助となる[3)]．

◆ 必要な検査

血液検査

甲状腺機能異常は甲状腺眼症の発症とほとんど無関係であるため，末梢血で甲状腺自己抗体を測定する必要がある．甲状腺機能亢進症に関わる抗 TSH 受容体抗体（TSH receptor antibody：TRAb）は甲状腺機能亢進と相関するが，甲状腺眼症の活動性とは必ずしも相関しない[4)]．甲状腺刺激抗体（thyroid stimulating antibody：TSAb）は甲状腺眼症の活動性と相関する[4)]．したがって，甲状腺機能が正常の患者では，TRAb が正常で TSAb が高値となる場合も多く，診断には両者の抗体価測定が必要である．

眼窩部画像検査

斜視を伴う甲状腺眼症では，罹患筋が肥厚しているため，次に述べる特徴的な所見の有無を確認する．炎症の活動性を評価するためには，CT よりも MRI が有用である．MRI では，眼窩組織が T1 強調像において low intensity，T2 強調像において high intensity となれば炎症があると判断でき，脂肪抑制 T2 強調像も炎症の評価に有用である．甲状腺眼症では外眼筋の筋腹が炎症によって肥厚するが，腱の肥厚は認めない．その外眼筋の形状がコカ・コーラの瓶に似ていることから，“コカ・コーラボトルサイン”と呼ばれる．どの外眼筋でも甲状腺眼症による単筋障害を生じうることがあるため，鑑別には画像検査が必須である．特発性眼窩炎症では，外眼筋腱も肥厚する点が，甲状腺眼症の画像所見と異なる[1)]．また，外眼筋に発生する眼窩腫瘍では，腱の肥厚や結節性の外眼筋腫脹など様々な画像所見を呈する[1)]．

なお，甲状腺眼症では涙腺腫大をしばしば認める．その場合，涙腺は“molding”という眼球壁に沿った進展形態で，ほぼ左右対称性に腫大する．molding を伴わない場合は，多形腺腫や腺様嚢胞癌などの上皮性腫瘍を疑う．また，涙腺腫大が左右非対称性の場合，病理検査によって IgG4 関連涙腺炎，サルコイドーシスなどのほかの自己免疫性疾患が判明することがある[5)]．

◆ 検査結果

血液検査において，FT3：5.46 pg/μL（基準値 1.71～3.71 pg/μL），FT4：1.39 ng/dL（基準値 0.7～1.48 ng/dL），TSH < 0.01 μIU/L よりバセドウ病と診断．TRAb：5.2 IU/L（基準値 2.0 IU/L 未満），TSAb：141％（基準値 120％以下）といずれも高値を認めた．眼窩 MRI では，左眼の上直筋，内直筋，下直筋の肥厚を認め，特に左眼上直筋の筋腹の腫大を認めた（図 3）．

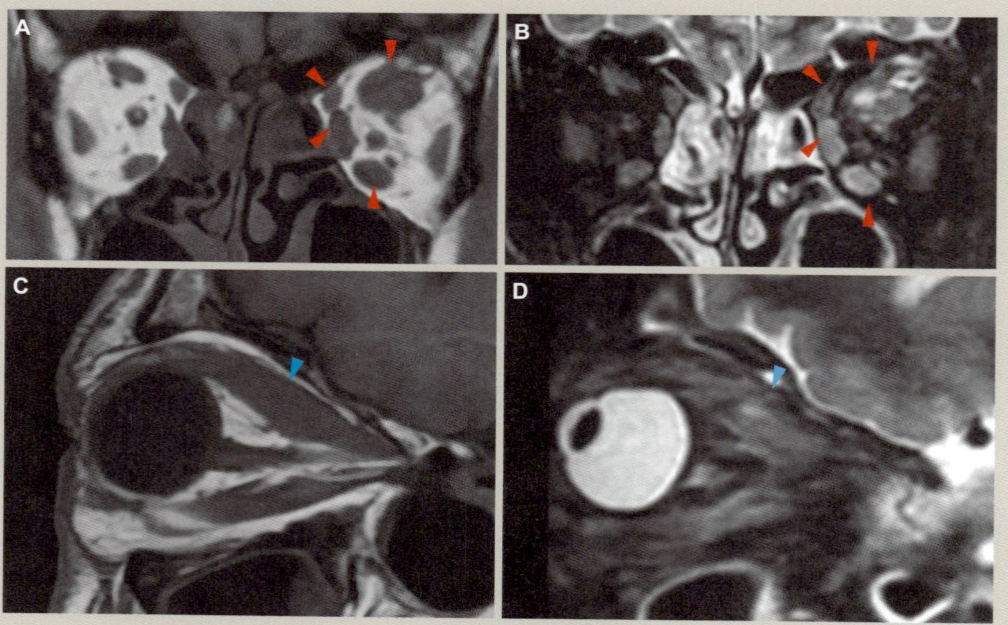

図 3　眼窩 MRI

A：T1 強調像 冠状断，B：脂肪抑制 T2 強調像 冠状断，C：T1 強調像 矢状断，D：脂肪抑制 T2 強調像 矢状断．

眼窩 MRI では左眼の上直筋，上斜筋，内直筋，下直筋の肥厚（►）を認め（A），脂肪抑制 T2 強調像において同部位の high intensity（►）を認めた．これは炎症の活動性を示唆する（B）．特に左上直筋の筋腹の炎症性肥厚を認める（C，D）（►）．

外眼筋の障害は，単筋の場合は下直筋もしくは上直筋が罹患することが多く，二筋以上の場合は下直筋，内直筋および上直筋に後発する[6)]．罹患筋の拘縮による伸展制限があるため，眼球運動障害は罹患筋の反対方向に生じる（たとえば下直筋が罹患筋だと上転障害となる）．

◆ 診断と治療方針

画像所見から中等度ないし高度の軟部組織所見（眼瞼の発赤・腫脹），臨床所見から恒常的な複視を認めるため，中等症から重症の甲状腺眼症と診断した．本症例は，Clinical Activity Score（CAS）（表1）において眼瞼の発赤および腫脹と合わせて2点であるが，画像検査結果とあわせて炎症の活動性があると判断し，免疫抑制療法としてステロイドパルス療法の適応となった．

本症例は外眼筋の腫脹が高度であり，今後圧迫視神経症への進展も懸念される状況であることから daily 法を選択した．また，糖尿病の既往があることから，入院管理のうえ血糖値をモニターしながら治療を継続することにした．

炎症期の治療の効果判定を眼窩 MRI で行い，炎症の活動性が低いと判断できて斜視角が安定したことを確認後，斜視手術を計画することにした．

表 1　Clinical Activity Score

痛み	● 後眼窩の自発痛や違和感 ● 上方，下方視時の痛み
発赤	● 眼瞼の発赤 ● 結膜の充血
腫脹	● 眼瞼の腫脹 ● 結膜浮腫 ● 涙丘の発赤・腫脹
機能障害	● 3 ヵ月間に進行する眼球突出（≧2 mm） ● 3 ヵ月間に進行する眼球運動障害（≧5°） ● 3 ヵ月間に進行する視力障害（≧1 Snellen line）

眼部の炎症所見と視機能障害を臨床的にとらえ，それらをスコア化したもの．10 項目中，4 項目以上陽性で炎症があると判定する．3 ヵ月間の臨床経過を追えていない場合，機能障害以外の 3 項目以上陽性で炎症があると判断してもよい．

◆ 結果

ステロイドパルス治療後

ステロイドパルス治療後，眼瞼の腫脹は軽快した（図 4）．眼球運動は左眼の高度の下転制限が残存．眼位は遠見 30 ⊿ L/R HT，近見 12 ⊿ XT’ 30 ⊿ L/R HT’（右眼固視）と，上斜視の程度は改善しているが，恒常的な複視は残存していた（図 5）．

眼窩 MRI の再検画像において，左眼上直筋の腫大を認めるが T2 強調像での高信号を認めず，炎症の活動性は低いと判断した（図 6）．左眼上直筋後転術 8 mm を施行した．

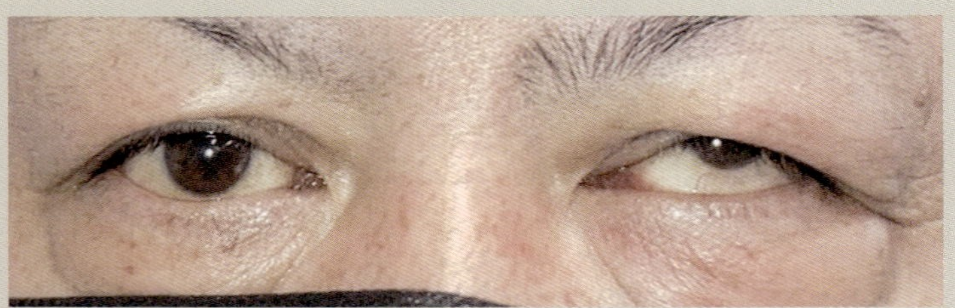

図 4　ステロイドパルス治療後の外眼部写真

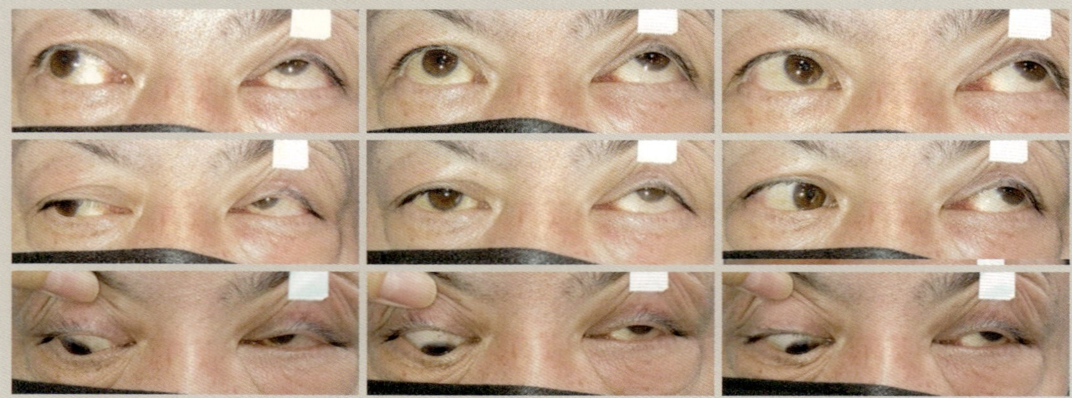

図 5　ステロイドパルス治療後の 9 方向眼位

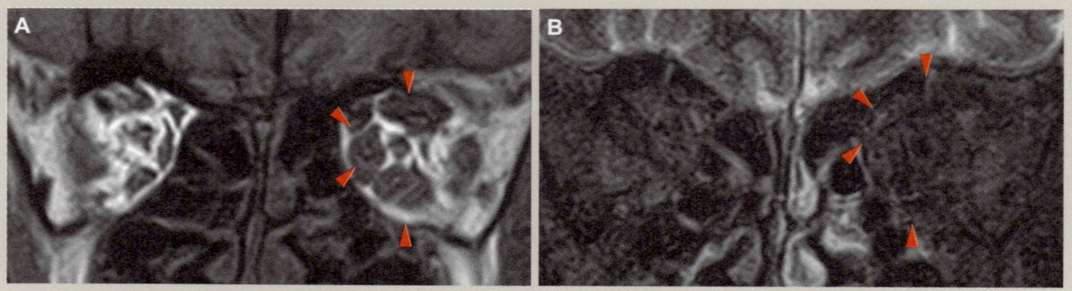

図 6　ステロイドパルス治療後の眼窩 MRI

A：T1 強調像 冠状断．B：脂肪抑制 T2 強調像 冠状断．
左眼の上直筋，上斜筋，内直筋，下直筋の肥厚（►）を認めるものの（A），脂肪抑制 T2 強調像において同部位（►）の信号増強は認めず（B），炎症の活動性が落ち着いていることを示唆する．

術後 3 ヵ月

眼位は遠見 6 ⊿ EP，近見 ortho'（右眼固視）と改善し，正面視時の複視は消失した（図 7）．

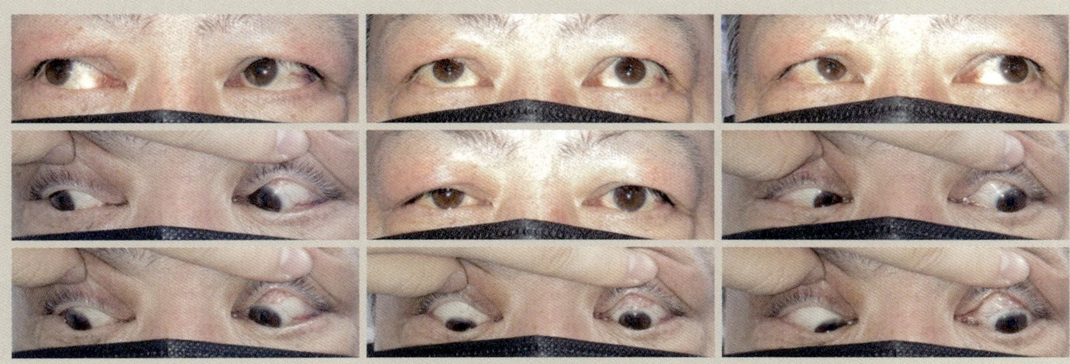

図7　術後3ヵ月の9方向眼位

◆ 患者への説明

甲状腺眼症の悪化・重症化の最大の危険因子は喫煙である．眼窩内の線維芽細胞は，ニコチンの作用による血管収縮とタバコの煙に含まれる一酸化炭素によって酸素不足に陥り，免疫細胞の活性化を引き起こす．この状態が甲状腺眼症の重症化につながる．したがって甲状腺眼症の治療では，禁煙を厳守させなければならない．糖尿病患者でも喫煙者と同様に眼窩内の血流が悪くなっており，それが炎症を惹起するため，甲状腺眼症が悪化しやすい．

◆ 今後注目される新たな薬物治療

甲状腺眼症では，眼窩内の線維芽細胞におけるインスリン様成長因子-1（Insulin-like growth factor 1：IGF-1）受容体の発現率が高い．免疫応答によって活性化した線維芽細胞が親水性のグリコサミノグリカンを産生し，浮腫を生じる[7)]．また，線維芽細胞は免疫活性によって筋線維芽細胞もしくは脂肪細胞へと分化し，眼窩組織の線維化や眼窩内の脂肪増生を引き起こす[7)]．

米国食品医薬品局（FDA）は，このIGF-1受容体を阻害するモノクローナル抗体であるテプロツムマブを，2020年1月に初の甲状腺眼症の治療薬として承認した．欧米で行われた第Ⅱ相および第Ⅲ相試験の結果を統合すると，活動性甲状腺眼症の中等症から重症例でCASと眼球突出度に有意な改善が認められ，複視の改善にも有効性が示された[8)]．また，第Ⅲ相試験で改善なしと判断された患者，プラセボ群であった患者，経過中に活動性が再燃した患者を対象として第Ⅲ相継続試験が行われたが，診断から治療介入までの時期が長くなっているにもかかわらず，眼球突出の有意な改善率を示した[8)]．ステロイドは活動期の炎症に対してのみ効果的である一方，本薬剤は発症から長期間経過している炎症非活動性甲状腺眼症においても有効性が示されている．

わが国でも本薬剤の臨床試験が終了し，保険収載され使用が可能となった（2024年10

月現在）．ステロイドを使用できない症例や治療抵抗性の症例に対する治療の選択肢として今後期待される薬剤である．

エキスパートからのアドバイス

- 甲状腺眼症は炎症活動期と非活動期で治療方針が異なるため，炎症の活動性の評価が重要である．炎症の活動性は CAS と眼窩 MRI を用いて評価する．炎症期には免疫抑制療法としてステロイドパルス療法が第一選択となるが，放射線治療を併用することもある．
- ステロイドパルス療法は，メチルプレドニゾロン 1,000 mg/日を 3 日間点滴静注した後，4 日間休薬し，これを 1 サイクルとして 3 サイクル施行するのが一般的であった（daily 法）．重篤な肝不全（0.9%）や死亡例（0.3%）が出たことから，European Group on Grave's Orbitopathy（EUGOGO）は総投与量を 8 g 以下にすべきであると勧告している．これを受けて，当院で daily 法を行う場合は，体重 1 kg あたりメチルプレドニゾロン 10 mg を 1 日投与量とし，総量で 8 g を超えないように投与量を調整している．また，EUGOGO は 500 mg を 1 週間ごとに 6 回，250 mg を 1 週間ごとに 6 回投与する方法を推奨している（weekly 法）．CAS 平均 4 点の活動性のある甲状腺眼症では，daily 法よりも weekly 法で眼所見の改善を有意に認め，重篤な有害事象は認めなかったと報告があり，weekly 法の有効性と安全性が示されている[9]．
- 甲状腺眼症の非活動期に施行される機能回復手術として，斜視手術のほか，眼窩減圧術，眼瞼手術がある．眼窩減圧術を行うと，術後に外眼筋のアライメントが乱れることで新たに斜視を生じる可能性がある．また，斜視手術の際に垂直筋の後転量が多ければ，それに伴い上下の眼瞼後退が増強することもある．したがって機能回復手術を行う順序としては，眼窩減圧術の適応があればそれをまず先に行い，次に斜視手術，眼瞼手術の順序で行うのが原則である．

文献

1） Patrinely JR, Osborn AG, Anderson RL, et al.：Computed tomographic features of nonthyroid extraocular muscle enlargement. Ophthalmology 96：1038–1047, 1989
2） Shafi F, Mathewson P, Mehta P, et al.：The enlarged extraocular muscle：to relax, reflect or refer ? Eye 31：537–544, 2017
3） Kunimi K, Goseki T, Fukaya K, et al.：Analysis of facial features of patients with sagging eye syndrome and intermittent exotropia compared to controls. Am J Ophthalmol 246：51–57, 2023
4） Kahaly GJ, Diana T, Glang J, et al.：Thyroid stimulating antibodies are highly prevalent in Hashimoto' s thyroiditis and associated orbitopathy. J Clin Endocrinol Metab 101：1998–2004, 2016
5） shikawa E, Takahashi Y, Valencia MRP, et al.：Asymmetric lacrimal gland enlargement：an indicator for detection of pathological entities other than thyroid eye disease. Graefes Arch Clin Exp Ophthalmol 257：405–411, 2019
6） Murakami Y, Kanamoto T, Tuboi T, et al.：Evaluation of extraocular muscle enlargement in dysthyroid ophthalmopathy. Jpn J Ophthalmol 45：622–627, 2001
7） Dik WA, Virakul S, van Steensel L, et al.：Current perspectives on the role of orbital fibroblasts in the pathogenesis of Graves' ophthalmopathy. Exp Eye Res 142：83–91, 2016
8） Kahaly GJ, Subramanian PS, Conrad E, et al.：long-term efficacy of teprotumumab in thyroid eye disease：follow-up outcomes in three clinical trials. Thyroid 34：880–889, 2024
9） Zhu W, Ye L, Shen L, et al.：A prospective, randomized trial of intravenous glucocorticoids therapy with different protocols for patients with graves' ophthalmopathy. J Clin Endocrinol Metab 99：1999–2007, 2014

Chapter 5 眼窩病変

症例

27

46歳 女性

甲状腺眼症 ②ボツリヌス毒素療法

神前あい

主訴　複視

現病歴　2年前にバセドウ病と診断され，内服治療を開始．1年前から左眼が見開き，半年前から複視が出てきて，徐々に悪化．喫煙歴あり

既往歴　バセドウ病（44歳）

家族歴　特記すべきことなし

初診時所見

視力　RV＝0.05（1.2×S−8.5 D⊃C−1.00 D Ax15°）
LV＝0.04（1.2×S−9.5 D⊃C−0.75 D Ax155°）

眼位（図1）　APCT（c.c.）：遠見 35⊿ LHypoT

眼球運動　R）異常なし，L）上転障害

眼球突出度　R）16 mm，L）17 mm

外眼部　R）所見なし，L）上眼瞼後退

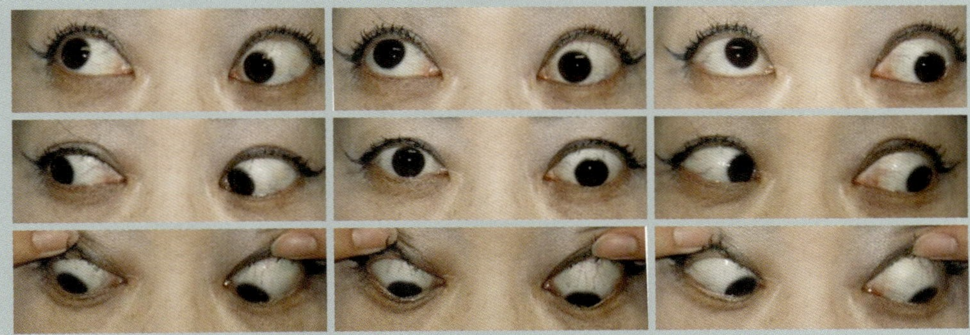

図1　初診時9方向眼位

左眼の上眼瞼後退，左下斜視，左眼の上転障害がみられる．

POINT! 本症例のポイント

- バセドウ病の既往がある．
- 急性発症ではなく徐々に眼球運動が悪化するため，斜視が強くなってから受診．
- 眼球運動は上転が障害されている．

◆ 鑑別すべき疾患とそのための検査

外眼筋の炎症をきたす疾患としては，IgG4 関連眼疾患や眼窩筋炎などが鑑別に挙がる．眼球運動障害の方向，眼窩 MRI での外眼筋肥大の形状，自己抗体の有無や IgG4 の値で鑑別可能である．

◆ 検査結果

眼窩 MRI にて左眼下直筋の炎症性肥大がみられた（図 2）．血液検査で甲状腺刺激抗体（TSAb）が 1,601％（基準値＜120％）と陽性であった．

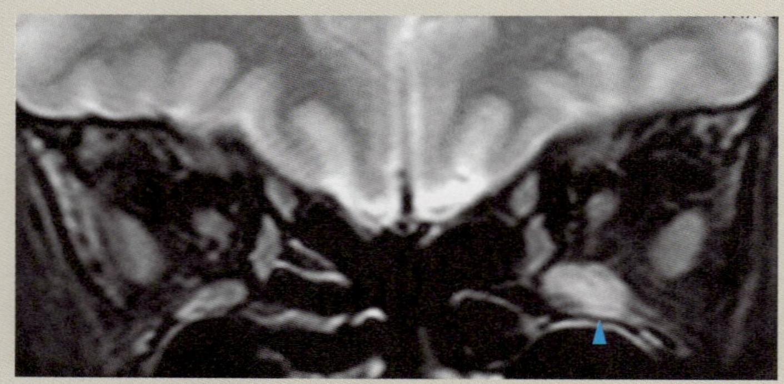

図 2　眼窩 MRI 脂肪抑制 T2 強調像（冠状断）
左眼の下直筋が腫大し高吸収域を示している（►）．

◆ 診断と治療方針

バセドウ病の既往がありTSAb が陽性，MRI で下直筋の炎症性肥大があり，甲状腺眼症に最も多い上転障害を認めることから甲状腺眼症と診断した．バセドウ病の発症前後 3 ヵ月から 1 年以内に甲状腺眼症を発症する症例が 80％である．

単筋肥大例のため下直筋の消炎治療はトリアムシノロンアセトニドのテノン囊下注射（STTA）を施行．消炎後の残存複視に対しては斜視手術を検討する．その間の QOV を損なう複視に対してプリズム眼鏡装用や A 型ボツリヌス毒素の注射（BTX）を併用する．

◆ 結果

STTA（20 mg/0.5 mL）を下直筋の耳側に投与．1 ヵ月後に複視の改善がないため下直筋に BTX を 2.5 単位/0.05 mL 注射．BTX 投与 1 ヵ月後に 30 Δ の左下斜視が残存していた．STTA 投与 3 ヵ月後に眼窩 MRI を撮影（図 3 A）し，下直筋の炎症が改善傾向にあったため追加の消炎治療は施行しなかった．1回目のBTX効果が弱かったため，2回目は初診4ヵ月後に5.0単位/0.05 mLを投与．6ヵ月後（STTA＋BTX 2回）にはまだ左下斜視が残存している（図4A）．初診7ヵ月後，10ヵ月後にBTXを5.0単位/0.05 mL追加投与し，12ヵ月後には第1眼位の複視は消失したが，上転障害は残存していた（図4B）．甲状腺機能は正常にコントロールされ，TSAbは6ヵ月後1,075％，12ヵ月後939％と改善．12ヵ月後の眼窩MRI（図3B）にて下直筋の炎症は消失した（図5）．しかしながら上方の複視の訴えが残っていたため，下直筋の後転術を施行した．

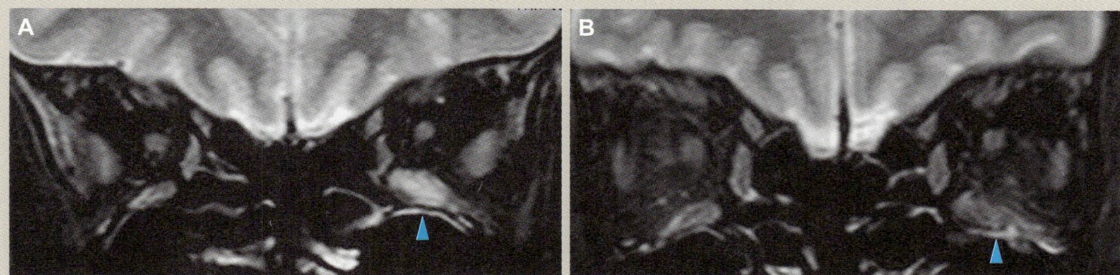

図3　治療後の眼窩MRI脂肪抑制T2強調像の冠状断

A：3ヵ月後：STTA＋BTX 1回目投与後．下直筋の腫大と炎症は改善してきている．B：12ヵ月後：STTA＋BTX 4回追加投与後，下直筋の腫大は軽度残存しているが，高吸収域は消失し，炎症は鎮静化している．

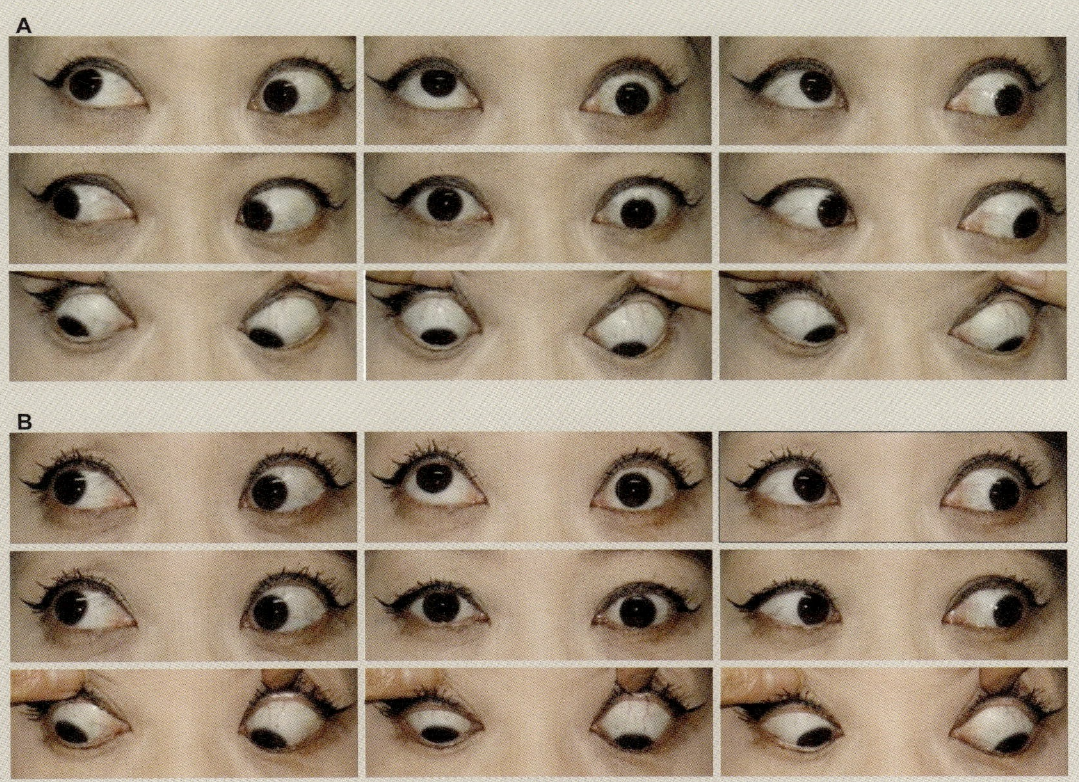

図4　治療後の9方向眼位

A：6ヵ月後．STTA＋BTX 2回目施行．左下斜視は残存，上転障害は変化なし．B：12ヵ月後．BTX 2回追加投与し，左下斜視は改善，上転障害は残存．

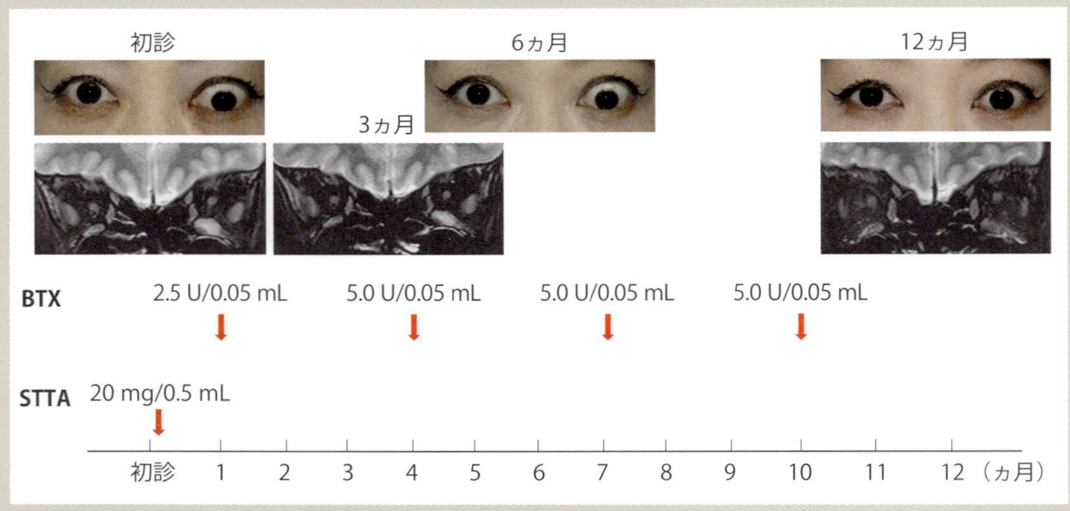

図 5　左眼下直筋肥大例の治療経過

◆ 患者への説明

・バセドウ病の病勢が甲状腺眼症に影響するため，まずはバセドウ病の治療，特に抗体（TSAb など）が下がるまでの治療が重要である．

・消炎治療のみで斜視が治るわけではなく，消炎治療前から斜視のある症例では 8 人に 1 人，特に正面複視のある症例では 3 人に 1 人は斜視手術になる可能性がある．

・BTX は甲状腺眼症の活動期が収まるまで，少なくとも 3〜4 回は投与する可能性がある．

エキスパートからのアドバイス

- 甲状腺眼症では下直筋＞内直筋＞上直筋＞外直筋の順に肥大する．
- BTX は眼球が下転している下直筋肥大例では刺入しにくいので，患者には患眼だけを開けてできるだけ上方視してもらう．
- 下方に単一視のある症例では BTX 後の下転障害により単一視領域が変わる可能性があるため，少ない単位から投与し様子をみる．
- 球後炎症が鎮静化してから残存する複視に対して手術を検討する．

観血的治療

非観血的治療

緊急

Chapter 5 眼窩病変

Chapter 5 眼窩病変

症例

28

50歳 男性

甲状腺眼症③手術治療

闕口真理奈・後関利明

主訴　複視

現病歴　2年前から複視を自覚し，近医受診．前医へ紹介となり，甲状腺眼症の診断でトリアムシノロンアセトニドテノン嚢下注射を施行されたが改善せず，他院紹介となった．他院にてステロイドパルス療法と放射線治療を施行されたが複視はあまり改善せず，治療中断となっていた．1週間前に眼痛で前医再診し，眼圧上昇と複視を認め，加療目的に当院紹介受診となった

既往歴　バセドウ病（48歳；現在内服なし），高血圧

家族歴　特記すべきことなし

初診時所見

視力　RV＝0.1（0.6×S－3.50 D）
LV＝0.1（1.2×S－3.25 D）

眼圧（図1）　R＝15 mmHg，L＝12 mmHg

眼位　SPCT：遠見 8⊿XT　L/R 45＋20⊿HT
近見 20⊿XT'　L/R 45＋10⊿HT'
APCT：遠見 12⊿XT　L/R 40⊿HT
近見 20⊿XT'　L/R 60⊿HT'

眼球運動　R）上転制限－5，L）異常なし
Hess 赤緑試験：R）上転制限（図2）

両眼視機能　Stereo Fly Test：Fly（－），Animal（0/3），Circle（0/9）

対光反射　正常

前眼部・中間透光体・眼底　異常なし

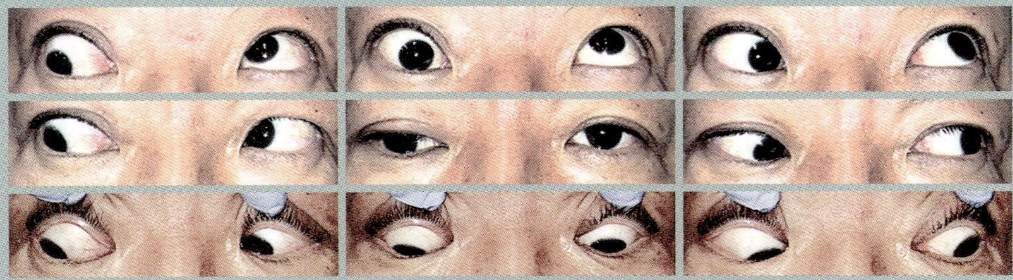

図1　初診時9方向眼位

初診時所見

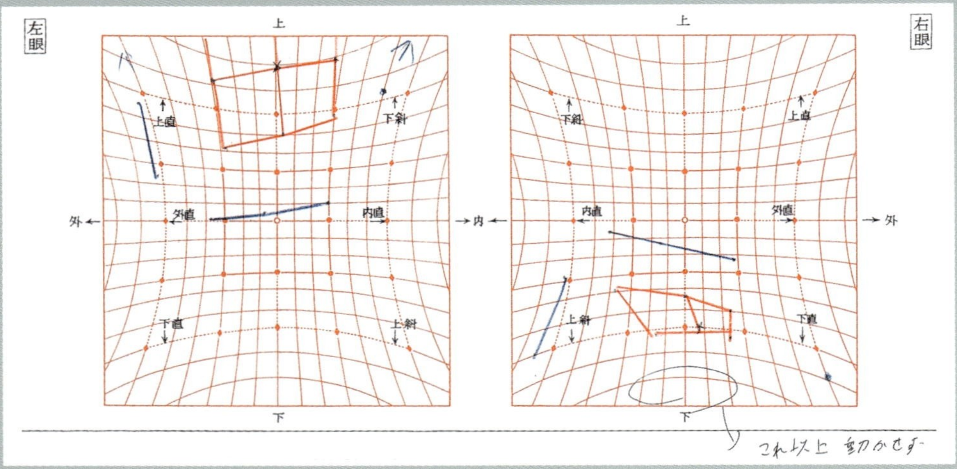

左眼　右眼

上　上

上直　下斜　下斜　上直

外←　外直　内直　→内←　内直　外直　→外

下直　上斜　上斜　下直

下　下

これ以上動かせず

図2　初診時 Hess 赤緑試験

POINT!　本症例のポイント

- ●大角度の上下斜視．
- ●右眼の上転制限がある．
- ●ステロイドパルス療法および放射線治療の効果はなかった．

◆ 鑑別すべき疾患とそのための検査[1,2)]

・重症筋無力症 → 眼瞼の易疲労性試験，アイスパックテスト，血液検査〔抗 AChR 抗体，筋特異的チロシンキナーゼ（muscle specific kinase：MuSK）抗体〕，エドロホニウム（テンシロン）テスト．※バセドウ病における重症筋無力症の発症率は通常の 50 倍と高い．

・眼窩筋炎 → MRI にて外眼筋腱の肥厚，外直筋の障害を確認（罹患筋の収縮障害）．

・眼窩腫瘍 → MRI にて腫瘍の確認．

・IgG4 関連疾患 → 血液検査（高 IgG4 血症），MRI にて涙腺腫大，外眼筋肥大，三叉神経腫大の確認．確定診断には生検が必要．

・内頸動脈海綿静脈洞瘻 → MRI・MRA にて上眼静脈の拡張，外眼筋のびまん性腫脹，同側海綿静脈洞の拡張の確認．拍動性雑音．

◆ 診断と治療方針

眼窩 MRI にて，右眼に下直筋肥大が認められた（図 3）．甲状腺眼症による右眼下直筋萎縮に伴う右眼下斜視と診断し，全身麻酔下にて右眼下直筋後転術 9 mm を施行した．

牽引試験では右眼上転制限（下直筋拘縮による伸展障害あり）を認めた．下直筋を露出し，周辺組織をLockwood靭帯含め剝離したのち，9 mm 後転した．

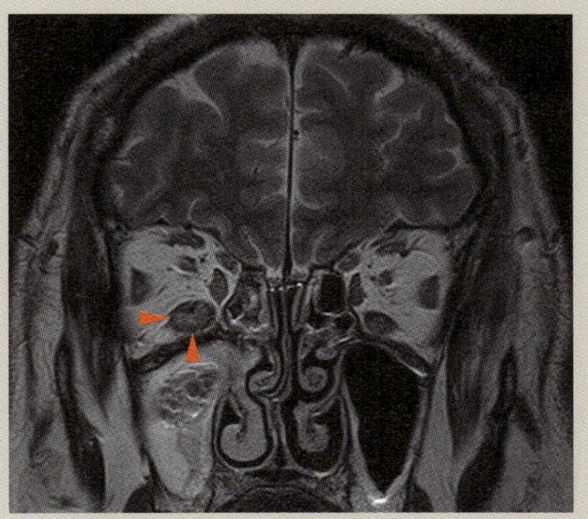

図3　術前の眼窩 MRI T2 強調像
右眼に下直筋肥大が認められる（►）．

◆ 結果（術後経過）

術翌日

眼位　SPCT：遠見 12⊿XT　L/R 18⊿HT，近見 25⊿XT'　L/R 20⊿HT'
APCT：遠見 10⊿XT　L/R 16⊿HT，近見 20⊿XT'　L/R 10⊿HT'

術後1週

眼位（図4）　SPCT：遠見 14⊿XT　L/R 16⊿HT，近見 14⊿XT'　L/R 20⊿HT'
眼球運動　R）上転制限－3，L）異常なし

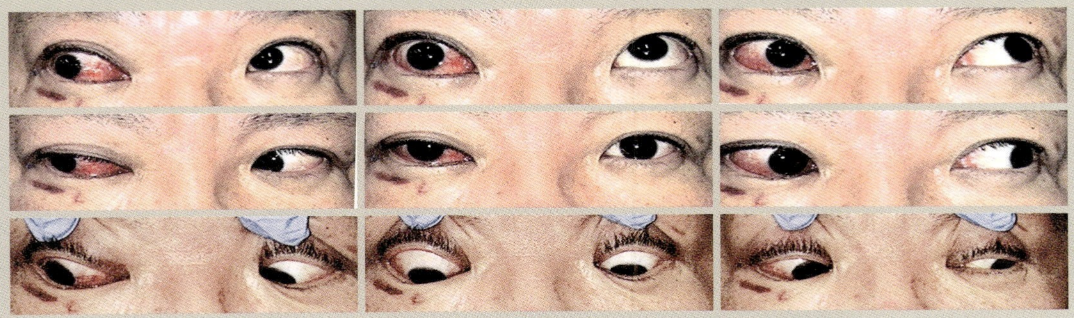

図4　術後1週の9方向眼位

術後1ヵ月

自覚症状　複視改善．「いい感じがする」
眼位　SPCT：遠見 8⊿XP　L/R 30⊿HP，近見 18⊿XP'　L/R 30⊿HP'
APCT：遠見 8⊿XT　L/R 20⊿HT，近見 18⊿XT'　L/R 25⊿HT'

術後３ヵ月

自覚症状　複視消失.「眼の位置いい．ぴったり合っている」

眼位　SPCT：遠見 8⊿XP　L/R 11⊿HP，近見 6⊿XP'
APCT：遠見 8⊿XT　L/R 20⊿HT，近見 18⊿XT'　L/R 25⊿HT'

眼球運動　Hess 赤緑試験：R）上転制限（図 5）

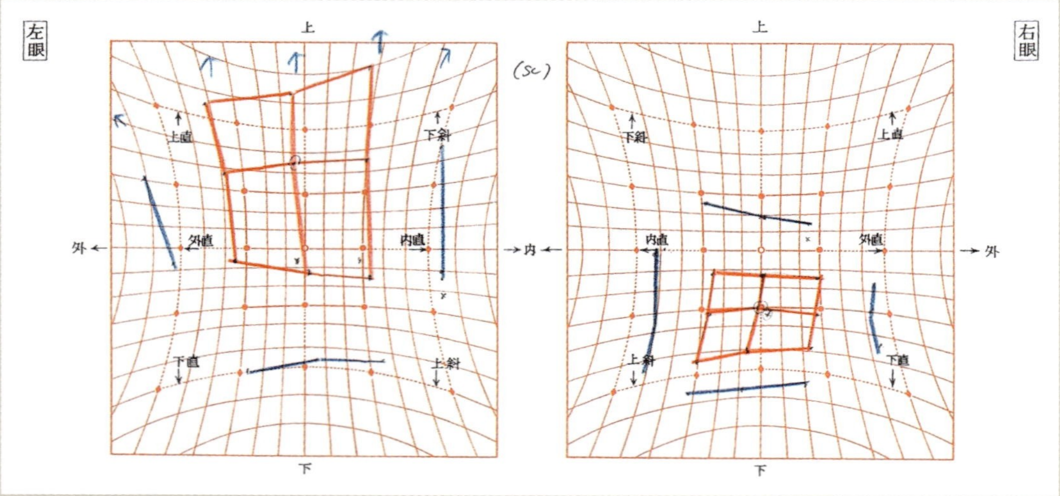

図 5　術後３ヵ月の Hess 赤緑試験

エキスパートからのアドバイス

- 外眼筋の消炎後も複視が残存している症例では斜視手術を検討する．
- 甲状腺眼症では筋の伸展障害が生じるため罹患筋の後転を行う．
- 甲状腺眼症では通常の斜視手術より 1 mm あたりの手術効果が大きいので過矯正にならないよう注意し[3,4)]，術後３ヵ月頃までは手術効果が増大することがあるため再手術は慎重に時期を判断する[3)]．
- 下直筋を 6 mm 以上後転する際は，術後の下眼瞼下垂に注意する[5)]．
- 眼窩減圧術後は外眼筋周囲の癒着，瘢痕形成が起き，斜視手術は困難で結果を予想しにくいため，複数回にわたり斜視手術が必要となることが多い[6)]．

文献

1) 石川恵里，高橋靖弘，柿﨑裕彦：甲状腺眼症の病態と診療のコツ．臨眼 72：182-194，2018
2) 谷治尚子：バセドウ病．"眼疾患アトラスシリーズ 第 5 巻 眼と全身病アトラス" 大鹿哲郎 監，大鹿哲郎，中村　誠 編．総合医学社，2021，pp274-276
3) 鈴木寛子：症例 44 甲状腺眼症．"斜視治療のストラテジー〜症例検討で学ぶエキスパートの思考と対処法" 佐藤美保 編．三輪書店，2017，pp196-203
4) 望月嘉人：甲状腺眼症に対する斜視手術．眼科 65：617-622，2023
5) 木村亜紀子：甲状腺眼症の治療「斜視手術」の巻！―その 1．臨眼 67：1452-1457，2013
6) Lee JKS, Hsieh C, Wei YH, et al.：The impact of orbital bony or fat decompression on the outcome of strabismus surgery in patients with Graves' ophthalmopathy. J Formos Med Assoc 118：387-394, 2019

Chapter 5 眼窩病変

症例 29

85歳 女性

特発性眼窩炎症

光井江里佳・後関利明

主訴 右眼の眼窩部痛，眼瞼下垂，眼瞼腫脹，両眼性複視

現病歴 昼頃から右眼窩部痛と複視を自覚し，家族から右眼瞼下垂と右眼瞼腫脹を指摘され近医眼科を受診した．内科受診を勧められ，近医内科で開眼障害を認め，精査目的で当院当科を受診した

既往歴 右眼白内障手術，高血圧症，脳腫瘍（髄膜腫，γナイフ治療後），脳梗塞，認知症

家族歴 特記すべきことなし

初診時所見

視力 RV＝0.1（0.2×S＋0.50 D⊃C－2.50 D Ax120°）
LV＝0.1（0.8 p×S－0.50 D⊃C－2.00 D Ax90°）

眼圧 R＝11.3 mmHg，L＝12.0 mmHg

眼位（図 1） APCT：測定困難
Krimsky 法（c.c.）：14⊿ET’ L/R 6⊿HT’

眼球運動 眼窩部痛と眼瞼腫脹があるため大まかな判断になるが，明らかな眼球運動制限はなし

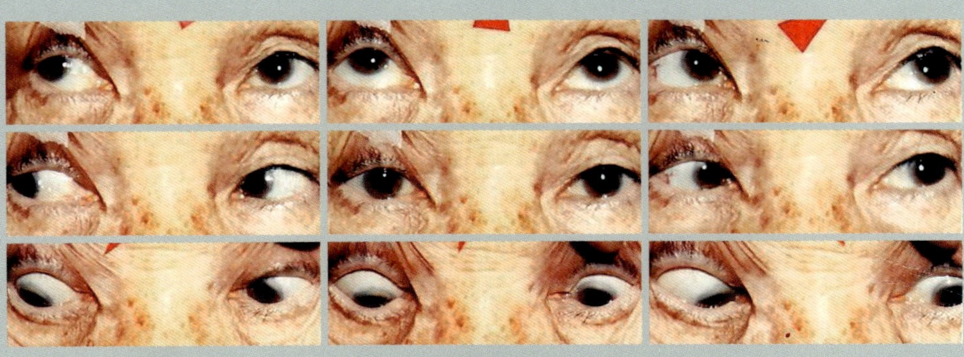

図 1　初診時 9 方向眼位

初診時所見

視野（図 2） 右眼検査中に不応答となり固視不良．静的視野検査は施行不可
外眼部 R）眼瞼の下垂，発赤・腫脹を認める（図 3）
前眼部・中間透光体 R）IOL 眼
眼底 B）硬性ドルーゼン

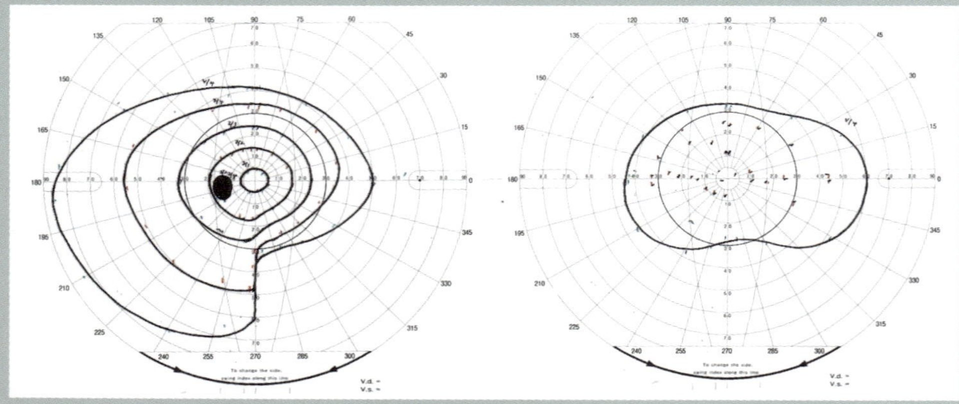

図 2 初診時視野検査

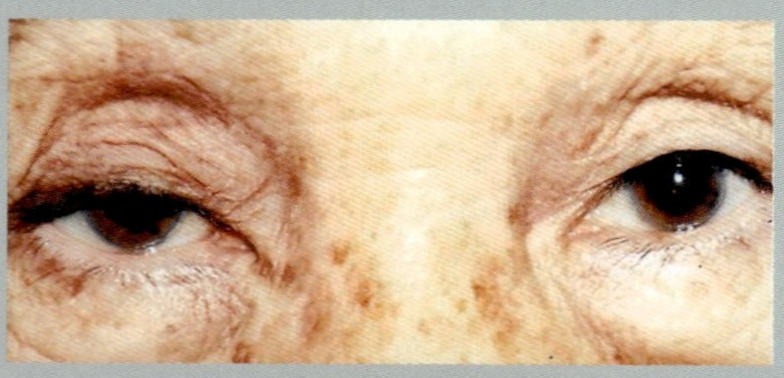

図 3 初診時外眼部写真

POINT! **本症例のポイント**

- 突然の発症
- 眼瞼下垂と眼瞼腫脹を伴う複視

◆ 鑑別すべき疾患とその検査

- 動眼神経麻痺 → 神経学的診察，頭部 MRA
- IgG4 関連眼疾患 → 血清 IgG4 測定，涙腺生検
- 甲状腺眼症 → 血液検査（FreeT3, FreeT4, TSH, 抗 Tg 抗体, TRAb, TSAb, 抗 TPO 抗体）

・眼窩蜂巣炎 → 血液検査（白血球，CRP），眼窩 MRI
・眼窩真菌症 → 血液検査（β-D-グルカン，血清アスペルギルス抗原），眼窩 CT（骨破壊像），眼窩 MRI
・悪性リンパ腫 → 生検

◆ 検査結果と経過

本症例は突然発症の右眼瞼下垂と複視を訴えており，脳動脈瘤・脳梗塞などによる右眼動眼神経麻痺をはじめに疑った．神経学的診察では右眼に明らかな眼球運動障害は認めなかった．血液検査・頭部 MRI・眼窩 MRI を施行したところ，MRI 画像では右眼の球後脂肪織・外眼筋・視神経周囲に高信号を認め（図 4），眼瞼の腫脹，血液検査で CRP 0.62 mg/dL 軽度上昇を認めたことから当初，眼窩蜂巣炎を疑い，セフェム系抗菌薬加療を開始した．しかし，数日経過しても症状の改善は認めなかった．

対光反射　R）遅鈍不完全　RAPD（+），L）迅速完全
CFF　R）14 Hz，L）30 Hz
頭部 MRI　R）球後脂肪織・外眼筋・視神経周囲に高信号を認める

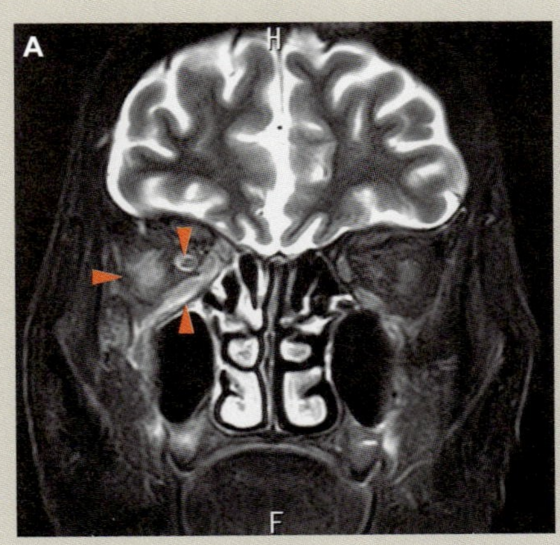

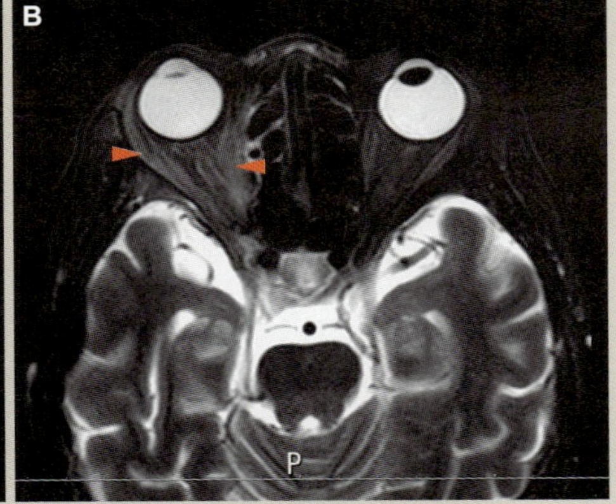

図 4　1 回目の頭部 MRI STIR 法
A：冠状断，B：水平断．右眼の球後脂肪織・外眼筋・視神経周囲に高信号（►）を認める．

治療 4 日目に右眼の視力が(0.04)に低下し，CFF 値も右眼 6 Hz まで低下した．複視は消失したが視力低下によるものと考えられた．頭部 MRI を再度検査し，セフェム系抗菌薬加療前と同様の所見を認めたため，当初の治療方針を変更し，特発性眼窩炎症としてステロイドの全身投与（プレドニゾロン 60 mg 内服）を開始した数日後，著明な視力・CFF の改善を認め複視の出現は認めなかった（図 5）．

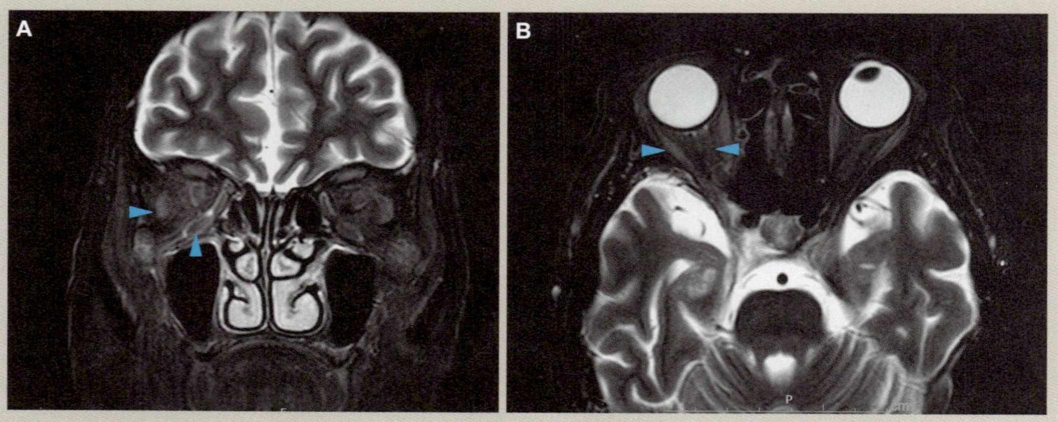

図5　2回目の頭部 MRI STIR 法

A：冠状断，B：水平断．ステロイド加療開始後，右眼の球後脂肪織・外眼筋・視神経周囲で高信号の軽減（►）を認めた．

◆ 診断と治療方針

特発性眼窩炎症は除外診断であり，その鑑別は多岐にわたる．症状や所見から炎症の部位や範囲を推測し，眼窩 MRI で炎症の首座を判定する必要がある．

たとえば本症例では，

①眼瞼の下垂・発赤・腫脹 → 上眼瞼挙筋，眼球周囲組織

②眼球運動制限，複視 → 外眼筋，眼窩先端部

③視力障害 → 視神経周囲，眼窩先端部

などが炎症の首座として考えられ，それぞれの炎症の原因となりうる疾患を除外し，治療を行う必要がある．本症例の画像所見では明らかな脳動脈瘤の形成を認めず，三叉神経の腫脹などの所見は認めなかった．また，副鼻腔内に病変を認めなかった．

血液検査では血清 IgG4 135 mg/dL 以下，甲状腺関連自己抗体陰性であることから，IgG4 関連眼疾患と甲状腺眼症の除外を行った．ほかにも，CRP 軽度上昇を認めた．Nishikawa ら[1] は，CRP が 0.43 mg/dL 以上に上昇している症例では感度 82%，特異度 73% で特発性眼窩炎症と比較し眼窩蜂巣炎の可能性が高いことを報告している．眼窩蜂巣炎を疑う症例であれば広域スペクトラムの抗菌薬による治療を開始し，無効の場合は特発性眼窩炎症を考慮しステロイド治療に変更することが推奨されている．

ステロイド治療の方法としては，ステロイドパルス療法（1,000 mg×3 日間）やセミパルス療法（500 mg×3 日間），プレドニゾロン初期投与量 0.5～1.5 mg/kg/日からの内服治療が用いられる．特発性眼窩炎症であった場合は数日のうちに改善を認めることが多く，その後，ステロイド量を徐々に漸減していく．数年の経過で再発を繰り返す慢性型の症例もあるため，ステロイド維持療法やステロイド以外の免疫抑制薬などの併用投与が必要な症例も報告されている．免疫抑制薬としてはアザチオプリン，メトトレキサート，シクロ

スポリン，その他生物学的製剤としてインフリキシマブが報告されているが，どの免疫抑制薬が最も効果があるかを検証した報告はない．

◆ 結果

両眼の視力の改善がみられ，半年間にわたる観察で複視を認めず，その他の眼症状も再発なく経過している．

エキスパートからのアドバイス

- 本症例は複視を含めた眼症状の発症日やその時刻を記憶しており，突然発症である．鑑別疾患の甲状腺眼症や悪性リンパ腫などの緩徐な発症を呈する疾患では，明確な発症日が特定されないことが多い．
- 眼窩 MRI で炎症の有無や局在を評価する．眼窩内は脂肪が多いため炎症を描出する際には，冠状断眼窩 脂肪抑制 T2 強調像や STIR 法，造影 MRI が有用である．
- 眼窩真菌症はステロイド治療により病態が悪化し，生命を脅かす可能性があるため注意が必要である．眼窩真菌症でみられる副鼻腔内の石灰化陰影や骨破壊像の描出には，眼窩 CT が有用である．

文献

1) Nishikawa Y, Oku H, Tonari M, et al.：C-reactive protein may be useful to differentiate idiopathic orbital inflammation and orbital cellulitis in cases with acute eyelid erythema and edema. Clin Ophthalmol 12：1149-1153, 2018

Chapter 5 眼窩病変

症例 30

83歳 男性

IgG4 関連眼疾患

曽我部由香

主訴　左眼の眼球突出と視力低下，複視

現病歴　4 年前から左のまぶたが腫れてきて治らず，2 ヵ月前から見えにくい．二重に見えることもあるが，常にではない（質問されて初めて答える）

既往歴　C 型肝炎（60 歳），逆流性食道炎（80 歳），甲状腺機能低下症（83 歳）

家族歴　特記すべきことなし

初診時所見

視力　RV＝0.1（1.2×S＋4.50 D⊃C－1.50 D Ax80°）

LV＝0.1（0.6×S＋4.50 D⊃C－1.25 D Ax100°）

眼球運動　Hess 赤緑試験（図 1）：R）異常なし

L）全方向に制限あり

CFF　R）26.2 Hz，L）16.5 Hz

対光反射　L）RAPD 軽度陽性

眼底　L）視神経乳頭の軽度耳側蒼白

顔貌　L）眼球突出（図 2）

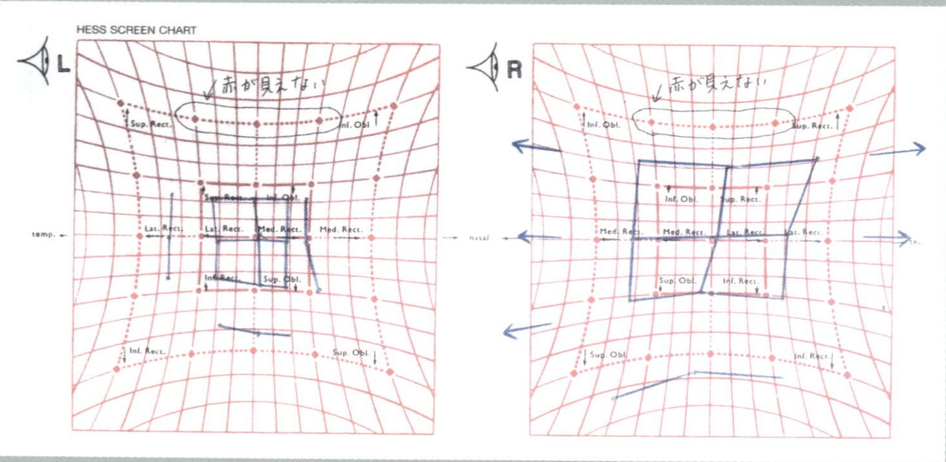

図 1　初診時 Hess 赤緑試験

初診時所見

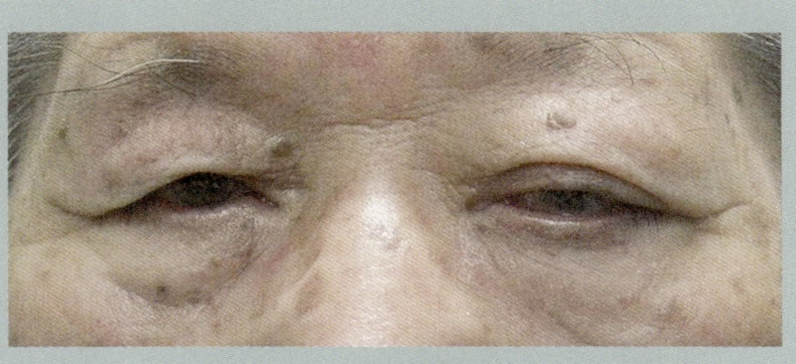

図 2　初診時顔貌

POINT! **本症例のポイント**

- 片側の眼球突出から眼窩疾患を強く疑う．患者は眼球突出や眼瞼下垂を「まぶたが腫れる」と表現することが多い．
- 月〜年単位の慢性経過であり複視の訴えが軽いため，急速に病変が増大する疾患は考えにくい．

◆ 鑑別すべき疾患とそのための検査

・眼窩腫瘍 → 眼窩単純 MRI を行う．当日撮影が可能で撮影時間も短い CT でまず眼窩の占拠性病変を確認してもよい．T1 強調，T2 強調，T2 強調脂肪抑制の軸位断，冠状断（必須）を最低 3 mm スライスで撮る．造影剤はアレルギーの有無，腎機能によって制限があるため，必ずしも初回から使用しなくてよい．外眼筋疾患の場合，炎症の有無は T2 強調脂肪抑制像で判断可能なことが多い．単純 MRI や CT で腫瘍性病変が疑われる場合や，造影効果の有無で炎症を判断すべき疾患が疑われる場合はあらためて計画する．

・甲状腺眼症 → 血液検査にて甲状腺機能，甲状腺関連抗体，CRP，IgG，IgG4，sIL-2R，ACE，ANCA などを確認する．

◆ 検査結果と経過

眼窩単純 MRI にて，左眼 4 直筋の腫大，左眼視神経周囲の病変，また両側の三叉神経分枝腫大が判明した（図 3）．眼窩の三叉神経腫大は IgG4 関連眼疾患で非常に特異度が高い所見である[1]．血液検査にて血清 IgG4 730 mg/dL と高値であった．IgG4 関連眼疾患が強く疑われる．

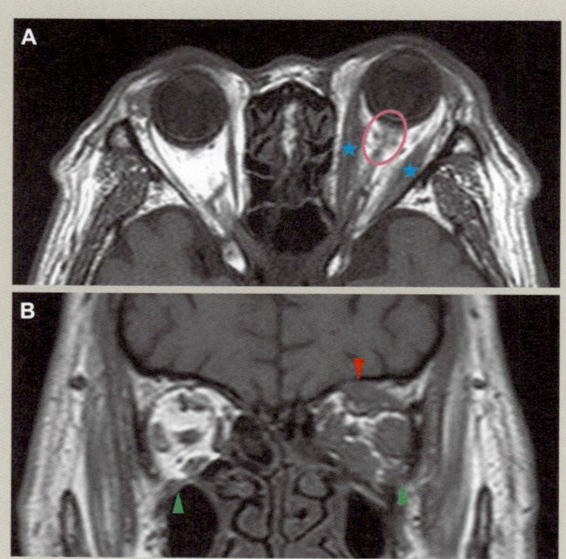

図3　治療前の眼窩単純 MRI

A：T1 強調水平断．左眼に外眼筋の腫大（★）と視神経周囲の異常陰影（○）を認める．B：T2 強調冠状断．左眼に外眼筋の腫大と眼窩上神経腫大（►）がみられ，両眼に眼窩下神経腫大（►）を認める．

次に行うべき検査

鑑別疾患はIgG4関連眼疾患とリンパ腫であり，確定診断のために組織生検が必要である．また，前者ならば他臓器の病変の検索目的，後者なら病期分類に必要な検査の1つとして全身の画像検査が必要である．患者と家族には「病名を確定するために眼球の周りの組織の一部を採って調べることが望ましい．しかし，比較的手術のしやすい涙腺の病変がない．外眼筋や三叉神経を採ると機能障害が残ってしまう．そのため眼窩深部の脂肪組織の生検が可能な高次施設への紹介受診をお勧めする」と説明した．しかし患者と家族は，高齢を理由に生検を行わずに治療することを希望した． 全身の造影CTを行ったところ，左顎下リンパ節腫大と左腎盂尿管周囲の軟部陰影が指摘された．これらの病変についても生検による組織診断を勧めたが希望しなかった．

◆ 診断と治療方針

IgG4関連眼疾患 疑診群[2)] と診断した．視神経障害があるため治療適応と判断し，プレドニゾロン35 mg/日の投与を開始した．

◆ 結果

プレドニゾロン服用を開始したところ，左眼の眼球突出は消失，眼球運動も改善し（図4），左眼矯正視力も3ヵ月後に(1.0)まで回復した．また，腎盂病変による水腎も消失した．1年かけて内服を漸減し，6 mg/日維持で近医へ転院した．

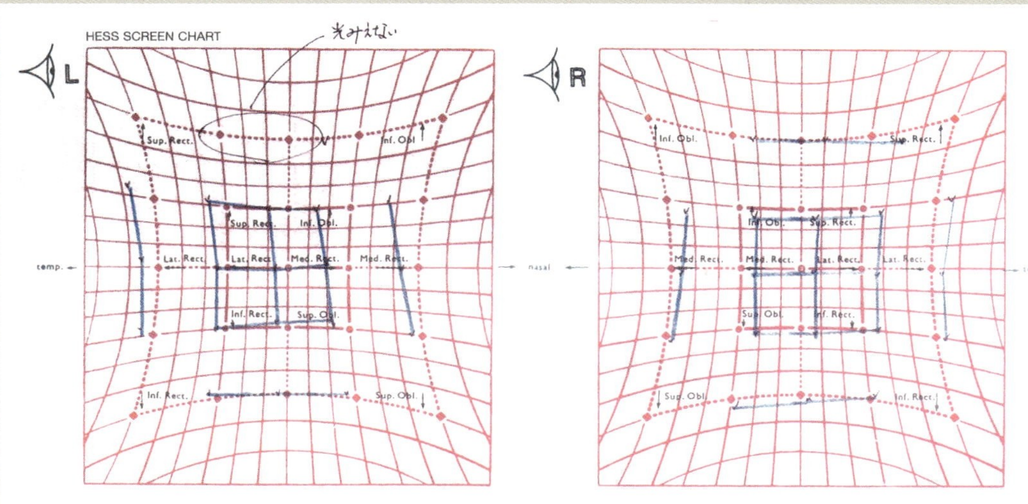

図4　治療後のHess赤緑試験
眼球運動の左右差は消失した．

◆ 専門医に紹介するタイミング

・画像検査からIgG4関連眼疾患が疑われた時点で，組織生検のできる施設，全身病変の検査と治療が可能な施設へ紹介する．
・活動性が高く，治療経過中にステロイド減量で再燃する場合．

エキスパートからのアドバイス

- プレドニゾロンの初期投与量は30〜40 mg/日（もしくは0.6〜1.0 mg/kg），2〜4週間後に治療効果を見極めたうえで1〜2週に5 mgずつ減量する[3]．10 mg以後は1 mg/月の減量にとどめ，臨床所見をもとに維持量を決定するのが望ましい．症状が軽い症例ではより少ない量から開始してもよい．
- 治療目標は画像上の完全な病変消失ではなく，複視や視力，顔貌の改善維持でよい．
- 全身病変がある場合はその臓器の科の方針に従う．

文献

1） Goto H, Sone K, Asakage M, et al.：Evaluation of specificity of trigeminal nerve enlargement in the diagnosis of IgG4-related ophthalmic disease. Jpn J Opthalomol, 2024.　https://doi.org/10.1007/s10384-024-01116-9
2） 後藤　浩，高比良雅之，安積　淳：IgG4関連眼疾患の診断基準．日眼会誌 120：365-368，2016
3） 川野充弘，水島伊知郎：IgG4関連疾患の治療：総論．胆と膵 43：1087-1093，2022

Chapter 5 眼窩病変

症例
31
76歳 女性

巨大眼窩筋円錐内腫瘍

三村真士

主訴 眼球突出，複視

現病歴 8年前から左眼球突出に気づき，前医受診．MRIを撮影した結果，左眼窩内腫瘍を指摘され，年に一度MRI撮影して経過観察されていた．眼球突出は徐々に悪化し，5〜6年前から左鼻側の視野欠損を自覚し始めていたが，積極的な治療の提案はされなかった．患者がかかりつけの整形外科に左進行性眼球突出を指摘され，当院紹介受診となる

既往歴 高血圧（アムロジピン内服），脂質異常症

家族歴 特記すべきことなし

初診時所見

視力 RV＝0.4（1.0×S＋1.25 D⊃C－1.00 D Ax85°）
LV＝0.6（1.0×S＋3.00 D⊃C－2.25 D Ax95°）

眼圧 R＝17 mmHg，L＝17 mmHg

眼位（図1） 遠見：4⊿XT　R/L　6⊿HT（第1眼位）

眼球運動 L）内外転障害
Hess赤緑試験：L）高度な上内転障害（図2）

視野 Bjerrum領域の視野障害（図3）
両眼単一視野検査で複視を認めたが，自覚の訴えはあまりなかった（図4）

眼球突出 R）11 mm，L）18 mm，Base　102 mm

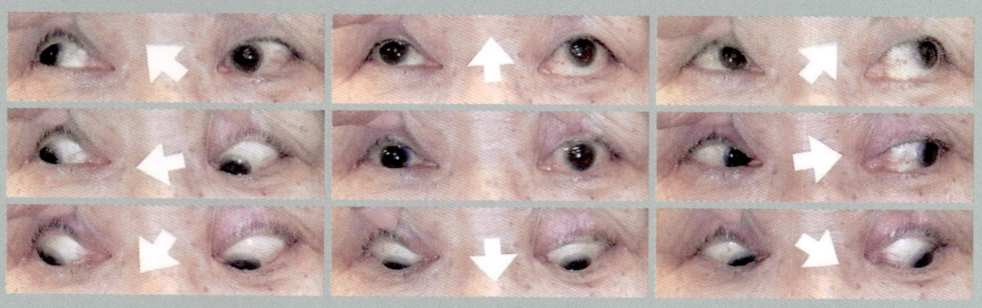

図1　初診時9方向眼位

初診時所見

前眼部・中間透光体　B）白内障 Grade Ⅱ
眼底　　　　異常なし

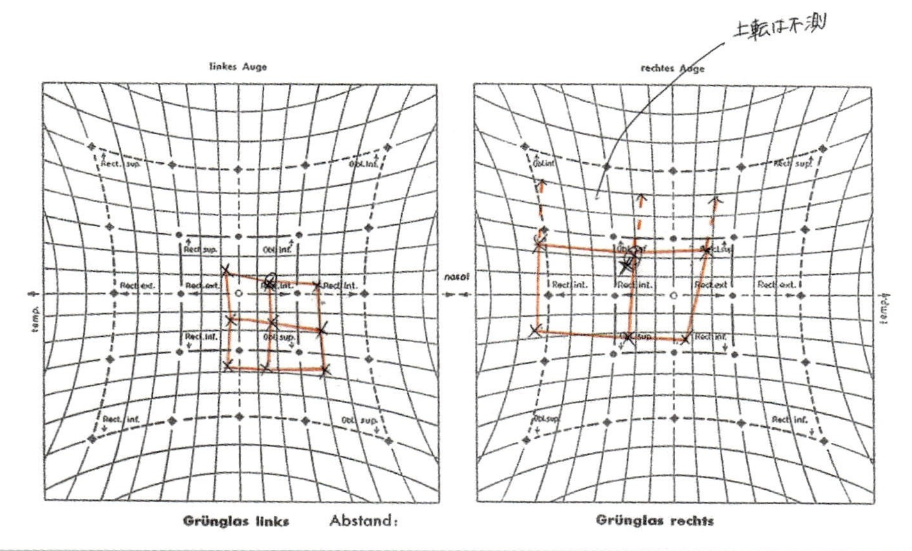

図 2　初診時 Hess 赤緑試験

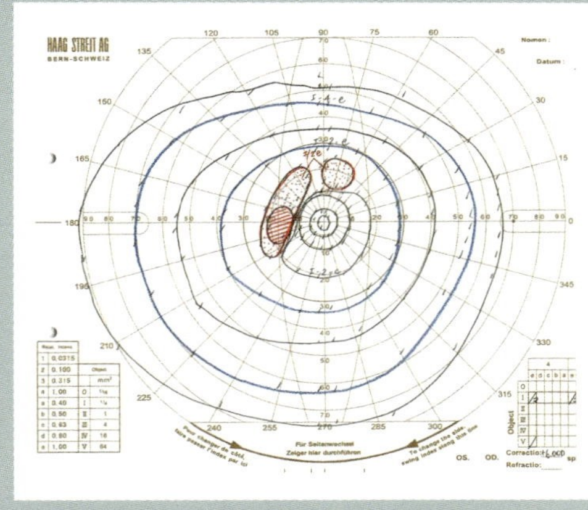

図 3　初診時動的量的視野検査（左眼）

Mariotte 盲点の拡大と Bjerrum 領域の感度低下を認める.

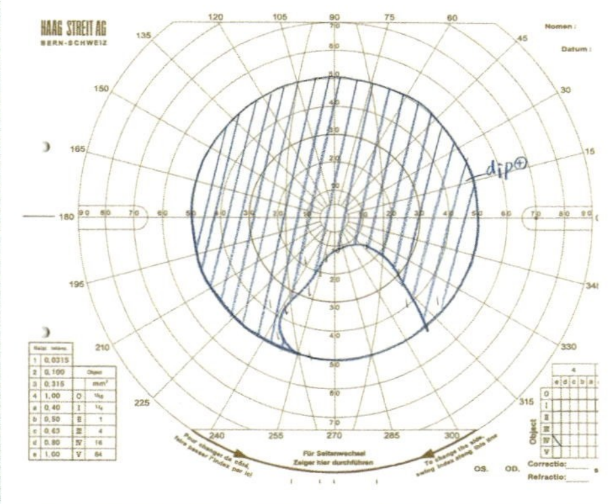

図 4　初診時両眼単一視野検査

第 1 眼位でも複視を自覚している.

POINT!　**本症例のポイント**

- 眼窩腫瘍に起因した高度の眼球突出に伴う運動障害があるも，複視の自覚が乏しい.
- 腫瘍は視神経に接し，視野障害を認める.
- 腫瘍は増大傾向.

◆ 鑑別すべき疾患とそのための検査

・眼窩腫瘍，甲状腺眼症を含む眼窩炎症性疾患 → 眼窩 MRI（造影を含む）
血液検査（甲状腺機能，IgG4 など）

◆ 検査結果

眼窩 MRI にて筋円錐内，視神経の耳側に直径 30 mm の境界明瞭な眼窩腫瘍を認めた（図 5）．T1 強調像で低信号，T2 強調像で等信号～高信号で，造影剤投与により腫瘍内部は低信号と高信号のモザイク状に造影され，眼窩海綿状血管腫を最も疑った．

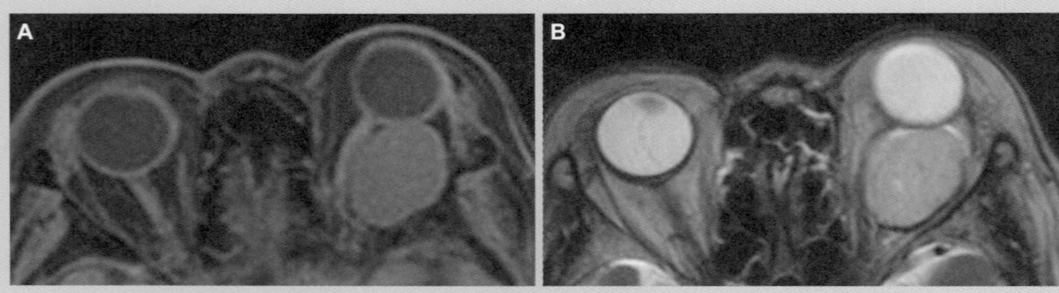

図 5　眼窩 MRI（水平断）

A：T1 強調像（脂肪抑制），B：T2 強調像．左眼球後部に約 30 mm の巨大な占拠性病変を認め，視神経が鼻側に圧排されている．T1 強調像で低信号，T2 強調像で高信号，内部はモザイク状に見える．

◆ 診断と治療方針

左眼窩筋円錐内腫瘍と診断．進行性の視野障害があったため，手術摘出の方針とした．

手術は全身麻酔下にて眼窩外側壁切開術を行った（図 6）．外眼角皮膚切開，下眼瞼結膜嚢切開，外眼角靭帯下脚切断して眼窩縁へ到達して術野を展開（図 6 A・B），その後，眼窩縁 3～6 時の上顎骨と頬骨の骨切りを行い術野を拡大し，4 時の骨膜を眼窩先端部方向へ切開して眼窩内へ進入，外直筋と下直筋に牽引糸をかけて筋円錐内へアプローチした（図 6 C）．腫瘍はプリー直下に認め，そこから組織愛護的に周囲の正常組織から可及的に腫瘍を剥離し，一塊として腫瘍を摘出した（図 6 D～F）．摘出後は，骨切り部の骨を戻して骨膜を縫合，念のために眼窩内にドレーンを留置し（図 6 G），外眼角靭帯，結膜，皮膚をそれぞれ再建して手術終了とした（図 6 H）．

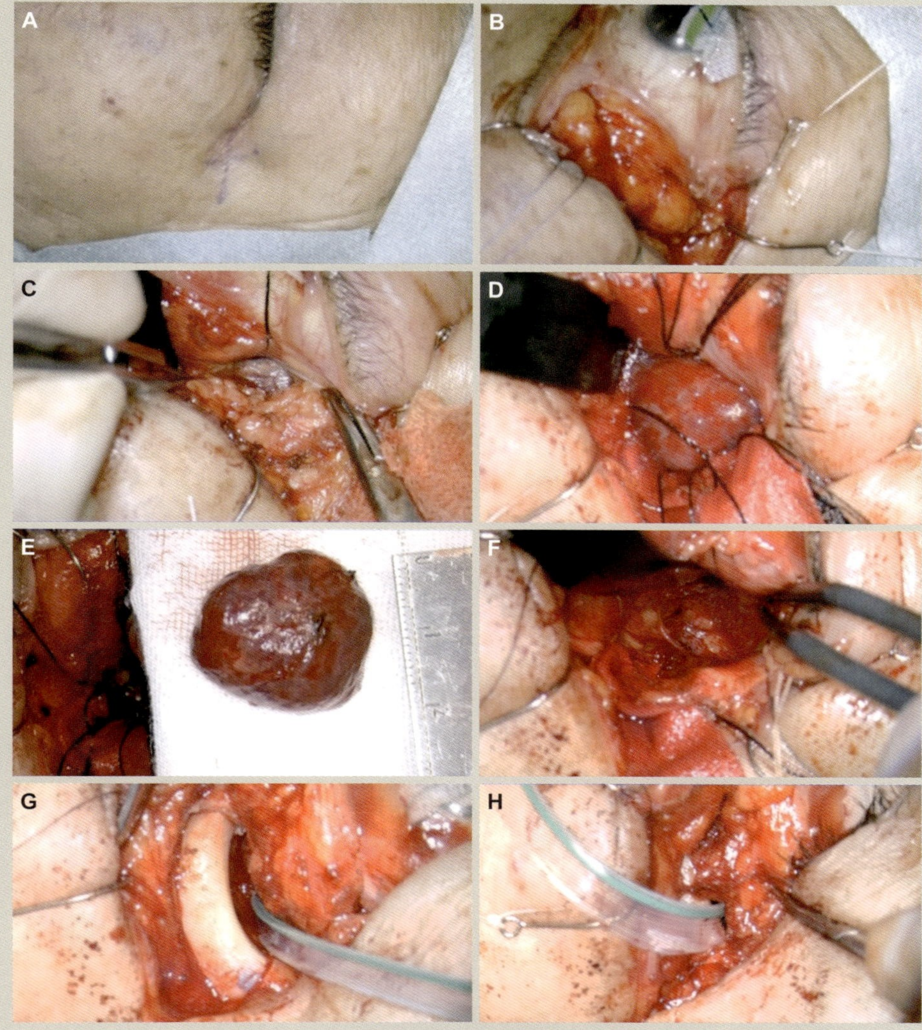

図 6　眼窩外側壁切開術（左眼）

A：左外眼角部にデザインした約 3 cm の切開線．B：皮膚切開後，外眼角靱帯下脚を切断，下眼瞼の結膜嚢を切開して，眼窩内へのアプローチを開始．C：眼窩下縁を構成する上顎骨と頬骨の一部を骨切りして術野を拡大し，外直筋および下直筋に牽引糸をかけ，筋円錐内へのアプローチを開始．D：露出した球後の腫瘍．顕微鏡下に，周囲の正常組織と丁寧に剝離を進める．E：摘出した腫瘍は，弾性はやや軟，血管性成分に富んでいる．F：摘出後の筋円錐内の様子．正常組織の損傷などは認めない．G：骨切りした上顎骨と頬骨の一部を元に戻し，念のためドレーンを挿入．H：骨膜を縫合して骨を固定し，眼窩隔膜，眼輪筋，外眼角靱帯，結膜，皮膚を縫合して手術を終了した．

◆ 結果

術直後は第 1 眼位が 10 ⊿ ET　R/L 12 ⊿ HT へと反転した．軽快してはいるものの，左眼の上転および内転障害を Hess 赤緑試験で認め，両眼単一視野検査では下方視 10°～50° 以外全域で複視を認めた．

術後１ヵ月で眼球突出は５mm 改善し，視野欠損も消失した（図７〜図９）．乱視の軽減も認め，LV＝（1.2×S＋1.25 D◯C－1.0 D Ax116°）となった．

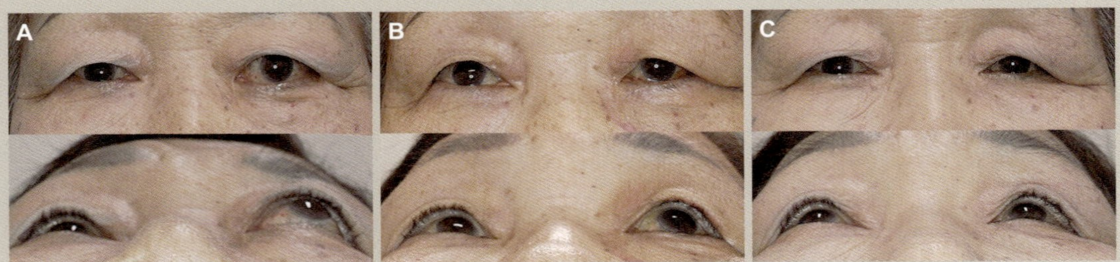

図７　術前・術後の中顔面

A：術前，B：術後２週，C：術後２ヵ月．術前に認めた左眼の眼球突出は改善し，術後２ヵ月で左右差がほぼなくなった．

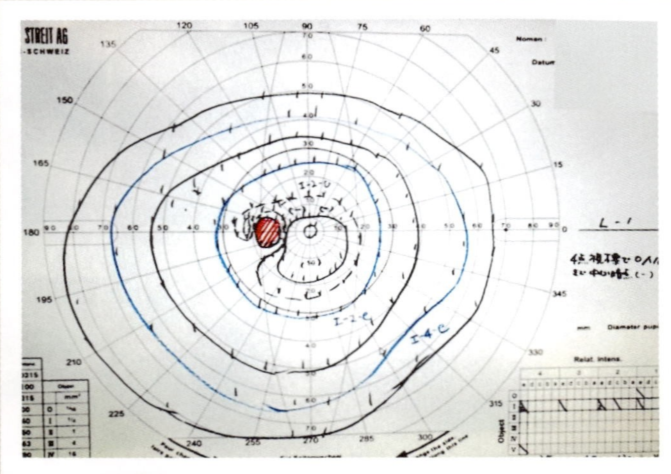

図８　術後２週の動的量的視野検査（左眼）

術前に認めた視野障害は改善した．

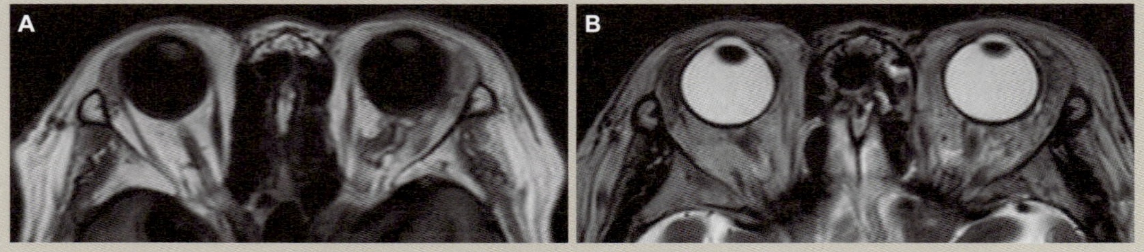

図９　術後１ヵ月の眼窩 MRI

A：T1 強調像，B：T 2強調像．左眼窩腫瘍は完全に摘出され，眼球突出や視神経の圧排は改善されている．

術後にみられた眼球運動障害は徐々に改善傾向となるも，術後１年の時点でも内斜視と右上斜視は残存した（図 10, 図 11）．融像領域は術前よりは回復したものの，生活するうえで軽度下顎挙上が必要とのことで，複視の自覚は完全には消失しなかった．

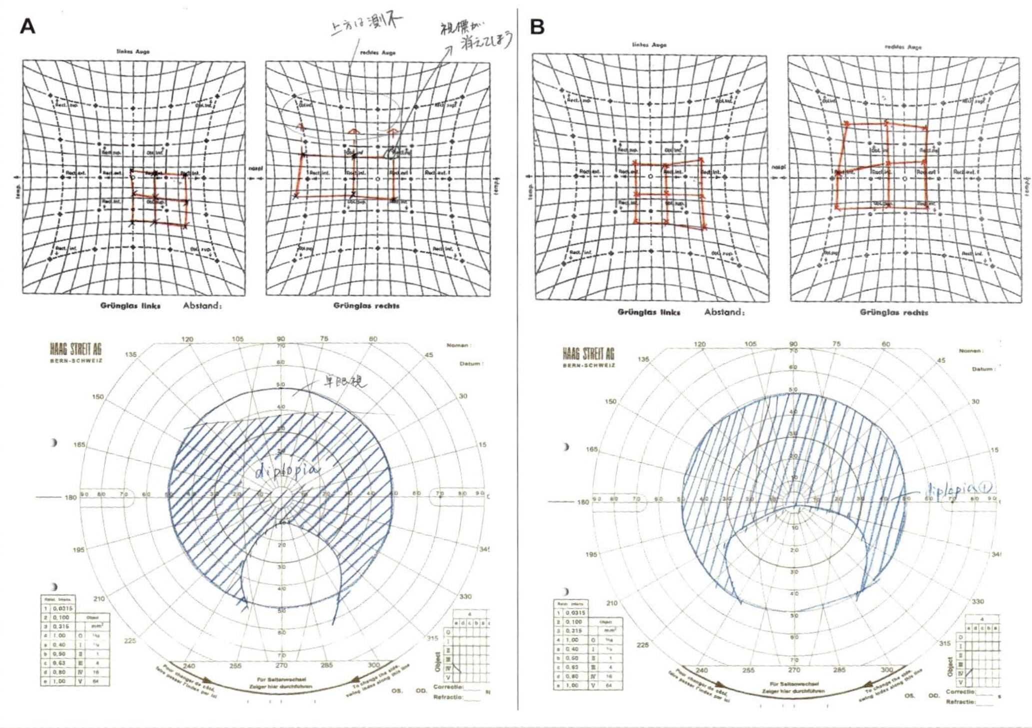

図 10　術後の Hess 赤緑試験と両眼単一視野検査

A：術後 6 ヵ月，B：術後 12 ヵ月．術前より改善は認めるものの，術後約 1 年経っても眼球運動障害は正常化していない．

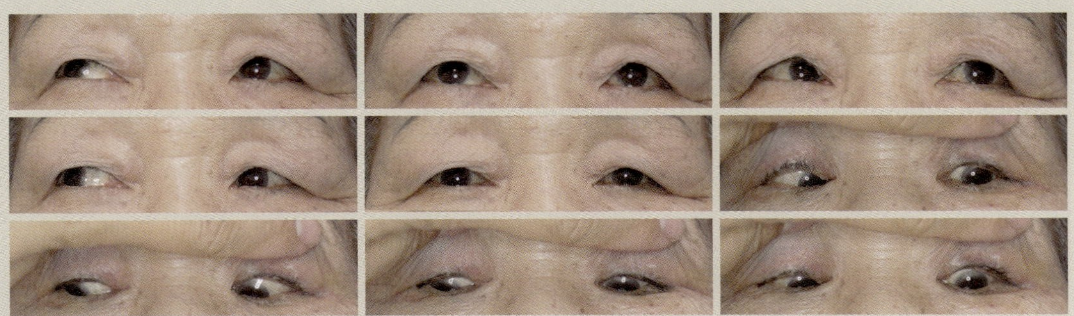

図 11　術後 2 ヵ月の 9 方向眼位

左眼の内上転障害は若干軽快しているものの，残存している．

◆ 経過観察の注意点

眼窩腫瘍には様々な種類があり，手術に踏み切るタイミングは難しい．しかし，視機能異常が進行性である時点で，なんらかの手立てを考える必要がある．症状が不可逆性となる前に，摘出手術を考慮することが必要である．

患者中心のケアとコミュニケーション

本症例は，巨大眼窩筋円錐内腫瘍のために眼球運動障害と視機能障害（視野障害，角膜乱視）をきたしており，症状が進行性のために腫瘍摘出手術に踏み切った．その結果，視機能の改善は認めたが，長年徐々に影響を受け続けた外眼筋の伸展および眼球突出の改善による視軸の変化が主原因となって，術後に複視症状が明確に悪化した．
これは術前から予想されていたため，高齢にもかかわらず患者本人に病態をしっかりと説明し，視機能低下に加えて術後に複視が悪化する可能性を十分に理解してもらっていたことが，術後のトラブルにつながらないために重要であった．
また，術後複視の経過については，徐々に軽快傾向であったため，術後1年以上にわたり辛抱強く経過観察を行ったことも信頼関係の構築に重要であった．

◆ 専門医に紹介するタイミング

本症例の経過を考えると，手術介入が遅かったことが術後複視の原因の一つになった可能性は否定できない．神経眼科医もしくは眼形成再建外科医への紹介は早めとし，かかりつけ医と専門医の連携を取りながら最適な治療介入時期を模索することがポイントとなる．

エキスパートからのアドバイス

- 眼窩腫瘍は複視などの視機能障害をきたす前に，摘出手術を考慮する．
- 眼窩腫瘍摘出時には，視神経に対して腫瘍がどの位置にあるかによって手術アプローチを変え，正常組織に可能な限り損傷が及ばないように工夫する．

Chapter 5 眼窩病変

症例

32

34歳 男性

眼窩底骨折術後

古賀聖子・後関利明

主訴 眼窩整復術後も続く複視

現病歴 ボクシング中に受傷し左眼の眼窩下壁骨折を発症．1年後にプレート挿入術を受け，その後，左上斜視に対し左眼上直筋後転術を受けるも上下斜視が残存し，受傷2年後に当院受診

既往歴・家族歴 特記すべきことなし

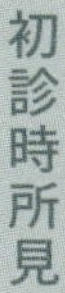

初診時所見

視力	RV＝1.2（1.2×S＋0.50 D⊂C－0.50 D Ax 100°）
	LV＝1.2（1.2×S＋1.00 D⊂C－1.25 D Ax 55°）
眼位（図1）	APCT：遠見 9⊿XT　L/R 25⊿HT
	近見 18⊿XT'　L/R 20⊿HT'
回旋	Cyclophorometer：8° 外方回旋
眼球運動	L）下転障害あり
	Hess 赤緑試験：L）上斜視および下転制限あり（図2）
両眼視機能	Stereo Fly Test：Fly（－），Animal（0/3），Circle（0/9）
頭位	顎下げ，右傾斜
両眼単一視野	左上方にわずかに残存（図3）

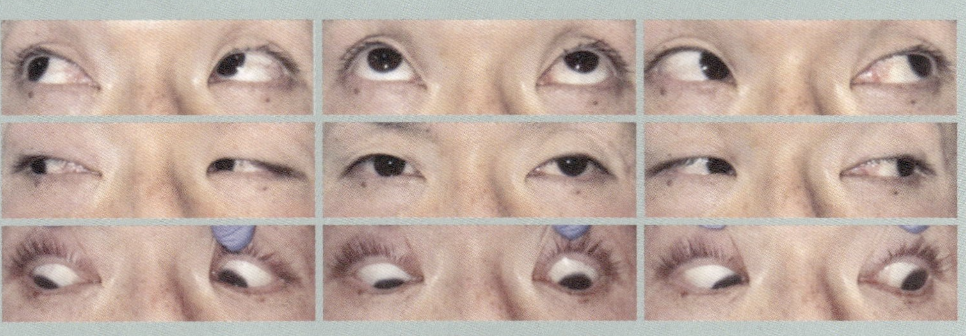

図1　初診時9方向眼位

下転時の右過動と左制限を認めた．

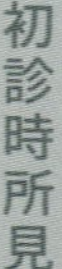

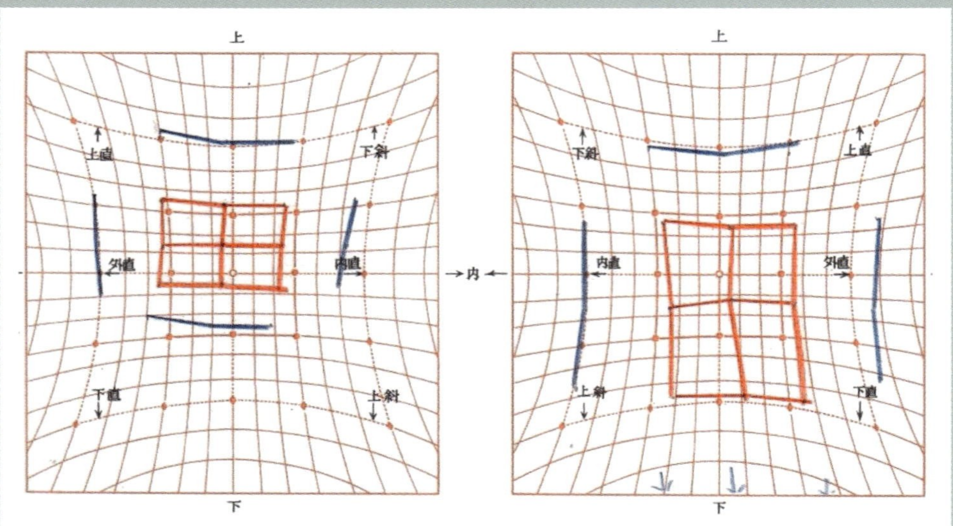

図 2　初診時 Hess 赤緑試験

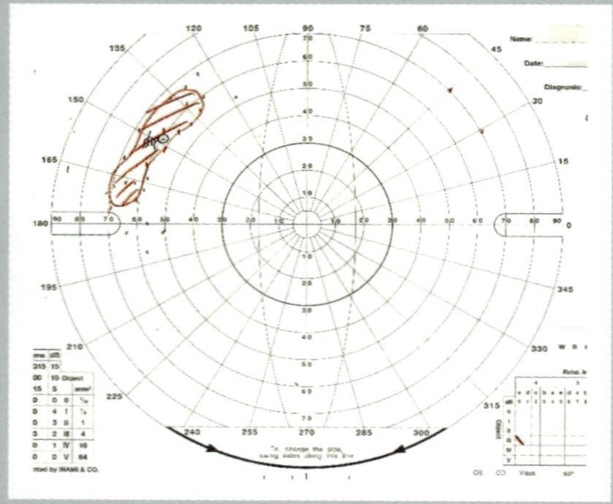

図 3　初診時両眼単一視野検査

POINT!　**本症例のポイント**

- 左眼上直筋後転術後．
- 左眼下転障害による左上斜視を認め，残存複視あり．
- 両眼単一視野は左上方にわずかに認めるのみで，顎下げ，右傾斜の代償頭位をとっていた．

◆ 鑑別すべき疾患とそのための検査

・受傷側の下直筋の状態（癒着の有無）→眼窩 CT で確認.

◆ 検査結果

眼窩単純 CT で左眼下直筋を確認し，癒着を認めなかった.

◆ 診断と治療方針

病歴，眼位，眼球運動より，左眼の眼窩底骨折による上下斜視と診断した.

患眼（左眼）は上直筋術後のため，まずは左眼下直筋で上下斜視の改善を試みた〔当院1回目の手術（以下，手術①）：左眼下直筋 plication 術 6 mm，鼻側移動半筋腹〕. 手術① 4ヵ月後の眼位は遠見 2〜4 ⊿ XP　L/R 2〜3 ⊿ HP（5° 外方回旋）となり，良好な第1眼位は得られたが，下方視で複視の残存を認めた．そのため当院2回目の手術（以下，手術②）として，健眼である右眼下直筋後転術 3 mm，鼻側移動半筋腹に faden 法を併施した.

◆ 結果

手術① 4ヵ月後

眼位	正面視 2〜4 ⊿ XP　L/R 2〜3 ⊿ HP，下方視 10 ⊿ XT　L/R 20 ⊿ HT
眼球運動	Hess 赤緑試験：R）下転時の過動，L）下転時の制限（図 4 A）
両眼単一視野	正面へ移動し拡大したが，やや上方に偏位（図 5 A）

手術② 2ヵ月後

眼位（図 6）	正面視 2 ⊿ XP　R/L 2 ⊿ HP，下方視 2 ⊿ XP　R/L 1 ⊿ HP
眼球運動	Hess 赤緑試験：下方視で共同性が改善（図 4 B）
両眼単一視野	下方拡大を認める（図 5 B）

当院来院時，下方視での複視で患者は走ることさえできず，ボクシングのみならずトレーニングさえ諦めざるを得ない状況であったが，2回の斜視手術を経て，ボクシングの再開を希望するまでに複視の改善を認めた.

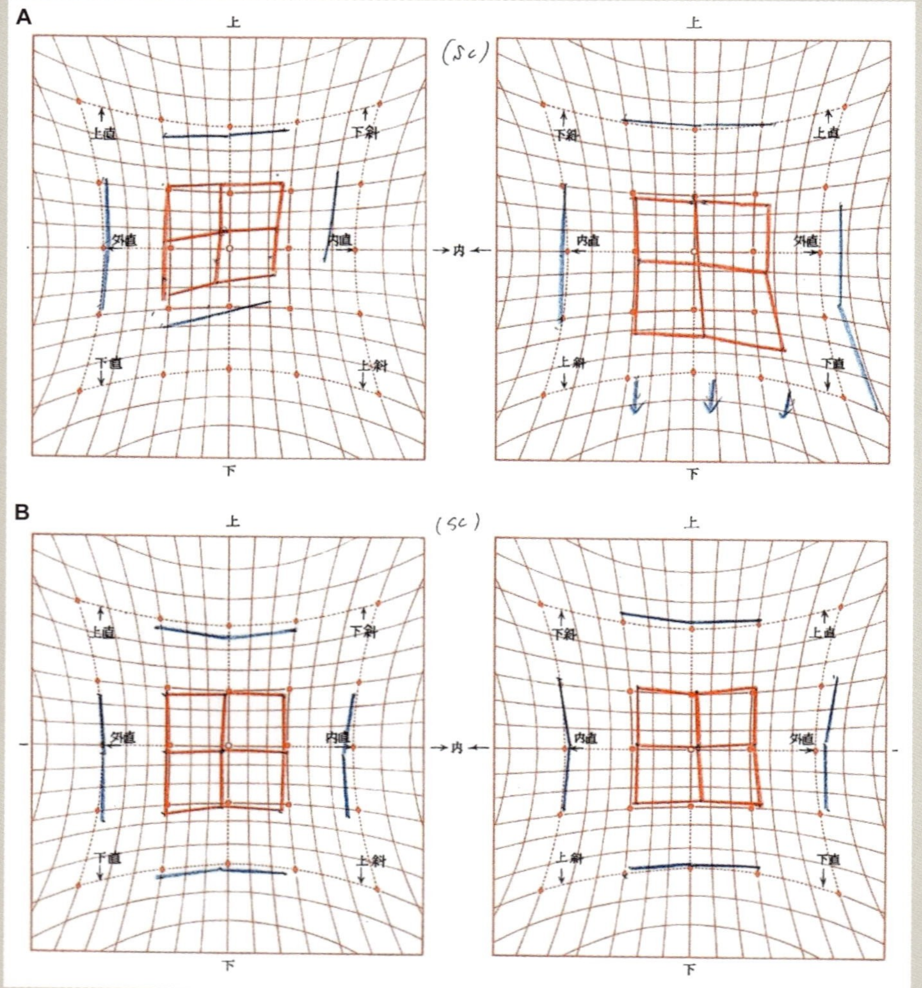

図 4　術後の Hess 赤緑試験

A：手術① 4 ヵ月後．左下転制限と右下転過動が残存．B：手術② 2 ヵ月後．左下転制限と右下転過動が改善している．

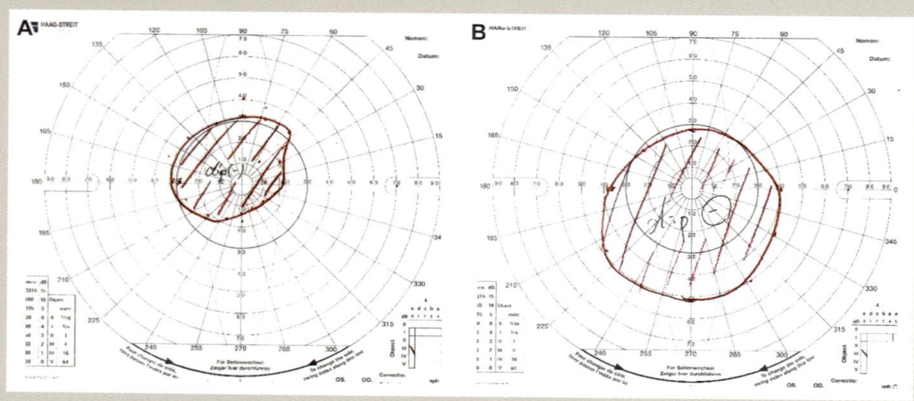

図 5　術後の両眼単一視野

A：手術① 4 ヵ月後．正面へ移動し拡大したが，やや上方に偏位している．B：手術② 2 ヵ月後．下方の両眼単一視野が拡大している．

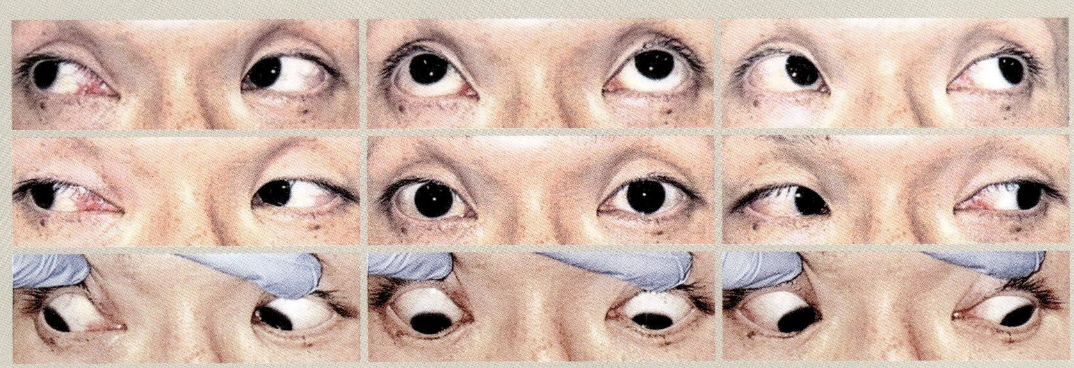

図6　手術② 2ヵ月後の9方向眼位
下方視の共同性が改善している．眼位は良好となった．

◆ 眼窩底骨折（下壁骨折）への手術[1〜3)]

眼窩内容の一部が骨折部に絞扼，陥頓すると，眼球運動障害，眼位異常，複視，眼球陥凹などをきたす．骨折後または整復術後，複視が持続する場合には斜視手術の適応となる．6ヵ月以上経過観察し，Hess赤緑試験で眼球運動の変動がないことを確認し，斜視手術を行う．

上転障害は下直筋の拘束性瘢痕化（牽引試験陽性）によって生じる．一方，下転障害は下直筋が眼窩底で瘢痕癒着することで，眼球に下転力が十分に伝わらない，つまり下直筋作用が低下することにより生じる．術式はまず患眼の上直筋や下直筋で，偏位に準じて前転術や後転術を選択する．正面視での眼位が良好になっても患眼の下直筋の下転障害により，下方視での複視が残存することがある．その際は次に述べるfaden法が有用である．

faden法（後部縫着法）[1〜5)]

直筋の筋腹を筋付着部より12〜14 mm後方の強膜へ縫着する術式である（図7）．faden法を施行した筋では作用方向への眼球の回転運動が減少するため，眼球運動を減弱することができる．後転術とは異なり，正面眼位に影響を与えない．

本症例では患眼術後で，Hess赤緑試験では健眼の下転時の過動が目立ち，患眼の下直筋の周囲組織との癒着や拘縮による下直筋作用の低下が予測された．そこで，健眼下直筋にfaden法を施行することで健眼の下転作用が減弱すると，下方の共同性が改善し，両眼単一視野の下方への拡大が得られたと考えられる．また，以前と同じ運動をする際には健眼下転時に，より大きな力が必要になる．Heringの法則により，下転時により強い神経刺激が起きることで患眼の動きが改善された．

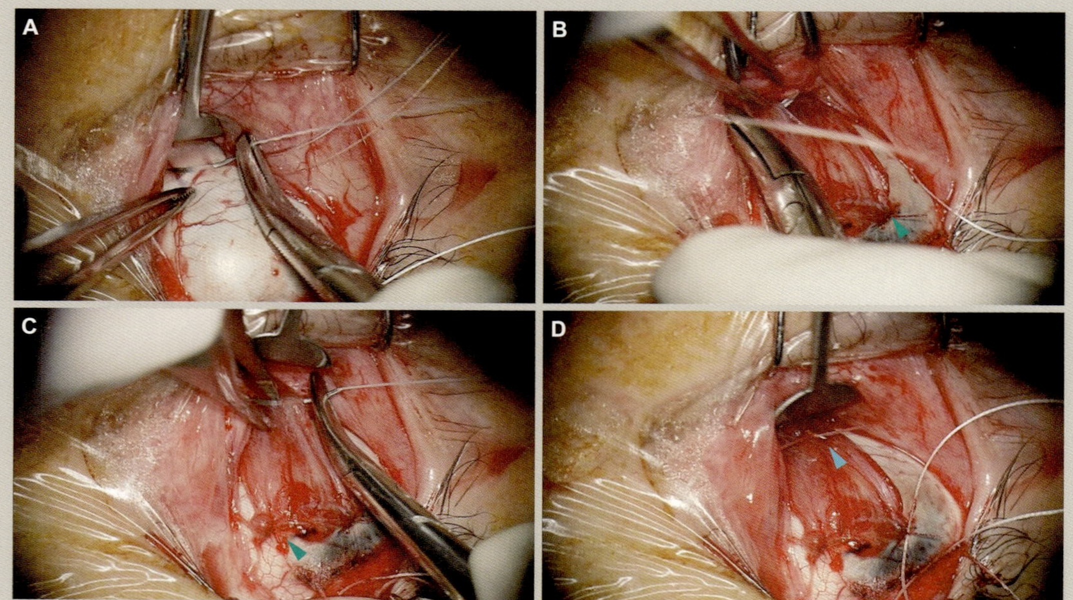

図7　faden 法（右眼）

A：5-0 MERSILENE（両端針・非吸収糸）を下直筋中央部で下直筋付着部から 12 mm の強膜に通糸．
B・C：下直筋後転（►）後，5-0 MERSILENE を両側から下直筋中央へ通糸．
D：通糸した 5-0 MERSILENE を結紮（►）．

エキスパートからのアドバイス

- 眼球運動制限を認める斜視に対して，第一選択は患眼の前後転術である．
- それでも残存する複視に対しては，健眼 faden 法の施行が共同性の眼球運動改善に有効である．

文献

1) Wright KW：Color Atlas of Strabismus Surgery—Strategies and Techniques (3rd ed).Springer, New York, 2007
2) 西村香澄：眼窩外傷と斜視．あたらしい眼科 27：1677-1680，2010
3) Ferris JD, Davies PEJ (eds)：Strabismus Surgery. Saunders Elsevier, Philadelphia, 2007
4) von Noorden GK：Binocular Vision and Ocular Motility (6th ed). Mosby, St Louis, 2002, pp574-577
5) 荒川あかり，古森美和，飯森宏仁，他：術中調節糸法で下直筋後転鼻側移動術にファーデン法を併用した 1 例．眼臨紀 14：215-219，2021

Chapter 6

頭蓋内疾患

頭蓋内疾患と複視

症例33 核上性神経麻痺 ①注視麻痺

症例34 核上性神経麻痺 ②One-and-a-half 症候群

症例35 Ocular tilt reaction

症例36 Tolosa-Hunt 症候群

症例37 上斜筋ミオキミア

症例38 複視がある麻痺性斜視の視能訓練

Chapter 6

頭蓋内疾患と複視

後関利明

◆検査と診断

頭蓋内疾患が原因の複視は，脳幹部や小脳の脳血管障害による急性発症が多い．なかには肥厚性硬膜炎や Tolosa-Hunt 症候群のように頭痛や眼痛を伴う疾患も存在する．肥厚性硬膜炎の診断には造影 MRI が必須である．そのため可能であれば，頭痛を伴う眼球運動障害の鑑別には造影 MRI の施行を考慮してほしい．

障害される部位によって眼球運動障害の形態は異なり，その特徴で病変を予測可能なこともあるため，5 方向の交代プリズム遮閉試験，Hess 赤緑試験を行い眼球運動をよく観察する．また，ocular tilt reaction は回旋偏位（上斜視眼：内方回旋，下斜視眼：外方回旋）が診断の決め手になることがある．Cyclophorometer などを用いて検出した自覚的回旋偏位は両眼の合算での結果となるため，内方回旋と外方回旋が両眼で相殺されてしまう．したがって，眼底写真などで他覚的回旋偏位の確認を行う．

両眼性複視ではないが，眼振や上斜筋ミオキミアなどで眼球の揺れに伴う動揺視を“複視”と訴える患者もいる．肉眼のみならず細隙灯顕微鏡で眼球の揺れを観察することも重要である．

◆実践的な治療法

まずは原因疾患の治療が優先となる．発症から半年以上経過しても複視が残存する場合は，斜視手術の適応となる．手術までの間はプリズムを用いた光学的治療が選択肢の一つになるが，複視の変動があることが多いためフレネル膜プリズム眼鏡を用いる．それでも複視のコントロールが不良の場合は，片眼遮閉をする．

治療に抵抗性の場合，融像中枢が障害された central fusion disruption の可能性があり，その際は正位に近づけても複視を訴える．術前にプリズム眼鏡装用による補正をして複視が消失するかを確認することで，central fusion disruption の可能性を知ることができる．

肥厚性硬膜炎の治療はステロイド療法になる．真菌性が原因の場合もあり，治療前に β-D グルカンやアスペルギルス抗原の血液検査が必要となる（陰性だからといって否定はできない）．患者背景で真菌性を疑う場合は，生検を含め脳神経外科と相談し治療を進めていく．

なお，脳卒中や脳腫瘍で生じる麻痺性斜視の複視に対する視能訓練が存在することはあまり知られていない．本章を通じ，視能訓練で軽快する複視があることを共有してほしい．

◆患者中心のケアとコミュニケーション

頭蓋内病変があると全身症状を伴うことも多く，複視のほかに身体的な不自由があることが多い．患者は，ある日を境に多くの不自由に直面するため，他科と連携を取りながら患者の訴えを一つずつ解決していく必要がある．また，複視の変動がなくなり症状が固定するまでは半年程度を要するので，その間は斜視手術はできずプリズム眼鏡の装用や片眼遮閉で複視に対応するしかないことを初期のうちに患者へ説明しておく必要がある．

また，眼科医よりも視能訓練士のほうが患者に接する機会や時間が長い．そのため，患者は医師よりも視能訓練士に心を開き，不安を口にすることも多い．検査を通じて患者の悩みや日常生活での不自由を汲み取り，寄り添う接遇を目指してほしい．また，診療の助けになりそうな情報は医師と共有することで，チームとして患者に対応できるようになる．

Chapter 6
頭蓋内疾患
症例
33
70歳 男性

核上性神経麻痺①注視麻痺

城倉　健

主訴　左片麻痺

現病歴　左手足の麻痺で動けなくなっているところを家族に発見され，救急要請された．当院搬送時には，すでに発症から12時間程度経過していた．複視の訴えはなかった

既往歴　心房細動

家族歴　特記すべきことなし

初診時所見

視力　BV＝異常なし

眼位（図1）　右方への眼球共同偏位

眼球運動　左方注視麻痺

神経学的所見　呼びかけに対しやや反応が鈍く（JCS 1），左半側空間無視および左完全片麻痺も伴っていた

一般内科学的所見　絶対性不整脈であり，心電図でも心房細動波形が確認された

頭部MRI　拡散強調像で右中大脳動脈領域に高信号を呈する急性期脳梗塞を認めた（図2）

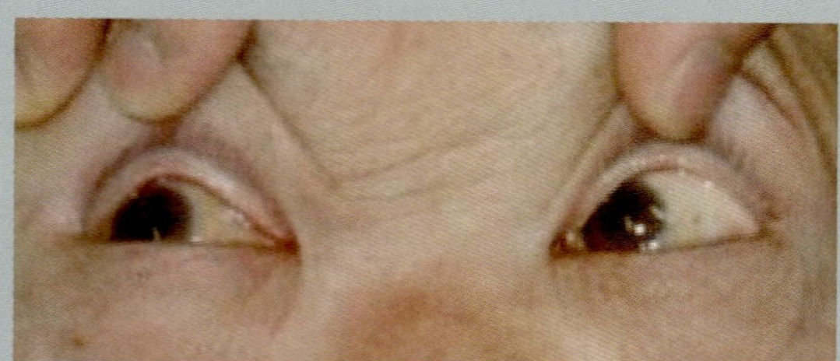

図1　初診時眼位

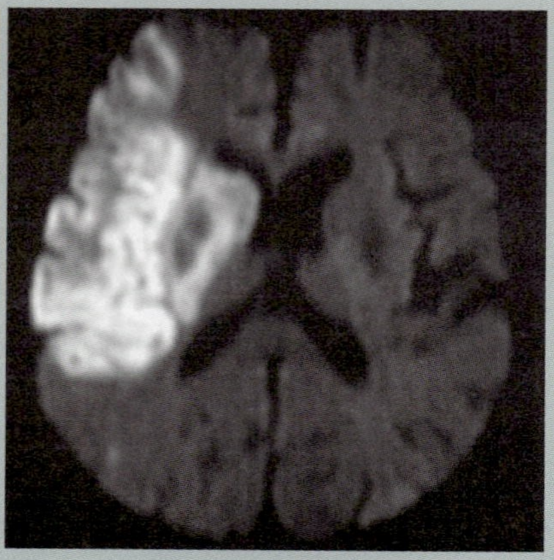

図2　初診時頭部MRI　拡散強調像

POINT! **本症例のポイント**

- ●おそらく急性発症である.
- ●眼球共同偏位がある.
- ●片麻痺を伴っている.
- ●意識障害がある可能性がある.
- ●心房細動がある.

◆ 鑑別すべき疾患とそのための検査

・てんかん（けいれん）→ 病歴聴取（通常は一過性，四肢にもけいれんあり），脳波（発作波），画像所見（脳血管障害なし，血管領域に一致しない異常信号あり，など）.

・脳血管障害であれば虚血なのか出血なのか → 画像所見で鑑別.

・虚血性脳血管障害であればアテローム血栓症なのか，心原性脳塞栓症なのか，ラクナ梗塞なのか → 病歴，画像所見，心電図などで鑑別.

◆ 診断と治療方針

画像所見と心房細動から，右中大脳動脈領域の心原性脳塞栓症と診断した．来院時すでに発症から半日程度経過しており，clinical-diffusion mismatch（臨床症状とMRI拡散強調像での病巣体積との乖離：再開通治療の適応を考慮する目安の一つ）も認めなかったことから，血栓溶解療法や機械的血栓回収術の適応はないと判断し，脳保護薬や浸透圧性利尿薬などにより保存的に加療した.

◆ 結果

急性期治療の後も左片麻痺が残存したため，リハビリテーション病院に転院した.

◆ 注視麻痺とは

注視麻痺は，対象物へのすばやい視線の移動に用いる眼球運動系（saccadic system）の障害により視線を特定の方向に向けられなくなった状態で，意識障害がある場合には注視麻痺の方向と反対側への眼球共同偏位を伴うことも多い．基本的には両眼とも同じ方向に動きにくくなるが，両眼の運動障害の程度の差によって複視を訴えることもある．水平方向のsaccadic systemは，たとえば右方向への注視を想定すると，左前頭眼野からの指令が下降し，脳幹で交差して反対側の右傍正中橋網様体（PPRF）に至る経路が担う（図3）．したがって，大脳皮質や基底核，視床などのテント上病変によりこの経路が交差前に障害されると，眼球は患側に偏位し（眼球共同偏位），健側注視麻痺が生じる（図4）．一方，橋病変によりこの経路が交差後に障害されると，眼球は健側に偏位し，患側注視麻痺をきたす（図5）．

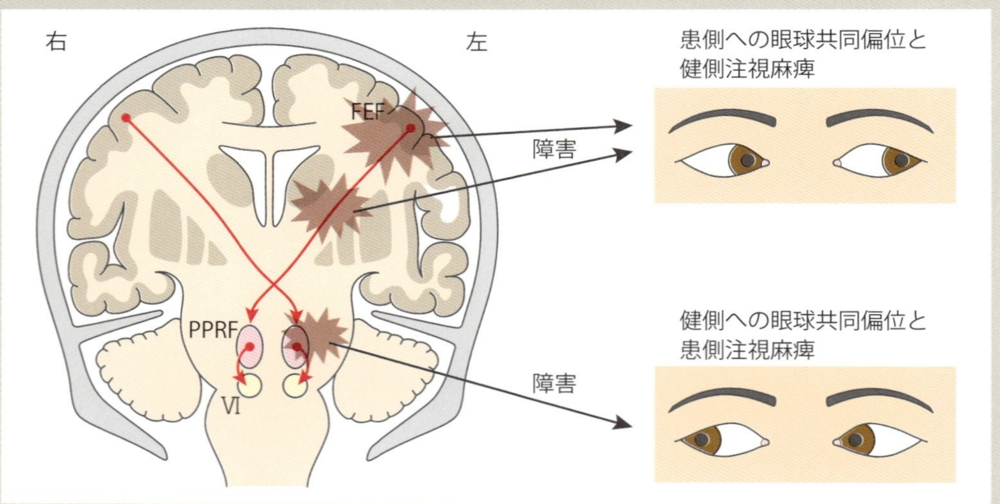

図3　水平方向の saccadic system

前頭眼野から下降し，脳幹で交差して橋の傍正中橋網様体に至る経路が，眼球を傍正中橋網様体方向に急速に動かす作用を担う．大脳皮質や基底核，視床などのテント上病変では眼球は患側に偏位し，橋などのテント下病変では眼球は健側に偏位する．
FEF：前頭眼野，PPRF：傍正中橋網様体，Ⅵ：外転神経核．

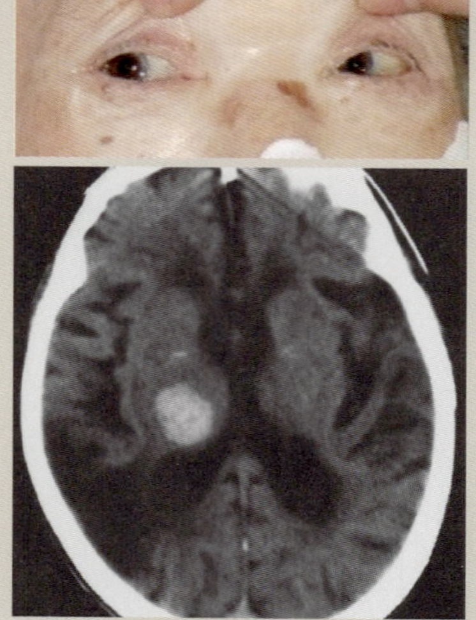

図4　83歳女性の眼球運動と CT（別症例）

右視床出血により左方注視麻痺と右方への眼球共同偏位を呈した．

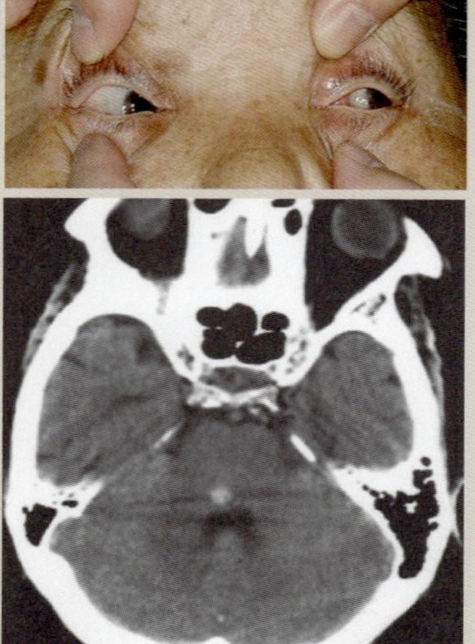

図5　77歳女性の眼球運動と CT（別症例）

右橋被蓋部出血により右方注視麻痺と左方への眼球共同偏位を呈した．

本症例では病変がテント上だったので saccadic system が交差前で障害され，患側（右方）への眼球共同偏位と健側（左方）注視麻痺をきたした．

エキスパートからのアドバイス

- 注視麻痺のような共同性眼球運動障害は中枢病変が原因であることが多いため，速やかに脳の画像検査を行う必要がある．
- テント上病変では通常，患側への眼球共同偏位（テント上病変であれば麻痺した上下肢と反対側が患側）がみられる．しかしながら，巨大な血腫や浮腫を伴う広範な梗塞の場合には，テント上病変であっても眼球が健側に偏位することがある（wrong-way deviation）（図6，図7）．通常とは逆向きに偏位する wrong-way deviation は，巨大なテント上病変による脳ヘルニアを示唆する予後不良の眼徴候である[1]．
- 垂直方向の saccadic system は，中脳の内側縦束吻側間質核が重要な役割を担う．したがって，中脳に障害が及べば垂直性の注視麻痺が生じる（図8）．

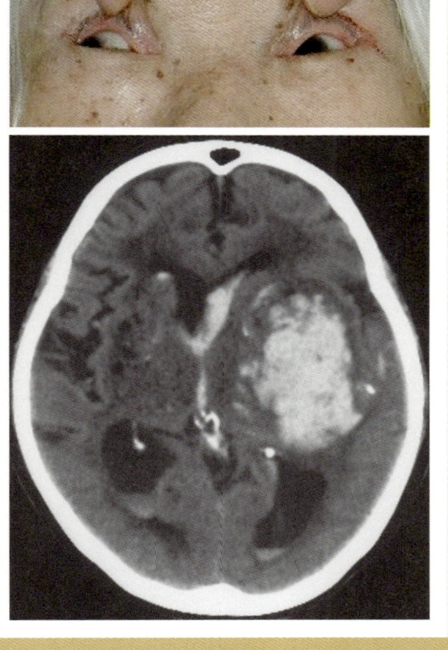

図6　78歳女性の眼球運動とCT（別症例）
左被殻出血による右への眼球共同偏位を呈し，予後は不良であった．
（文献1より引用）

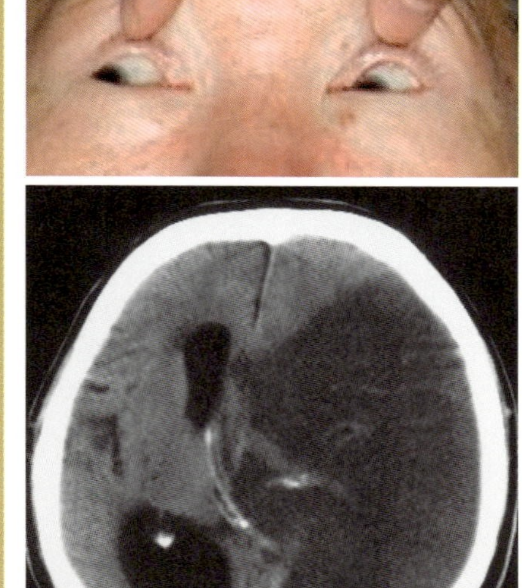

図7　80歳男性の眼球運動とCT（別症例）
左内頸動脈閉塞による広範な脳梗塞で右への眼球共同偏位を呈し，予後は不良であった．
（文献1より引用）

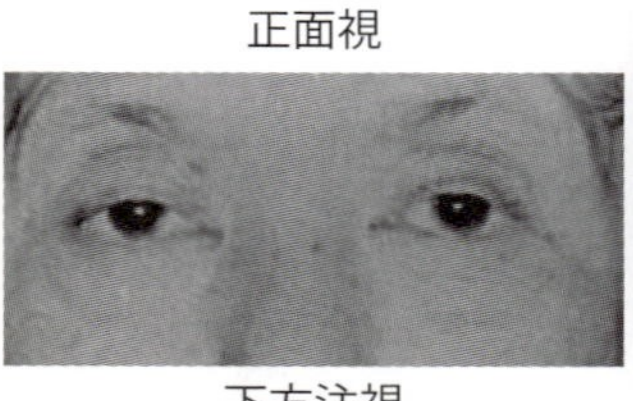

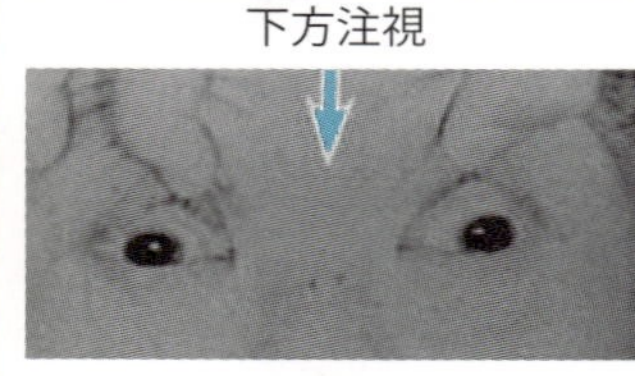

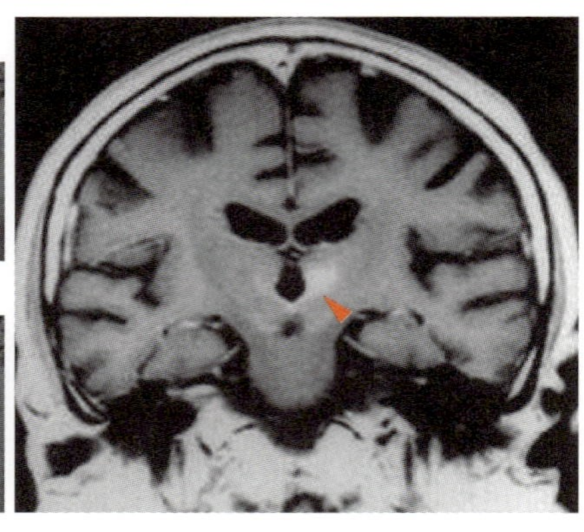

図 8　69 歳男性の眼球運動とガドリニウム造影 MRI T1 強調像（別症例）

内側縦束吻側間質核を含む視床中脳の悪性リンパ腫（►）により，下方に強い垂直注視麻痺を呈した．

文献

1） Johkura K, Nakae Y, Yamamoto R, et al.：Wrong-way deviation：contralateral conjugate eye deviation in acute supratentorial stroke. J Neurol Sci 308：165-167, 2011

Chapter 6
頭蓋内疾患
症例
34
75歳 女性

核上性神経麻痺 ②One-and-a-half 症候群

城倉　健

主訴　複視
現病歴　自宅で突然物が二重に見えるようになり，歩行しにくくなった．しばらく様子をみていたが改善しないため，救急車で搬送された
既往歴　高血圧
家族歴　特記すべきことなし

初診時所見

視力　BV＝異常なし
眼位（図 1）　自然の正面視では右眼の外斜視を認めた
眼球運動　左眼の内転障害と左方への注視麻痺
神経学的所見　意識は清明で高次大脳機能も正常であった．構音障害や四肢の麻痺，感覚障害，肢節運動失調（四肢の運動失調）は認めなかったが，体幹失調を認めた
一般内科学的所見　血圧高値（175/99 mmHg）
頭部 CT　異常なし
頭部 MRI　左傍正中橋被蓋部に高信号を呈する急性期梗塞を認めた（図 2）

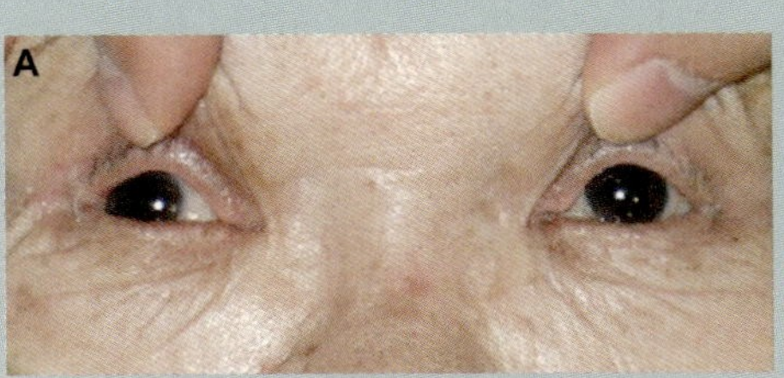

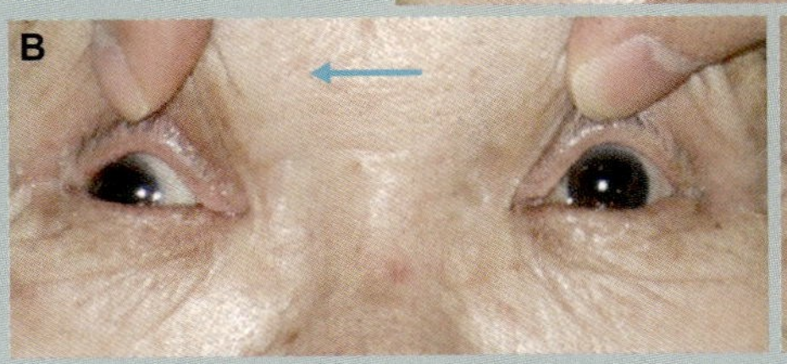

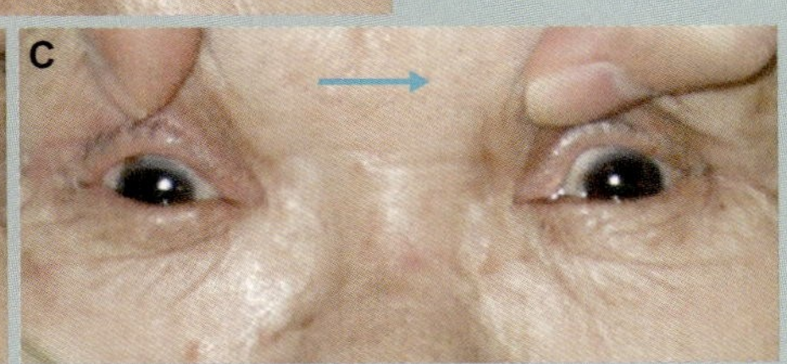

図 1　初診時 3 方向眼位

A：正面視は右眼外斜視．B：右方視は左眼内転制限．C：左方視は左方注視麻痺．正面視では健側眼（右眼）に外斜視がみられる．

初診時所見

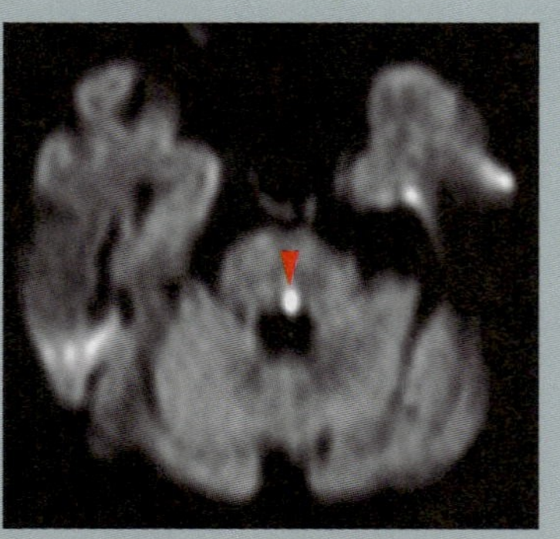

図2　頭部 MRI　拡散強調像

左傍正中橋被蓋部に高信号（►）を認めた．

POINT! **本症例のポイント**

- 急性発症である．
- 一側眼の外転のみ可能，という特異な眼球運動障害．
- 歩行がしにくくなった（体幹失調などの眼症状以外の神経症状を示唆）．

◆ 鑑別すべき疾患とそのための検査

- 多発性硬化症 → 病歴，頭部 CT・頭部 MRI，髄液検査などから否定．
- 脳血管障害であればラクナ梗塞なのか微小出血なのか → 頭部 CT・頭部 MRI で鑑別．

◆ 診断と治療方針

画像所見と神経症候から，左傍正中橋被蓋部のラクナ梗塞と診断した．抗血小板薬により保存的に加療した．

核間麻痺と one-and-a-half 症候群

傍正中橋被蓋部の病変により内側縦束（MLF）が障害されたために生じる患側眼の内転障害を核間麻痺（核間性眼筋麻痺/MLF 症候群）と呼ぶ（図3）．MLF の障害には，しばしば近接する傍正中橋網様体（PPRF）ないし外転神経核の障害による患側への注視麻痺が伴う（図3）．この，患側眼の内転障害と患側への注視麻痺の組み合わせは，one-and-a-half 症候群としてよく知られている．これらはいずれも，傍正中橋被蓋部病変を示す診断的価値が高い眼症候である．

また，核間麻痺（核間性眼筋麻痺/MLF 症候群）には外斜視が伴うこともある（橋性外斜視：pontine exotropia）．注視麻痺を伴う核間麻痺（one-and-a-half 症候群）でみられる外斜視を paralytic pontine exotropia[1]，注視麻痺を伴わない核間麻痺でみられる外斜視を non-paralytic pontine exotropia[2] と呼ぶ．本症例は，初診時所見で患側眼（左眼）の内転障害（核間麻痺）と患側（左方）への注視麻痺がみられたため，one-and-a-half 症候群であった．また，正面視で外斜視があり，paralytic pontine exotropia であることがわかる．

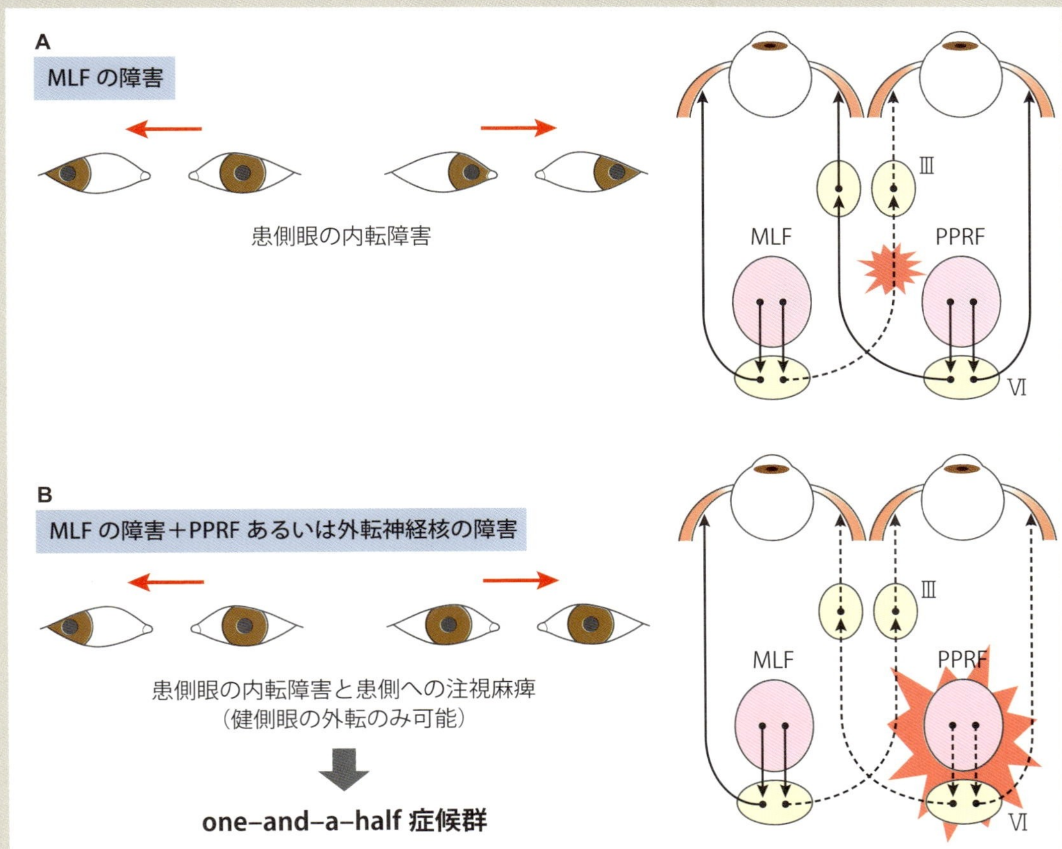

図 3　内側縦束（MLF）と傍正中橋網様体（PPRF）の障害

A：MLF が障害されると患側眼の内転障害をきたす．B：MLF に加え，同側の PPRF あるいは外転神経核が障害されると患側への注視麻痺が加わり，患側眼の外転，内転障害と，健側眼の内転障害をきたす（one-and-a-half 症候群）．
Ⅲ：動眼神経核，MLF：内側縦束，PPRF：傍正中橋網様体，Ⅵ：外転神経核．

◆ 結果

抗血小板薬の服薬から約 1 週間後に左方注視麻痺が改善し，左眼の内転制限のみ残存した状態となった（核間麻痺/核間性眼筋麻痺/MLF 症候群）．この時点でも，自然の正面視では右眼の外斜視（non-paralytic pontine exotropia）を認め，複視も残存した（図4）．眼球運動制限と外斜視は，その後いずれも軽快し，複視も消失した．

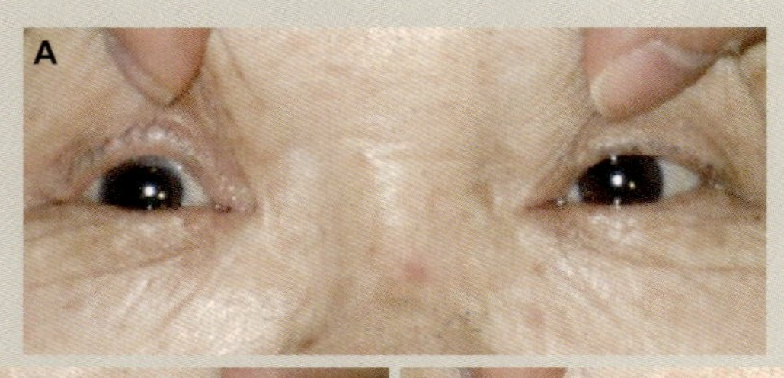

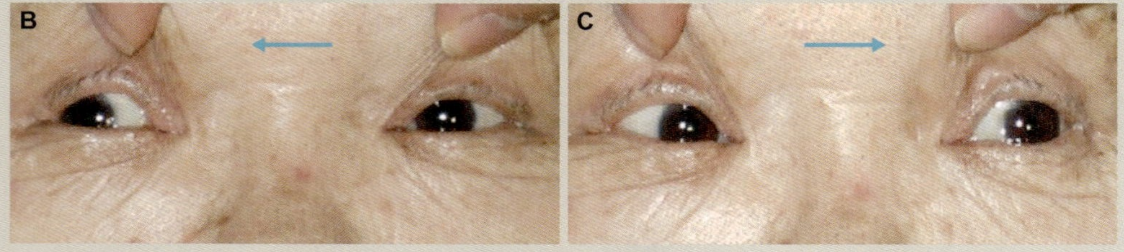

図 4　治療 1 週後の 3 方向眼位

A：正面視は右眼外斜視．B：右方視は左眼内転制限．C：左方視は両眼とも運動制限なし．経過とともに左方注視麻痺が改善し，non-paralytic pontine exotropia に移行した．正面視では健側眼（右眼）に外斜視がみられる．

エキスパートからのアドバイス

- 通常，核間麻痺に伴う外斜視（橋性外斜視）は健側眼に出現する．この外斜視の機序として，固視努力による PPRF imbalance 増強と患側眼固視による健側眼の二次偏位が重要であることがわかっている（図 5）[3]．

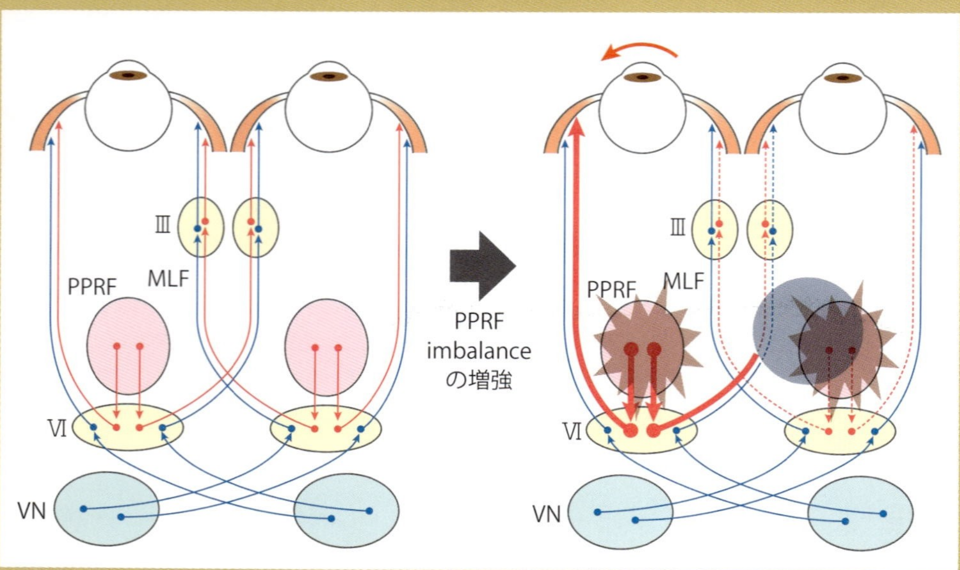

図 5　橋性外斜視の機序

固視努力により PPRF imbalance が増強すると，結果的に健側眼の外直筋への入力が相対的に増強することになり，患側眼ではなく健側眼の外斜傾向が増強する．

Ⅲ：動眼神経核，MLF：内側縦束，PPRF：傍正中橋網様体，Ⅵ：外転神経核，VN：前庭神経核．

●頻度は稀ながら，核間麻痺で患側眼に外斜視がみられることもある．この外斜視は wall-eyed monocular internuclear ophthalmoplegia（WEMINO）と呼ばれ[4]，MLF 障害が高度で，かつ PPRF 障害が全くない場合に出現すると考えられている（図 6 A）．また，両側の核間麻痺により交代性外斜視をきたした状態は，wall-eyed bilateral internuclear ophthalmoplegia（WEBINO）と呼ばれる（図 6 B）[5]．

A　WEMINO

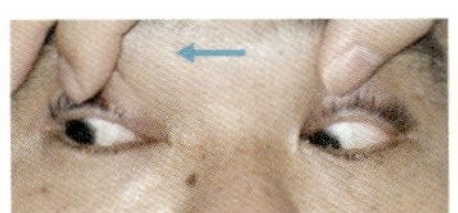

右方視では両眼とも運動制限なし

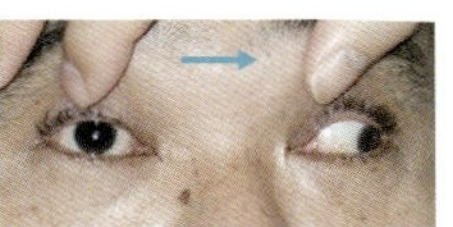

右眼外斜視

右眼内転制限

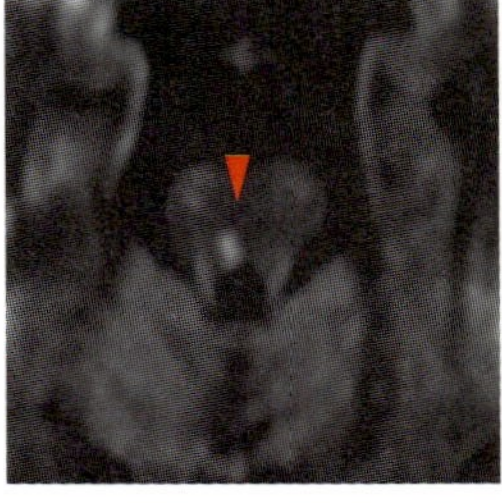

頭部 MRI　拡散強調像

B　WEBINO

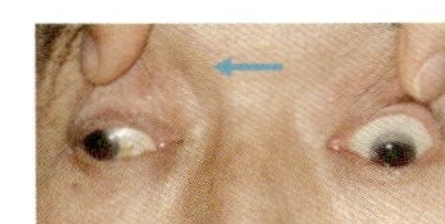

左眼内転制限

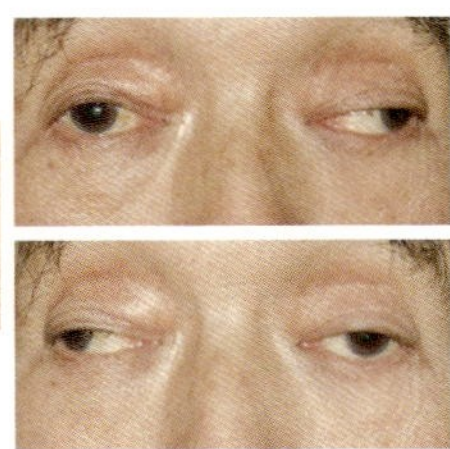

交代性外斜視

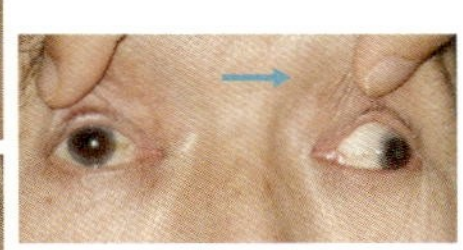

右眼内転制限

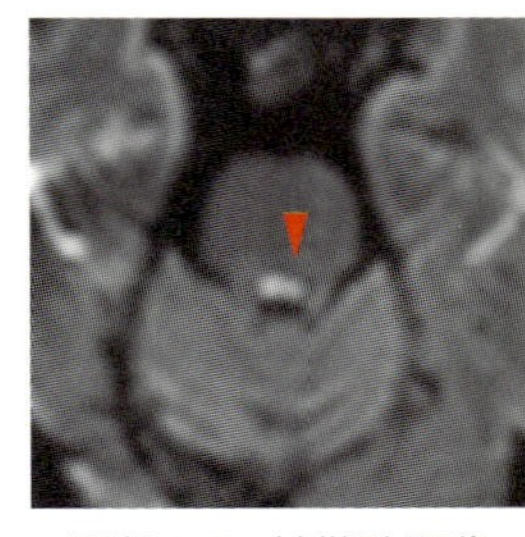

頭部 MRI　拡散強調像

図 6　WEMINO と WEBINO（別症例）

A：右傍正中橋被蓋部梗塞による MLF 障害で右眼の内転制限が生じた 41 歳男性．稀に橋病変によって患側眼（本例では右眼）の外斜視が生じることがある（WEMINO）．PPRF 障害が全くない場合には，健側眼の外斜傾向が生じないため，健側眼ではなく患側眼に外斜視が出現すると考えられている．
B：両側眼の内転制限（両側 MLF 障害）に交代性外斜視を伴った 75 歳男性（WEBINO）．比較的短時間で消失する通常の橋性外斜視と異なり，両側性の場合には比較的長期間持続する．
WEMINO：wall-eyed monocular internuclear ophthalmoplegia，WEBINO：wall-eyed bilateral internuclear ophthalmoplegia，MLF：内側縦束，PPRF：傍正中橋網様体．

文献

1) Sharpe JA, Rosenberg MA, Hoyt WF, et al.：Paralytic pontine exotropia. A sign of acute unilateral pontine gaze palsy and internuclear ophthalmoplegia. Neurology 24：1076-1081, 1974
2) Bogousslavsky J, Regli F：Paralytic and non-paralytic pontine exotropia. Rev Neurol 139：219-223, 1983
3) Johkura K, Komiyama A, Kuroiwa Y：Eye deviation in patients with one-and-a-half syndrome. Eur Neurol 44：210-215, 2000
4) Ikeda Y, Okamoto K：Lesion responsible for WEMINO syndrome confirmed by magnetic resonance imaging. J Neurol Neurosurg Psychiatry 73：204-205, 2002
5) Hoyt WF, Daroff RB：Supranuclear disorders of ocular control systems in man. Clinical, anatomical, and physiological correlations-1969. "The Control of Eye Movement" Bachy-Rita P, Collins CC, Hyde JE（eds）. Academic Press, New York, 1971, pp175-235

Chapter 6
頭蓋内疾患
症例
35
64歳 男性

Ocular tilt reaction

濵崎一郎

主訴　両眼性複視
現病歴　両眼の白内障手術後から見えにくさを自覚したため来院した．両眼で見ると上下方向に物が二重に見える．症状の日内変動はなし
既往歴　高血圧（55歳〜），両眼白内障手術（64歳）
家族歴　特記すべきことなし

初診時所見

視力　RV＝0.7（1.2×S−0.75 D）
LV＝0.8（1.2×S−0.50 D）
眼位　APCT：遠見（R-fix）R/L 5⊿HT，（L-fix）R/L 5⊿HT
近見（R-fix）R/L 3⊿HT'，（L-fix）R/L 3⊿HT'
9方向眼位：特記すべき所見なし
Bielschowsly head tilt test：陰性
眼振　なし
両眼視機能　遠見・近見ともに　垂直性 diplopia（＋）
頭位（図1）　異常頭位あり　斜頸（左側頭部傾斜10°）
眼球突出　R）14 mm，L）14 mm
自覚的視性垂直位　暗室下において患者は壁に投影された垂直の光線が，時計回り（右）に傾斜しているように感じた

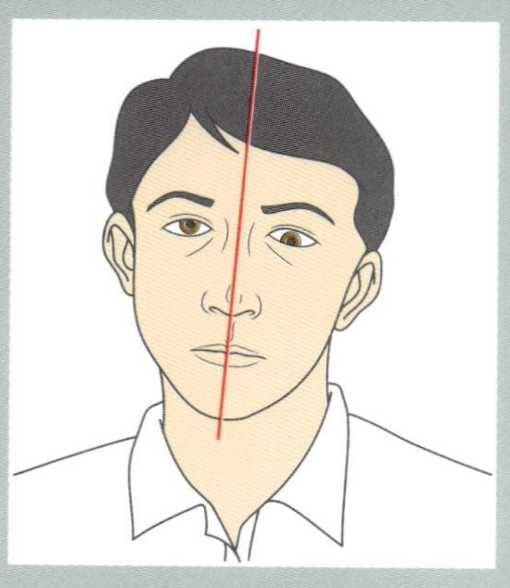

図1　初診時頭位

初診時所見

前眼部・中間透光体　B）IOL 眼
眼底（図 2）　R）内方回旋，L）外方回旋

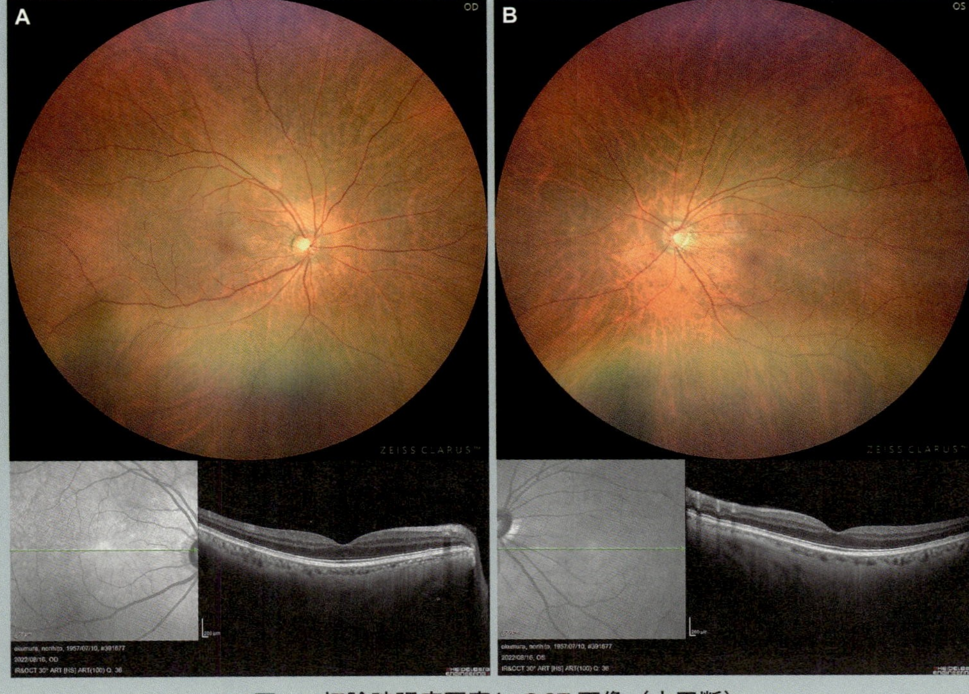

図 2　初診時眼底写真と OCT 画像（水平断）
A：右眼，B：左眼．
（画像提供：倉敷成人病センター アイセンター 細川満人氏）

POINT! 本症例のポイント

- 右眼の内方回旋，左眼の外方回旋．
- 上下偏位（右が上転眼，左が下転眼）．
- 左側頭部傾斜．
- 自覚的視性垂直位の傾斜．

◆ 鑑別すべき疾患とそのための検査

後天発症の上下斜視で偏位はわずかであり眼球の回旋を伴うため，滑車神経麻痺や sagging eye syndrome との鑑別診断を行う．また，甲状腺眼症や重症筋無力症，動眼神経麻痺も上下斜視の原因となることがあるため，これらの疾患についても念頭に置いておく．頭位，眼球回旋，眼位の確認が有用である．

◆ 検査結果と所見の解説

頭位

斜頸（左側頭部傾斜）と眼球の上下偏位を認める（図1）．斜頸の自覚はない．眼瞼下垂はなし．

眼球回旋

眼底写真では，右眼が内方回旋，左眼が外方回旋している（図2A・B上）．眼底写真では中心窩がわかりにくいが，OCTでは中心窩を通る水平線が表示され，中心窩と視神経乳頭の位置の関係がわかりやすい（図2A・B下）．水平線が視神経乳頭下縁より下にあれば外方回旋，視神経乳頭の中心より上にあれば内方回旋していると判定する．このことから，本症例では右眼が内方回旋，左眼が外方回旋しているのがわかる．

眼位

上下偏位が軽度であるため，Bielschowsky頭部傾斜試験や9方向眼位での過動・遅動が検出しにくい．右眼が上転位，左眼が下転位にあることを認める．

鑑別の参考になる上下・回旋偏位と頭部傾斜の所見をまとめたものを表1に示す．

表1　上下・回旋偏位を生じる鑑別疾患と頭部傾斜

	上下・回旋偏位（右眼が上転位の場合）	頭部傾斜
Ocular tilt reaction	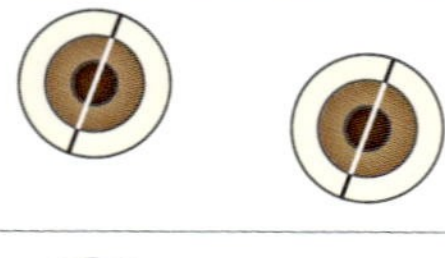	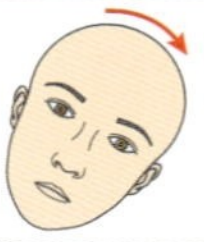
非対称 sagging eye syndrome	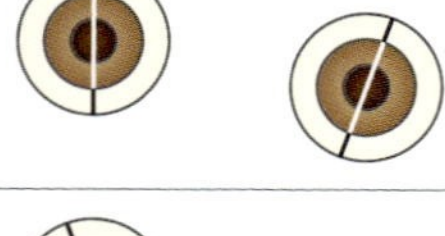	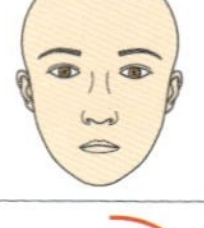
右眼滑車神経麻痺（上斜筋麻痺）	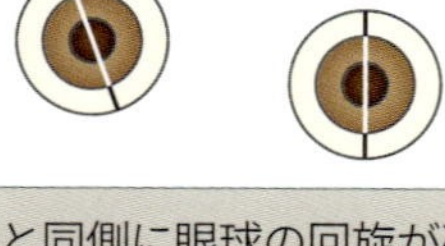	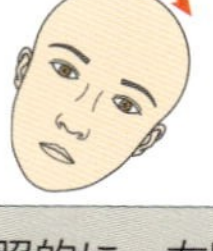

Ocular tilt reactionでは，頭部の傾斜方向と同側に眼球の回旋が確認される．対照的に，右眼滑車神経麻痺では頭部の傾斜方向と反対側に眼球の回旋がみられる．非対称 sagging eye syndromeの場合，下転位にある眼球は外方に回旋し，滑車神経麻痺では上転位にある眼球が外方に回旋する．

◆ 診断と治療方針

Skew deviation〔斜偏位（神経内科・脳神経外科領域では斜偏視と呼ばれる)〕は眼球の上下偏位で，末梢の神経，外眼筋の障害，眼窩内腫瘍の要因では説明できず，脳幹や小脳の障害によって生じる．一方，ocular tilt reaction（OTR）は，中枢前庭系の不均衡により生じ，①眼球回旋，②眼球の上下偏位（斜偏位），③斜頸，④自覚的視性垂直位（subjective visual vertical：SVV）の傾斜の 4 主徴がある疾患である．これは，耳石器官から垂直外直筋と Cajal 間質核への中枢性耳石投射路の障害と考えられている（図 3，図 4)．本症例はこの 4 主徴を認めたため，OTR と診断した．OTR の治療は，まずは原因となる疾患（脳卒中，多発性硬化症，占拠性病変など）の治療を行い，残存斜視に対してはプリズム眼鏡あるいは斜視手術で治療を行う．

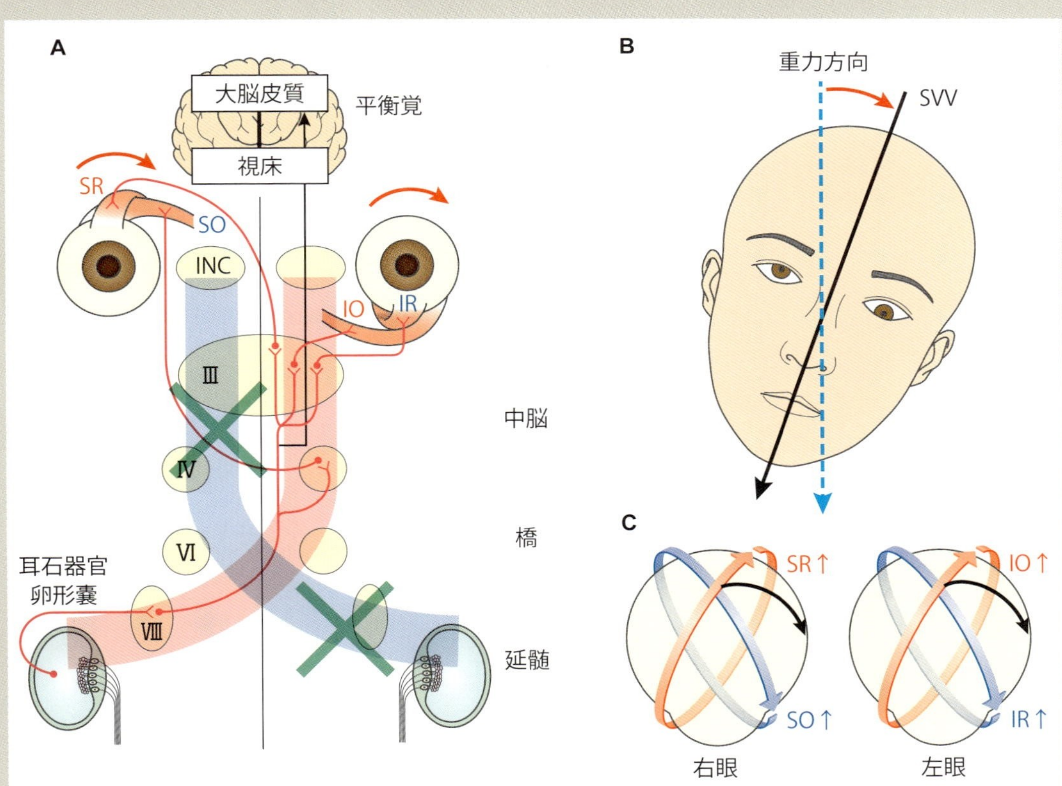

図 3　Ocular tilt reaction

A：耳石器官の卵形嚢からの興奮系の経路．対側の神経核から垂直外直筋に向かっている．また，平衡覚の情報として扱われる．反対に抑制系は同側の神経核になる．左右の耳石器官からの中枢性耳石投射路の不均衡によって OTR を呈すると考えられている．同症状の OTR では，脳幹の上部と下部の障害部位が左右で異なる．B：平衡覚の情報にアンバランスがあり，本人は頭部を重力方向に合わせると右側頭部傾斜していると感じ，SVV に向かうため左側に頭部傾斜する．C：A の赤の経路が優位になるため，右眼の SR と SO のベクトルが合わさり眼球が内方へ回旋し，左眼の IR と IO のベクトルが合わさり眼球が外方へ回旋する（図 4)．Ⅷ：前庭神経核，Ⅵ：外転神経核，Ⅳ：滑車神経核，Ⅲ：動眼神経核，INC：Cajal 間質核，×：障害部位，SR：上直筋，IR：下直筋，SO：上斜筋，IO：下斜筋　（A は文献 1 を参考に作成）

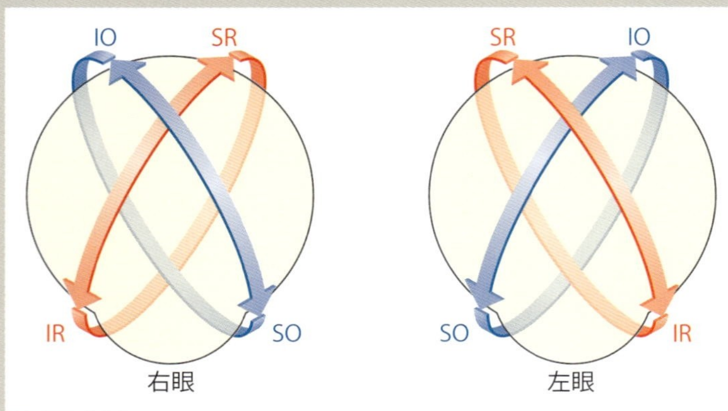

図 4　垂直運動に関連する外眼筋の作用方向

正面視からの垂直外眼筋の作用方向をベクトルで表している．たとえば，眼球を真上に上転させる場合は SR と IO が同時に働き，内方回旋させる場合は SR と SO が同時に働く．実際には，視線方向と筋の走行の関係により筋の作用が異なる．正面視時には SR の上転作用が強く影響する．
SR：上直筋，IR：下直筋，SO：上斜筋，IO：下斜筋

◆ 結果

OTR の原因を精査するため頭部 MRI を行った．しかしながら，明らかな病巣を検出できなかったため，上下偏位に対するプリズム眼鏡で治療を行った．両眼性複視の症状が改善し，患者の満足を得ることができた．頭部傾斜は残存するが，日常生活上の支障はきたしていない．

エキスパートからのアドバイス

- 高齢者における白内障手術後の両眼性複視は，視覚が改善された後にしばしば報告され，それまで認識されなかった複視が顕在化するためと考えられる．
- 鑑別診断には，上下斜視において上転または下転している眼球の回旋方向，頭位（頭部の傾斜）を観察することが不可欠である．
- 高齢者で頭部傾斜をみたら，OTR も考えておこう．
- 同症状の OTR では，脳幹の上部と下部の障害部位が左右で異なる．

文献

1)　Leigh RJ, Zee DS：The Neurology of Eye Movements（5ed）. Oxford University Press, Oxford, 2015

Chapter 6
頭蓋内疾患
症例
36
32歳 女性

Tolosa-Hunt 症候群

光井江里佳・後関利明

主訴 眼痛，頭痛，複視

現病歴 朝から左眼の眼痛と左側の頭痛が出現し，翌日に近医眼科を受診．左眼の散瞳を認め頭蓋内病変を疑われ，当科紹介受診となった．初診時には複視の訴えはなく，受診2日後から右方視で増悪する複視を訴えるようになった

既往歴 右靱帯損傷手術歴，流産で分娩処置（32歳）

家族歴 特記すべきことなし

初診時所見

視力 RV＝1.5（n.c.），LV＝0.6（1.2 p×S＋1.00 D）

眼圧 R＝13.7 mmHg，L＝15.0 mmHg

眼球運動 明らかな眼球運動制限なし．上方視・左右視で眼球運動時痛あり

瞳孔径 R）3.0 mm，L）6.0 mm

対光反射 R）迅速完全，L）遅鈍不完全

CFF R）36 Hz，L）38 Hz

前眼部・中間透光体・眼底 異常なし

頭部 MRI 異常なし（図1）

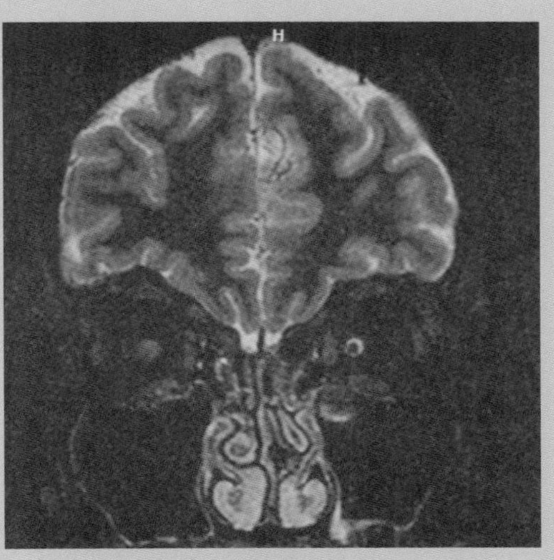

図1 初診時頭部 MRI STIR 法
頭蓋内に明らかな異常所見なし．

受診から2日後の所見

視力	RV＝1.5（n.c.），LV＝0.7（1.5×S＋0.75 D）
眼位（図 2）	APCT：遠見（R-fix）18⊿XT　L/R　12⊿HT （L-fix）25⊿XT　L/R　12⊿HT 近見（R-fix）25⊿XT’　L/R　12⊿HT’ （L-fix）30⊿XT’　L/R　12⊿HT’
眼球運動	L）内転制限－4，下転制限－3，上転制限－2 内下方制限－3，内上方制限－3 外上方制限－1，外下方制限－4 Hess 赤緑試験（図 3）：L）全方向の眼球運動制限 R）相対的に全方向に過動
対光反射	R）迅速完全，L）遅鈍不完全
CFF	R）39 Hz，L）41 Hz
外眼部（図 4）	L）眼瞼下垂（＋）

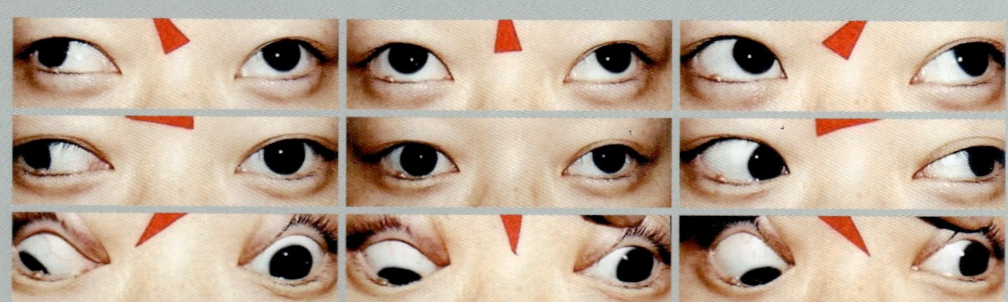

図 2　受診から 2 日後の 9 方向眼位

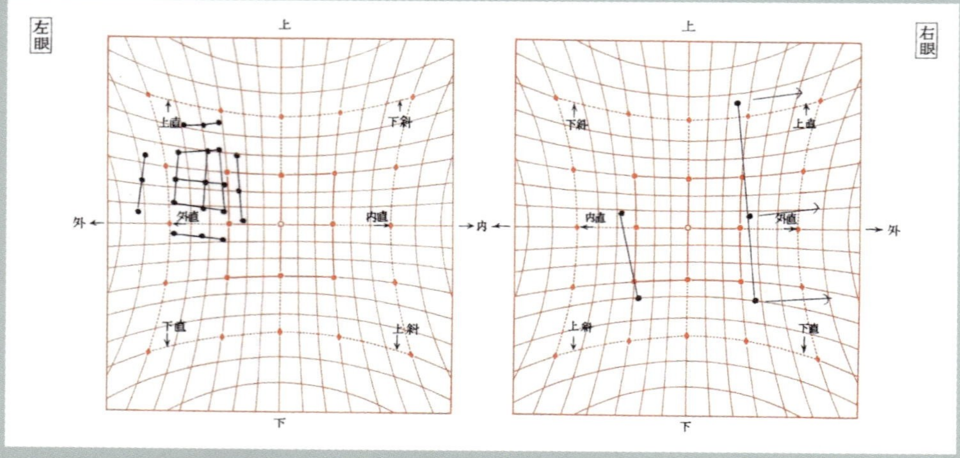

図 3　受診から 2 日後の Hess 赤緑試験

受診から2日後の所見

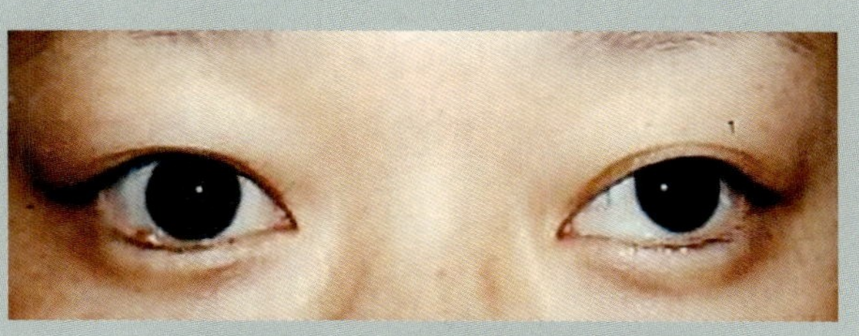

図4　受診から2日後の外眼部写真
第1眼位で外斜視，左眼に軽度眼瞼下垂を認める．

POINT! **本症例のポイント**

- 頭痛・眼窩部痛と同側の眼球運動障害，眼瞼下垂，散瞳．
- 左動眼神経・滑車神経麻痺を疑う所見（眼球運動障害から，同時期に複数の神経が障害されている）．

◆ 鑑別すべき疾患とその検査

有痛性眼筋麻痺の鑑別として代表的な疾患を下記に分類する．

炎症性疾患

炎症性疾患は感染性と非感染性に分類される．代表的な疾患を次に記す．

感染性

- 眼窩真菌症 → 血液検査（β-D-グルカン値，血清アスペルギルス抗原），眼窩 CT（骨破壊像），眼窩 MRI
- 眼窩蜂巣炎 → 血液検査（白血球，CRP），眼窩 MRI

非感染性

- 特発性眼窩炎症 → 眼窩 MRI
- 肥厚性硬膜炎 → 頭部造影 MRI，生検
- サルコイドーシス → 血液検査，胸部画像検査

腫瘍性疾患

- 頭頸部腫瘍，転移性腫瘍（肺，乳房，泌尿生殖器）→ 頭部 MRI，全身検査

血管性疾患

- 頸動脈海綿静脈洞瘻，海綿静脈洞内内頸動脈瘤，海綿静脈洞血栓症 → 頭部造影 MRI

なお，上眼窩裂，眼窩先端部，海綿静脈洞などに発生する病変は，脳や眼窩内部の構造から視神経，動眼神経，滑車神経，三叉神経，外転神経に障害を及ぼす可能性がある．これらの鑑別疾患は同様の臨床症状を呈するため，血液検査，画像検査が必要である．

◆ 検査結果

本症例は片側の頭痛・眼窩部痛を発症し，数日後に同側の脳神経麻痺様症状を呈した．当科初診時に血液検査・頭部 MRI・眼窩 MRI を施行したところ，血液検査の β-D-グルカン値，血清アスペルギルス抗原は陰性であった．また頭部画像検査では腫瘍などの所見はなく，血清学的所見，ウイルス・真菌の血中抗体価，髄液検査においても異常は認めなかった．

◆ 診断と治療方針

本症例は発症 2 日後に左眼の眼球運動障害を認め，血液検査からその他の疾患を除外し Tolosa-Hunt 症候群と診断した．なお Colnaghi ら[1]は，臨床的に Tolosa-Hunt 症候群を疑う症例であっても，7.9％で海綿静脈洞あるいは眼窩尖端部の炎症性肉芽腫性病変が確認できない可能性があることを報告している．

Tolosa-Hunt 症候群の治療としては副腎皮質ステロイドが著効する．本症例でもステロイドパルス療法を施行した．ステロイドパルス療法（1,000 mg×3 日間）により改善した症例が多く報告されているが，鑑別疾患である眼窩真菌症はステロイド治療により病態が悪化し，生命を脅かす可能性があるため注意が必要である．

◆ 結果

ステロイドパルス療法により眼球運動障害の改善を認め複視も消失し，再発なく経過した（図 5）．

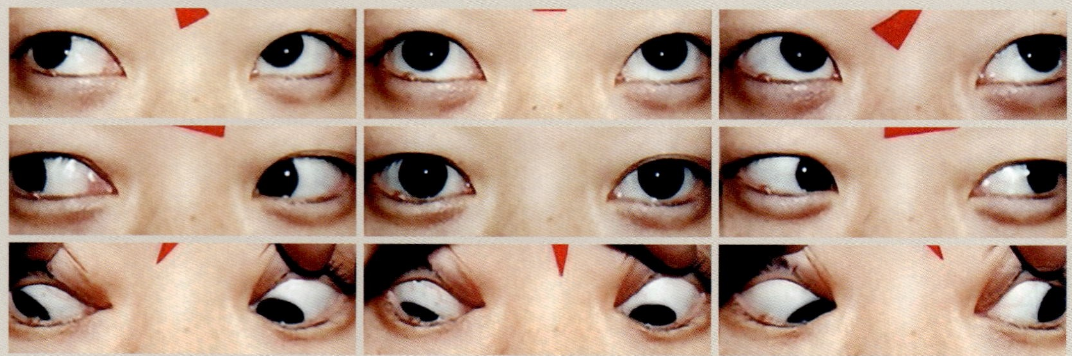

図 5　治療後の 9 方向眼位

左眼の全方向の眼球運動制限は改善した．

エキスパートからのアドバイス

- 有痛性眼筋麻痺の鑑別疾患は多彩であるため，一般的血液検査以外にも免疫学的検査などの網羅的な検査を必要とする．
- 頭部 MRI では海綿静脈洞における肉芽腫性炎症を認めることが多いため，ガドリニウム造影検査が有用との報告が多い．また，鑑別診断の一つである肥厚性硬膜炎の診断には，造影 MRI が必要である．本症例では治療以前に造影 MRI を行っていないが，本来であれば治療前に造影 MRI を施行することが望ましい．
- Tolosa-Hunt 症候群では，複視だけではなく眼窩部病変を含むほかの症状がないか注意深く観察していく必要がある．

文献

1) Colnaghi S, Versino M, Marchioni E, et al.：ICHD-II diagnostic criteria for Tolosa-Hunt syndrome in idiopathic inflammatory syndromes of the orbit and/or the cavernous sinus. Cephalalgia 28：577-584, 2008

Chapter 6
頭蓋内疾患
症例
37
52歳 女性

上斜筋ミオキミア

光井江里佳・後関利明

主訴 動揺視

現病歴 5年前に右眼の上下揺れを自覚．1年前から頻度が多くなったため近医脳神経内科を受診したが，異常は指摘されなかった．その後，前医眼科にて片眼性の回旋性振動とそれに伴う動揺視を認めた

既往歴・家族歴 特記すべきことなし

初診時所見

視力	RV＝0.7（1.2×S±0.00 D⌒C−1.00 D Ax90°） LV＝0.7（1.2×S＋0.50 D⌒C−1.50 D Ax85°）
眼圧	R＝11.7 mmHg，L＝12.7 mmHg
眼位	APCT（c.c.）：遠見 ortho
眼球運動	B）制限なし
対光反射	R）迅速完全，L）迅速完全
前眼部	片眼性の発作性回旋性振動（図1）
中間透光体・眼底	異常なし

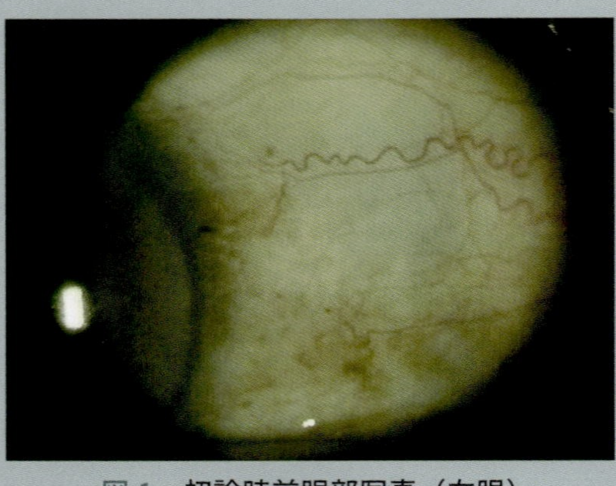

図1　初診時前眼部写真（右眼）
回旋性振動を認める（動画参照）．

POINT! **本症例のポイント**

- 片眼の動揺視．
- 間欠的な回旋性振動．
- その他の神経学的所見を認めない．

◆ 鑑別すべき疾患とそのための検査

・多発性硬化症 → 頭部 MRI

◆ 検査結果と経過

頭部 MRI の脳幹 CISS 画像では，明らかな異常所見はなかった（図 2）．前医では β 遮断薬点眼による局所療法と抑肝散の内服で治療していたが，症状の改善はなかった．

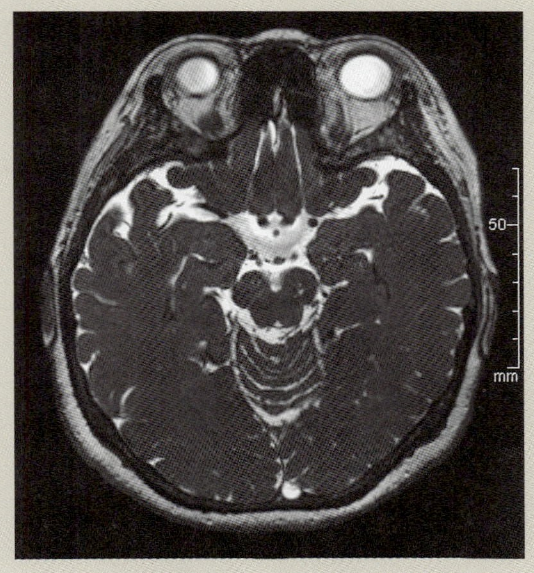

図 2　頭部 MRI　CISS 法（水平断）

◆ 診断と治療方針

細隙灯顕微鏡下にて発作性の回旋性振動を認め，上斜筋ミオキミアと診断した．脳幹部 3 次元融合画像を確認したところ，滑車神経への血管圧迫様所見がみられた（図3）．当院での内服治療歴を表 1 に示す．

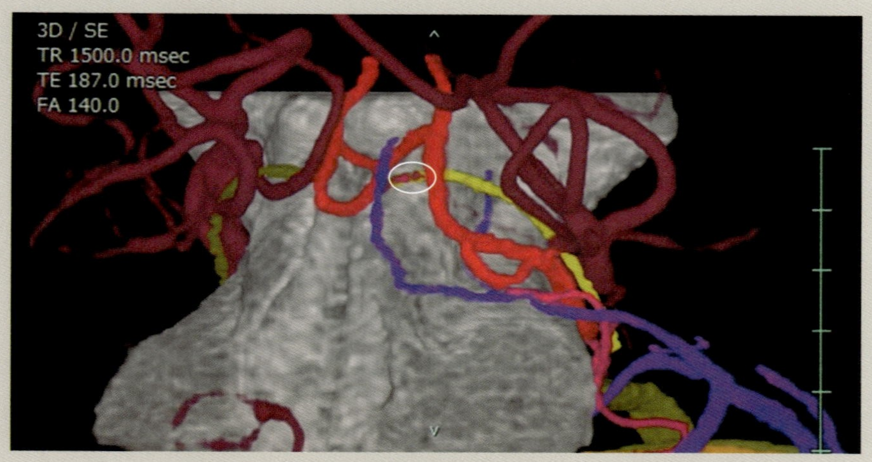

図 3　脳幹部 3 次元融合画像（CISS＋MRA）

中脳背側部root exit zoneにおいて滑車神経への血管圧迫様所見（○）．赤：上小脳動脈，黄：右滑車神経，紫：静脈，えんじ：その他の動脈　（画像提供：中村記念病院 橋本雅人氏）

表 1　内服治療歴

初診時	クロナゼパム	1.0 mg/日	内服開始	改善あるが副作用の眠気があったため別の薬剤に変更
1 ヵ月後	バクロフェン	10 mg/日	内服開始	
2 ヵ月後	バクロフェン	20 mg/日	増量	改善なし
3 ヵ月後	クロナゼパム	0.5 mg/日	内服再開	あらためて用量を減らして再開するが副作用の眠気が強いため変更
4 ヵ月後	プロプラノロール	10 mg/日	内服開始	
5 ヵ月後	プロプラノロール	20 mg/日	増量	やや緩和
7 ヵ月後	プロプラノロール	60 mg/日	増量	高血圧もあったため最大量まで増量したが改善なし
8 ヵ月後	バクロフェン	15 mg/日	内服再開	以前は効果がなかったが用量を増やすことで効果が出ることを期待したが改善なし
9 ヵ月後	バクロフェン	30 mg/日	増量	

治療抵抗性を認めたため，血管の圧迫による神経症状を取り除く脳神経微小血管減圧術による外科的治療に治療方針を変更した．

◆ 結果

脳神経微小血管減圧術（図 4）を施行し，術翌日に動揺視は消失した．術翌日から一過性に滑車神経麻痺を認め，メコバラミンの内服を開始した．術後 6 ヵ月後には滑車視経麻痺の改善を認めた（図 5）．

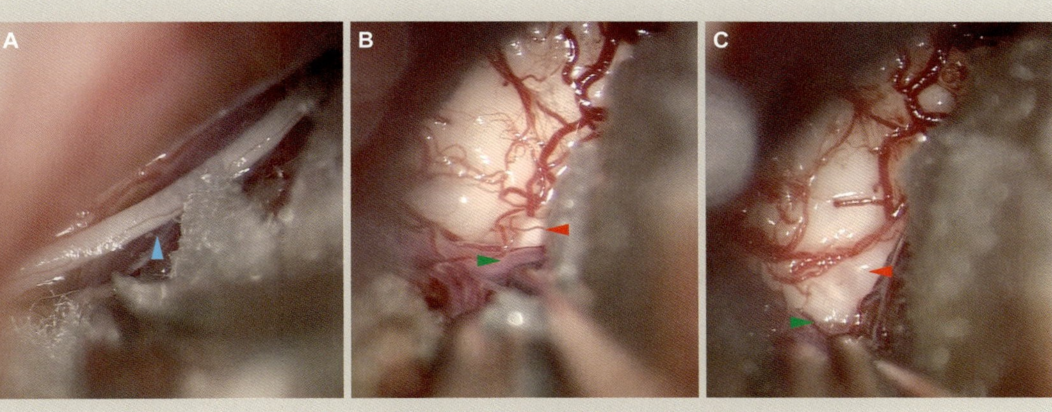

図4　脳神経微小血管減圧術の術中写真

A：脳幹の背側表面にある右滑車神経（►）を露出．B：上小脳動脈の分枝（►）が中脳背側部 root exit zone（►）を圧迫している．C：上小脳動脈の分枝（►）による中脳背側部 root exit zone（►）の圧迫を解除した．

（画像提供：中村記念病院 橋本雅人氏）

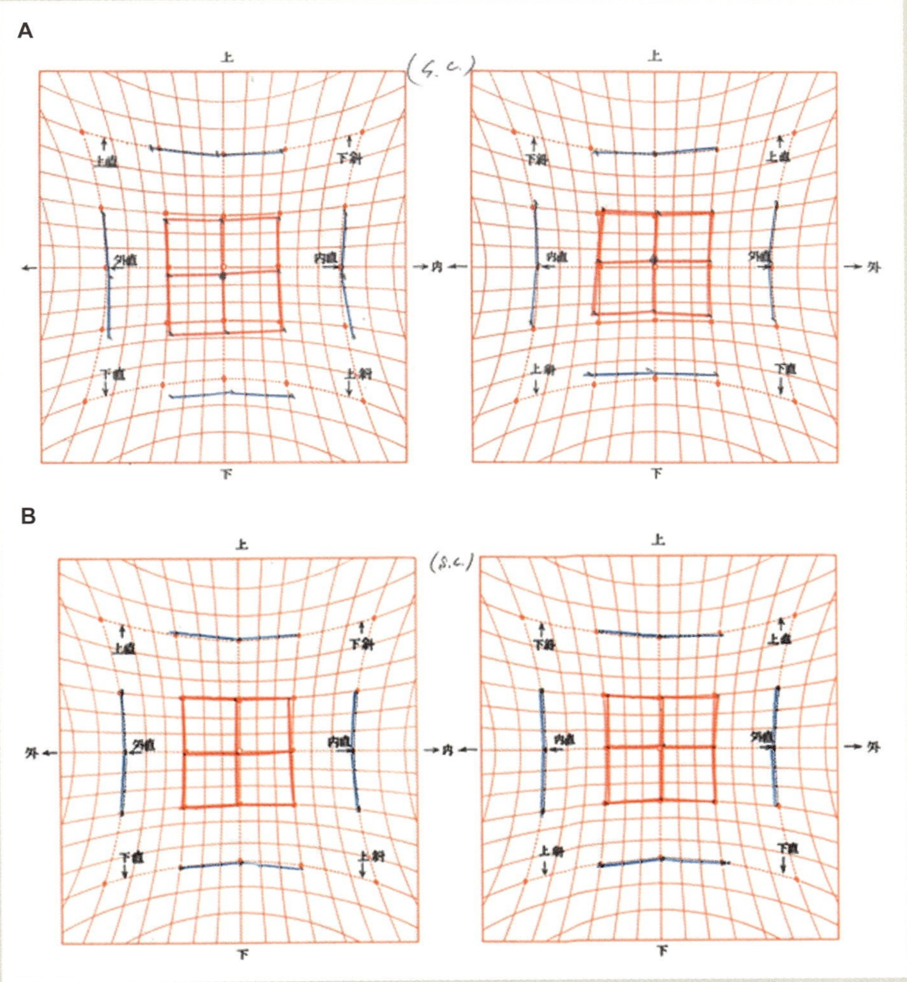

図5　脳神経微小血管減圧術後の Hess 赤緑試験

A：術後2ヵ月，B：術後6ヵ月．滑車神経麻痺の改善を認める．

エキスパートからのアドバイス

- 症状が片眼性の間欠的な回旋性動揺視であるため，厳密には複視ではないが，片眼性で動揺視を訴える疾患は上斜筋ミオキミア以外に考えにくい．
- 診療時に発作が出現しない場合は，発作誘発のため，内下転の注視や患側への頭位傾斜をしてみる．また，発作時の眼の揺れの動画撮影を患者に依頼することも一つの方法である．
- 内服治療でも症状が緩和する報告がある．しかし，改善を認めない症例も存在し，脳神経微小血管減圧術によって改善を認める可能性がある．
- 現時点で脳神経微小血管減圧術が施行できる施設は限られている．

Chapter 6
頭蓋内疾患
症例
38
40歳 女性

複視がある麻痺性斜視の視能訓練

歌村圭介・若山曉美

主訴　髄膜腫の術後から左眼が内に寄り，物が 2 つに見える
現病歴　食事中に左顔面に激痛が起こり，脳神経外科で頭蓋底斜台部の髄膜腫と診断され腫瘍摘出となった．術後から複視が出現し当科紹介受診，左滑車神経麻痺，左外転神経麻痺と診断された
既往歴　頭蓋底髄膜腫（40 歳）
家族歴　特記すべきことなし

初診時所見（視能訓練前）

視力　遠見　RV＝0.15（1.5×S－1.00 D⊃C－2.50 D Ax170°）
RV＝（1.5×JB）
LV＝0.03（1.0×S－3.50 D⊃C－2.25 D Ax15°）
LV＝（0.8×JB）
近見　RV＝（1.5×JB）
LV＝（1.2×JB）
＊左眼視力測定時に左への顔回し 20°あり

眼鏡度数　R）S－1.25 D⊃C－2.00 D Ax160°
L）S－2.50 D⊃C－1.50 D Ax180°

優位眼　左眼

眼位（図 1）　Krimsky 法（JB）：R-fix 35⊿ET’ 8⊿L/R HT’ 同側性＋下方複視（＋）
プリズム中和時複視（－）

眼球運動　Hess 赤緑試験：L）滑車神経麻痺，外転神経麻痺（図 2）

融像野　全方向で複視（＋）

前眼部・中間透光体・眼底　異常なし

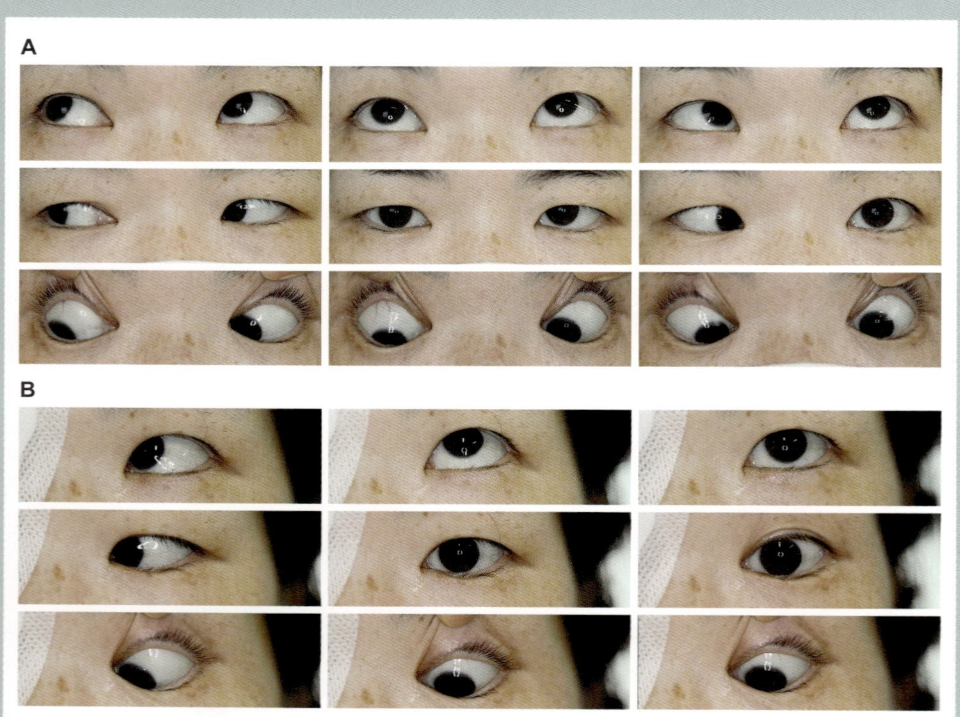

図 1　視能訓練前の 9 方向眼位

A：両眼，B：単眼（左眼）.

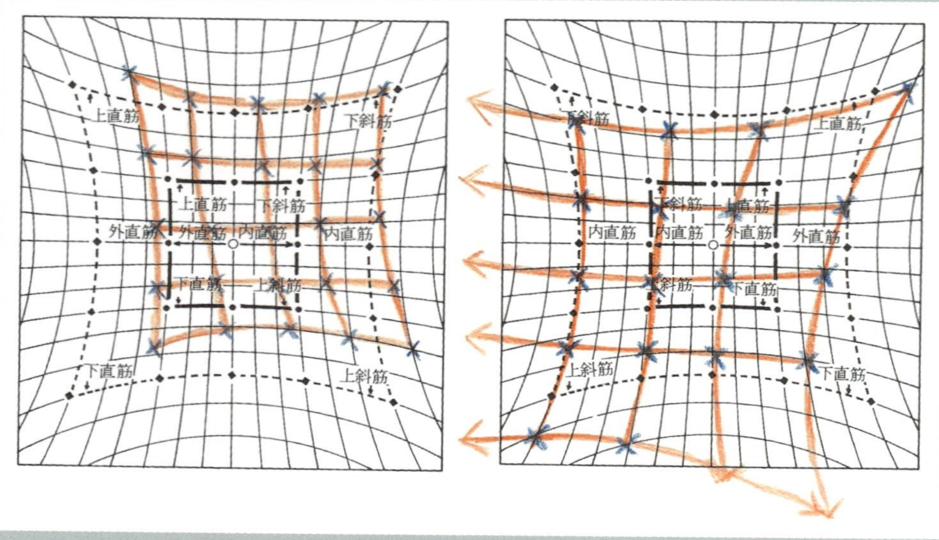

図 2　視能訓練前の Hess 赤緑試験

POINT! **本症例のポイント**

- 髄膜腫術後の核性および核下性眼球運動障害．
- 全方向で複視を自覚している．
- 左眼は完全麻痺のため，顔回しをしないと正面の感覚がない．
- 融像障害は視能訓練の適応外．

検査結果と経過

・髄膜腫の術後から複視が出現し，2ヵ月間経過観察を行った．眼球運動障害の程度はやや改善したが，麻痺性斜視の状態に変化なく複視は改善しなかった．

・プリズム中和で複視が消失し融像障害はない．

・髄膜腫の術後に発症した後天眼球運動障害で，自然治癒が困難な可能性がある．

・年齢が若く早期の社会復帰を希望し視能訓練の実施となった．

視能訓練の実施と経過

本症例は手術2ヵ月後から視能訓練を開始した（図3）．

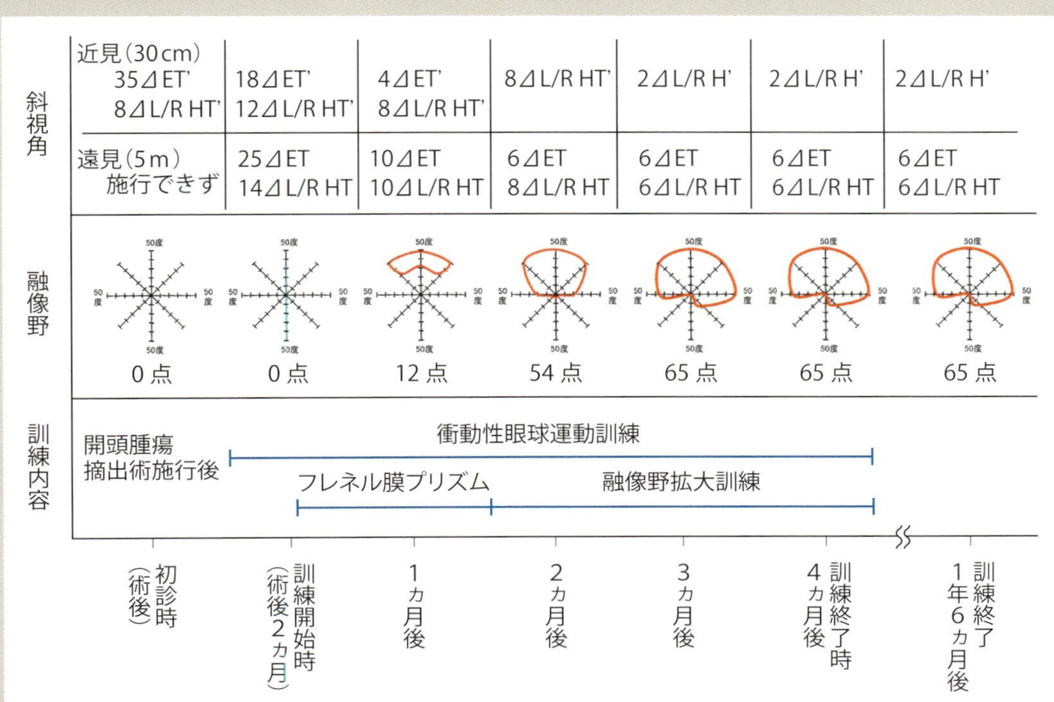

図3　視能訓練の経過と訓練内容

最初は眼球運動障害に対して衝動性眼球運動訓練[1)]から開始した（図4）．プリズム中和で複視が消失し両眼視が確認でき，フレネル膜プリズムの装用で両眼の中心窩刺激による融像強化を実施した．訓練開始1ヵ月後，上方に融像野を認めた．その後フレネル膜プリズム装用を中止し，2ヵ月後に上方のみの融像野は正面に拡大した．斜位が維持でき中心窩立体視を認めた．次に融像野拡大訓練[1)]を追加した（図5）．訓練開始4ヵ月後，社会復帰できた．左眼の上斜筋の制限に対する手術療法について医師から説明したが，訓練によって日常生活や仕事で問題がなくなったと希望せず訓練終了となった．

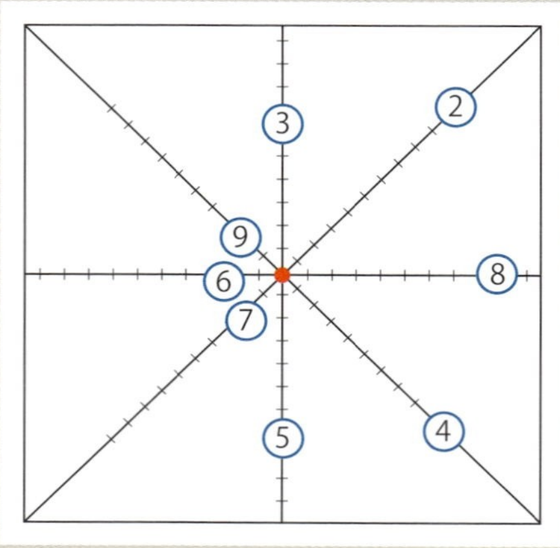

図4　衝動性眼球運動訓練（左眼のみ実施）

①右眼を遮閉し左眼で図の数字を中心窩で見てもらい，引き運動の可動域を確認する．
②制限の強い方向については回数を多くし訓練を行う．
③訓練は必ず正面から開始し，顔を固定し中心窩で視標をとらえ数字が鮮明に見えるように指導する．
④視標を注視する際は制限方向を意識しながら，制限が強い方向には筋肉を伸ばすようなイメージで，制限ない方向では筋肉を緩めるようなイメージで強弱をつけて訓練を行う．

訓練内容
1）正面視 → 水平方向（20回）×2回
2）正面視 → 垂直方向（20回）×2回
3）正面視 → 右斜め方向（20回）

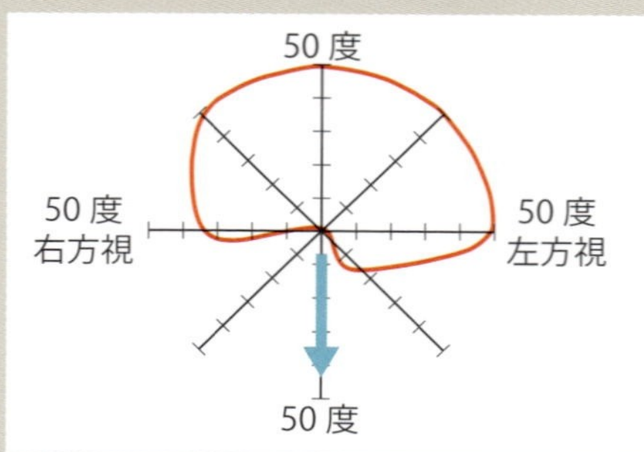

図5　融像野拡大訓練

①まず融像が安定している上方に視標を出し，融像できているかを確認する．
②視標を上方から正面，正面から下方へ動かし，融像が破綻して複視が出現するところを確認する．
③複視が出現したら，上方へ少し視標を動かし再度融像できるかを確認する．
④融像が確認できたら再度下方へ視標を動かし，融像野を拡大していく．

◆ 結果

訓練終了時

視力　RV＝（1.5×JB），LV＝（0.9×JB）

眼鏡度数　R）S－1.25 D⊃C－2.00 D Ax160°，L）S－2.50 D⊃C－1.50 D Ax180°

眼位（図6）　APCT（JB）：遠見6⊿ET　6⊿L/R　HT　同側性＋下方複視（＋）

プリズム中和時複視（－）

近見2⊿L/R　H'

眼球運動　Hess 赤緑試験：L）滑車神経麻痺（図 7）

融像野　上方に融像野あり

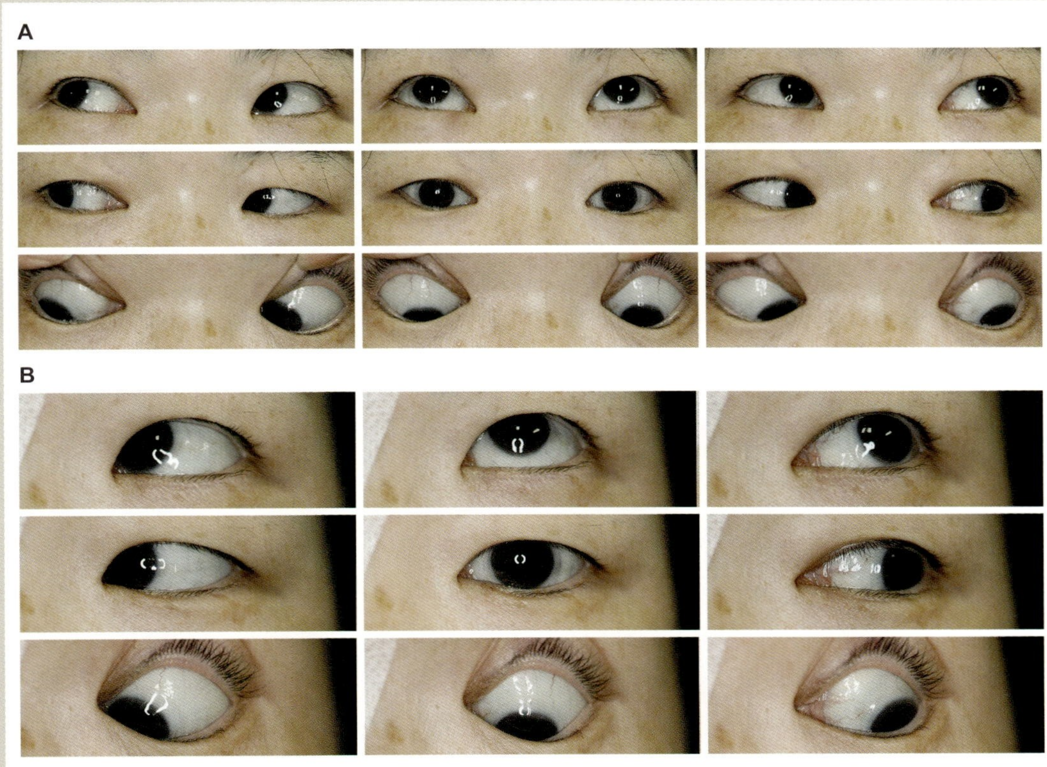

図 6　視能訓練終了時の 9 方向眼位

A：両眼，B：単眼（左眼）.

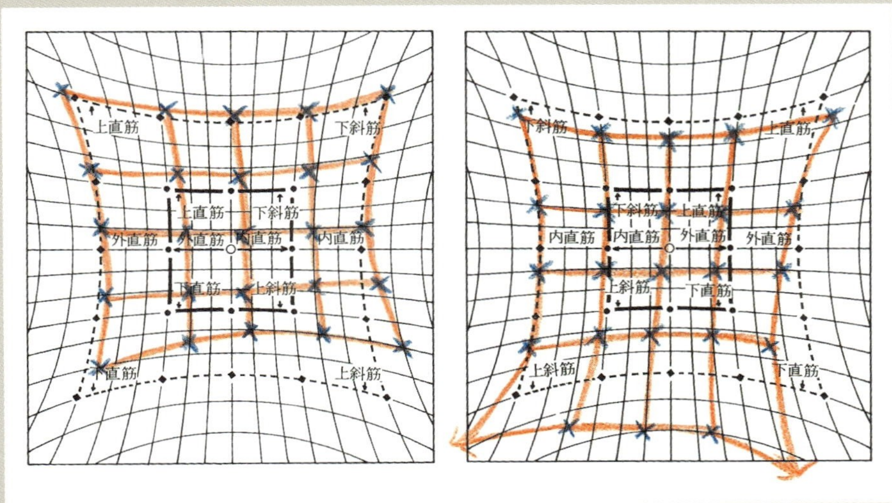

図 7　視能訓練終了時の Hess 赤緑試験

患者中心のケアとコミュニケーション

視能訓練 開始時

日常生活での不自由は何か，患者が視能訓練に望むことを聞く．本症例では日常生活での不自由の改善，社会復帰，自動車の運転を希望した．訓練目標は正面視での複視を消失させ，日常生活での不自由の改善を目指すことを説明し，訓練を開始した．

視能訓練 実施時

家庭での訓練実施状況や不自由がないかなどを確認する．訓練意欲が低下しないように日々の訓練実施を励まし，訓練効果を説明してモチベーションを維持できるようにする．

視能訓練 終了時

症状に変化はないか，日常生活で不自由がないかを確認する．訓練終了時に複視が残存している場合は，頭位による代償など日常生活での対処方法を説明する．

エキスパートからのアドバイス

- 後天眼球運動障害の視能訓練は眼球運動訓練から開始し，融像野拡大訓練へと訓練を進める．
- 複視は他人から理解されにくい障害で，日常生活の質を低下させることを視能訓練士自身が十分に理解する．
- 正面視で複視があると日常生活での不自由度が高いため[2)]，視能訓練ではまず第一に正面視での複視の消失を目指す．
- 広い融像野を獲得することが日常生活での不自由を軽減し，社会復帰につながる．

文献

1) 若山曉美，岡真由美，深井小久子：後天眼球運動障害の視能訓練．“視能学エキスパート 視能訓練学（第 2 版）” 若山曉美，長谷部佳世子，松本富美子，他 編．医学書院，2023，pp342–373

2) 大牟禮和代，若山曉美，角田智美，他：後天性眼球運動障害の複視によって起こる日常生活の不自由度について．日視会誌 32：131–137，2003

Chapter 7

医原性・外傷性疾患

医原性・外傷性疾患と複視

症例39 機械的運動制限が原因の複視 ①バックル術後

症例40 機械的運動制限が原因の複視 ②チューブシャント術後

症例41 下眼瞼脱脂術後の複視

症例42 外傷性内直筋断裂

症例43 過去の手術歴がわからない斜視（複数回手術）

Chapter 7

医原性・外傷性疾患と複視

後関利明

◆ 検査と診断

複視の原因に医原性もしくは外傷性の疾患を疑う場合は，眼位と眼球運動を確認する．正面視で複視なしでも，第2眼位では複視が出現することもあるため，5方向での交代プリズム遮閉試験，Hess赤緑試験の実施は必須である．医原性・外傷性疾患の場合は複視の発症が急であるため，複視の原因はすぐに判断できる．ただし，過去に斜視手術を行い緩徐に進行した症例では，複視の訴えは発症初期のみのことが多い．その後にneglect（無視）が可能になると複視を強く訴えなくなり，来院が遅くなる．過去に斜視手術歴があれば，術式の問診や前医への問い合わせが必要となる．残念ながらそれが不明な場合は，前眼部OCTで外眼筋や結膜の状態を確認し，過去の術式を予想することが必要となる．

◆ 実践的な治療法

複視の原因には，①外眼筋の直接的損傷と，②外眼筋周囲の瘢痕拘縮がある．

外眼筋の直接的損傷

外眼筋の損傷が原因であれば，外眼筋の作用方向の眼球運動遅動と複視の悪化が確認できる．完全な外眼筋断裂と判断した際は，同日再縫合を試みる．ただし，眼球赤道部より後方の損傷であれば眼窩手術が必要となるため，眼窩手術が可能な眼形成外科へ手術の依頼を検討する．外眼筋の部分的な損傷であれば，複視の程度も小さく，自然に治癒する可能性がある．

外眼筋周囲の瘢痕拘縮

外眼筋周囲の瘢痕拘縮が原因であれば，外眼筋の伸展方向の眼球運動遅動と複視の悪化が確認できる．治療はステロイド療法（局所・内服含め）が効果的であるため，1〜2ヵ月間はステロイドでの治療を試みる．反応に乏しい場合は斜視手術を検討する．斜視手術の際は同時に瘢痕組織を除去し，術中にもトリアムシノロンの外眼筋周囲への注射を併施する．

◆患者中心のケアとコミュニケーション

眼科手術や事故などを境に突然の複視発症となるため，患者の精神的負担は計り知れない．複視を生じる原因となった手術の目的や必要性をあらためて共有し，患者の気持ちに寄り添う必要がある．発症早期であれば3ヵ月程度で複視が自然に改善する可能性を伝え，“回復のチャンスがある”という希望をもたせることでその期間での病状の受け入れを促す．それでも患者が混乱して不安定な場合は，斜視手術で複視が治療できることなど，将来的に改善する方法があることをあらかじめ伝えておくと，患者との信頼関係は向上する．

また，検査を担当する視能訓練士へ診療について質問をする患者が多い．医療訴訟や裁判に発展する可能性が少なからずあるため，一般的な内容以上に踏み込んだ不用意な回答は避け，疑問に対しては担当医が答えることを患者に伝える．また，患者から質問があったことやその内容は漏らさず担当医へ伝えるようにする．

Chapter 7
医原性・外傷性疾患
症例
39
58歳 男性

機械的運動制限が原因の複視 ①バックル術後

野口綾華・後関利明

主訴 網膜剝離術後1ヵ月くらいから，読書時に文字が二重に見える

現病歴 6年前に右眼裂孔原性網膜剝離（10時方向に原因裂孔，黄斑剝離あり），増殖硝子体網膜症に対して右眼硝子体手術，眼内レンズ挿入術を施行した．その後，網膜復位が得られず2週間後に右眼硝子体手術と強膜内陥術（8～10時方向にシリコーン強膜スポンジ＃506 3×5 mm幅）を施行した．術後1ヵ月頃より，読書時の複視を自覚．その後徐々に複視が悪化したため，前医受診．手術目的に当院受診となった

既往歴 右眼硝子体手術・眼内レンズ挿入術・強膜内陥術（52歳），拡張型心筋症，尋常性乾癬

家族歴 特記すべきことなし

初診時所見

視力 RV＝0.2（0.5×S＋0.50 D⊃C－2.50 D Ax105°）
LV＝0.9（1.2×S＋0.50 D⊃C－0.75 D Ax90°）

眼圧 R＝15.0 mmHg，L＝14.3 mmHg

眼位（図1） APCT（c.c.）：遠見 70⊿XT，近見 95⊿XT'

眼球運動 R）内転制限－2，上転制限－2
L）制限なし

前眼部・中間透光体 R）IOL眼，L）異常なし

眼底 R）外側裂孔に冷凍凝固痕あり
L）異常なし

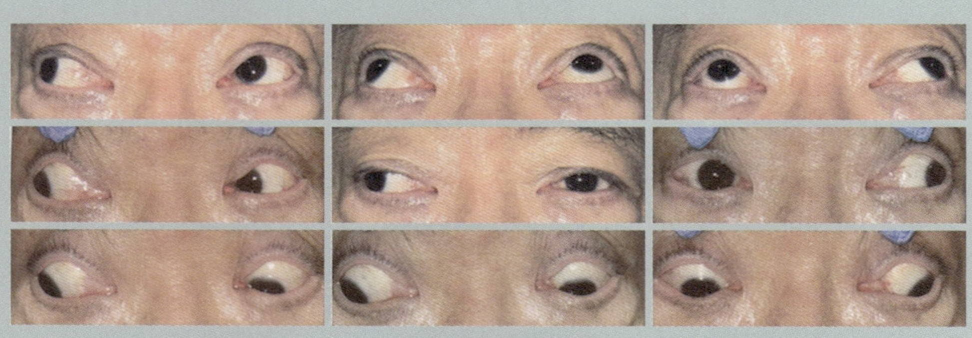

図1 初診時9方向眼位

POINT! **本症例のポイント**

●網膜復位術後の複視.
●大角度の外斜視.

◆ 鑑別すべき疾患とその検査

・頭蓋内疾患 → 頭部 MRI にて精査.
・バックルによる複視 → 眼窩 MRI にてバックルと外眼筋の位置関係を確認. また, 1985 年から 1997 年頃までバックルに使用されていた MIRAgel は 5〜10 年で加水分解による変性や膨張が起こるため, その鑑別も必要となる. もし MIRAgel を使用された場合には眼窩 MRI の STIR 法にて高信号に描出されるため, 鑑別できる.

◆ 診断と治療方針

網膜復位術後の複視の原因には, 筋付着部周囲の線維化や瘢痕癒着, バックルの膨張による機械的制限などがある. 本症例では頭部 MRI にて異常なく, 8〜10 時方向に巻いているバックルの影響が考えられた. 眼窩 MRI (図 2) にて, 右眼外側にバックルを確認したため, バックルによる機械的制限が原因の複視と診断した.

斜視角が小角度であれば, 複視の治療にプリズム眼鏡装用やボツリヌス毒素療法を選択することもある. 本症例のような大角度では手術を選択する. 初診 3 ヵ月後に右眼外直筋後転術 12 mm + 内直筋 plication 術 7 mm を施行した (図 3). 後転する際に筋付着部の癒着が強い場合には, 付着部より後方を切腱し hang back 法で縫合することもある.

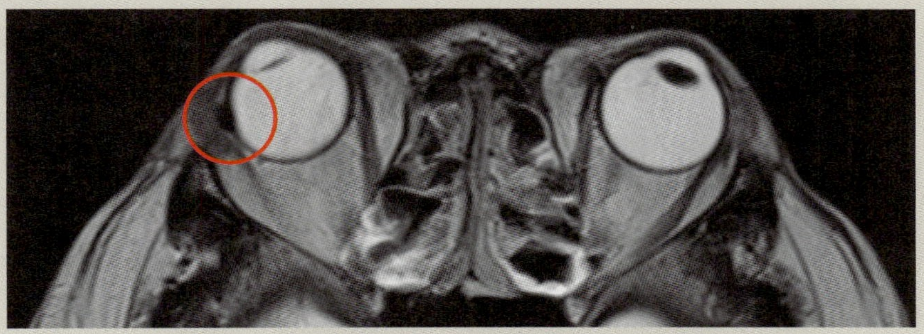

図 2　頭部 MRI　T2 強調像 (水平断)
○はバックルを示す.

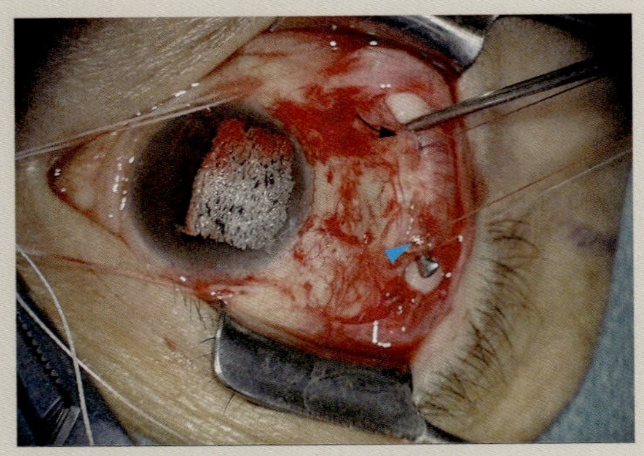

図 3　術中写真（右眼）

右眼外直筋後転術 12 mm＋内直筋 plication 術 7 mm．外直筋筋付着部に 6－0 VSORB を上端（►）・下端（→）の 2 ヵ所にかけ，これから切筋する．

◆ 結果

術後 1 週

眼位　遠見 30 ⊿ XT，近見 40 ⊿ XT'

眼球運動　R）内転制限－2，上転制限－2

複視は改善傾向だった．

術後 2 ヵ月

眼位（図 4）　遠見 35 ⊿ XT，近見 55 ⊿ XT'

眼球運動　R）内転制限－1，上転制限－1

複視は術後 1 週目と比較すると徐々に悪化した．今後，2 回目の斜視手術の予定である．

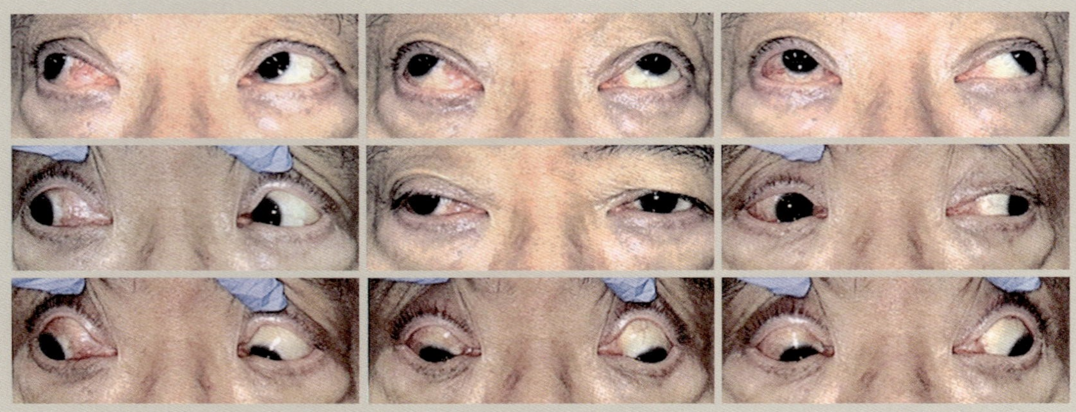

図 4　術後 2 ヵ月の 9 方向眼位

右眼の内転制限と外転制限に軽快を認めた．

◆ 患者への説明

大角度の外斜視であるため，術後も外斜視が残存する可能性がある．残余外斜視については術後6ヵ月ほどで評価し，必要であれば僚眼に斜視手術を行う．また本症例とは異なるが，バックルが膨張している場合にはバックルを切除する可能性があり，その場合，術後網膜剝離を生じることもあると説明する必要がある．

エキスパートからのアドバイス

- 眼窩 MRI にて外眼筋とバックルの位置関係を把握する．
- MIRAgel が使用されているかどうかを手術時期や眼窩 MRI（STIR 法）などで確認する．
- 癒着部を剝離する際には，強膜穿孔や網膜剝離を生じる可能性があるため，必要に応じて筋の切除部位を変える．
- 矯正の定量性が不確定のため低矯正や過矯正になることもあり，一度の手術で複視が改善しない可能性がある．その際には，追加の斜視手術が必要になる場合があることをあらかじめ患者に説明する．

Chapter 7
医原性・外傷性疾患
症例
40
62歳 | 男性

機械的運動制限が原因の複視 ②チューブシャント術後

市岡　昇・後関利明

主訴　複視

現病歴　緑内障に対し２年前より加療目的で通院中．両眼に白内障手術・眼内線維柱帯切開術（眼内法）施行後，眼圧コントロール不良のため両眼にアーメド緑内障バルブ挿入術を複数回施行している．右眼アーメド緑内障バルブ挿入術の術後より「上下にずれて見える」との訴えがある

既往歴　両眼白内障手術（PEA＋IOL）（42歳），両眼内線維柱帯切開術（54歳），両眼アーメド緑内障バルブ挿入術・耳上側（59歳），右眼アーメド緑内障バルブ挿入術・耳下側（3ヵ月前 / 62歳）

家族歴　特記すべきことなし

初診時所見

視力　RV＝0.5（1.0×S−0.75 D⊃C−1.25 D Ax130°）
LV＝0.6（1.2×S±0.00 D⊃C−1.75 D Ax30°）

眼圧　R＝14 mmHg，L＝15 mmHg

眼位　APCT：R）遠見 R/L 8⊿HT，近見 R/L 5⊿H'

眼球運動　Hess 赤緑試験：両眼の運動障害はないが上下の斜視を認める（図1）

視野（図2）　大きな視野欠損．R）下方鼻側，L）上方鼻側

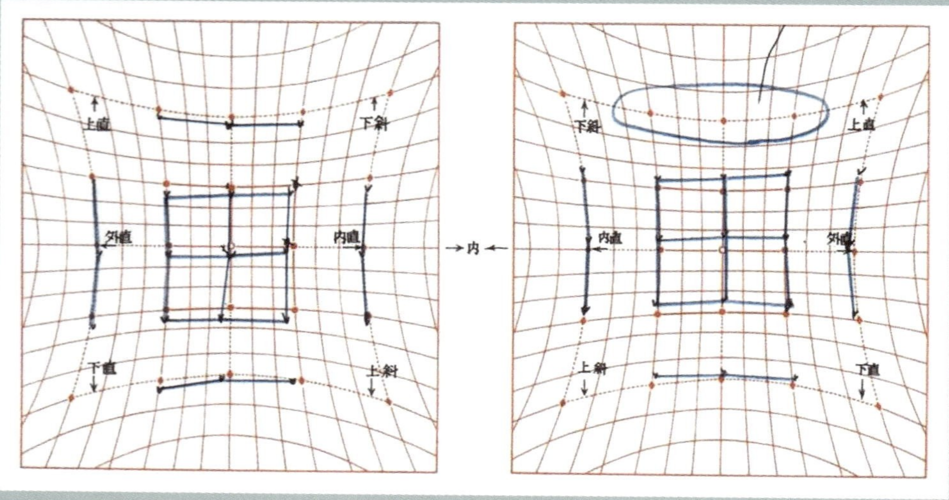

図1　初診時 Hess 赤緑試験

初診時所見

前眼部（図 3） アーメド緑内障バルブを観察：R）耳上側・耳下側，L）耳上側

中間透光体 B）IOL 挿入眼．異常なし

眼底（図 4） R）2° 外方回旋，L）7° 外方回旋，B）黄斑部に異常なし

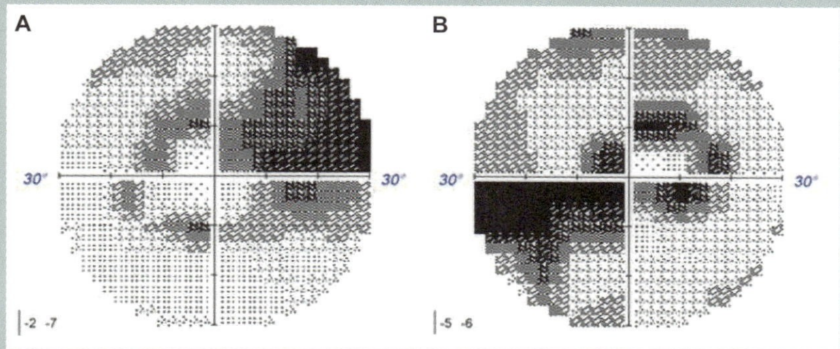

図 2 初診時視野検査

A：左眼，B：右眼．Humphrey 自動視野検査計 30-2 測定．

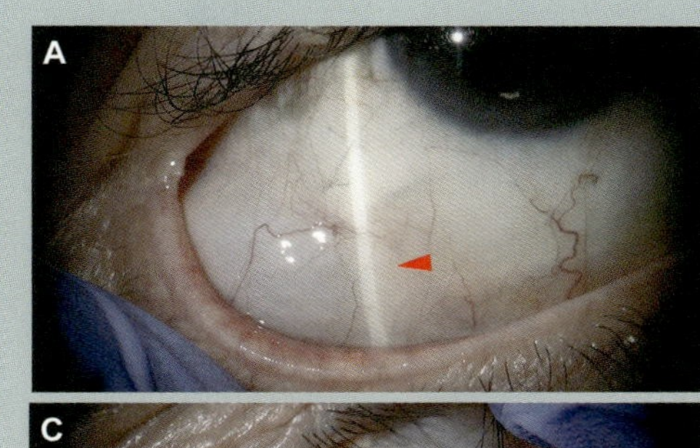

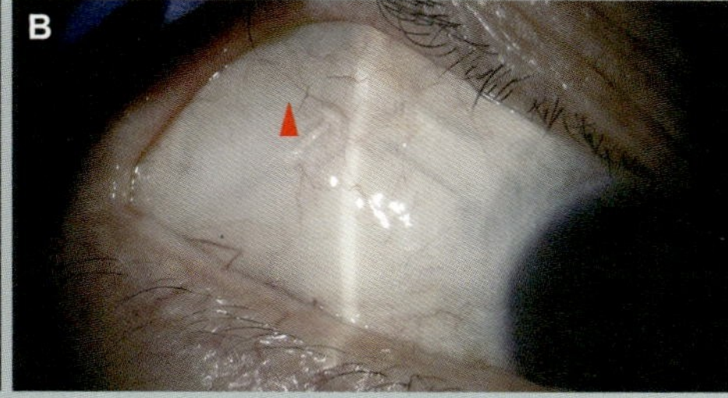

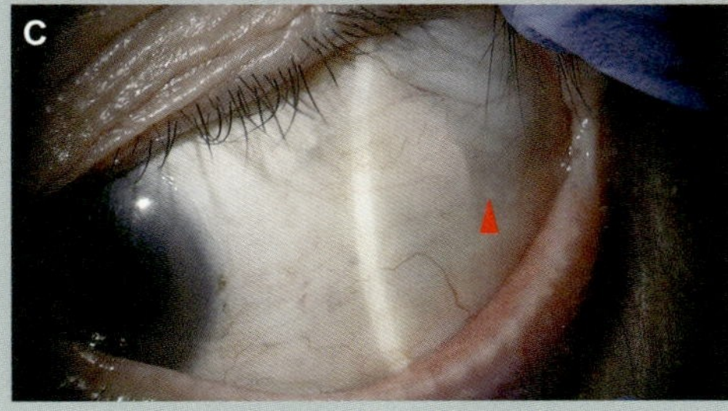

図 3 初診時前眼部写真

A：右眼耳下側，B：右眼耳上側，C：左眼耳上側．アーメド緑内障バルブ（►）が観察できる．

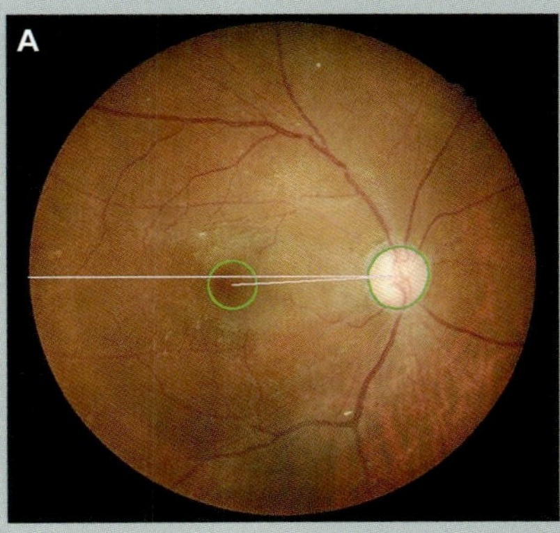

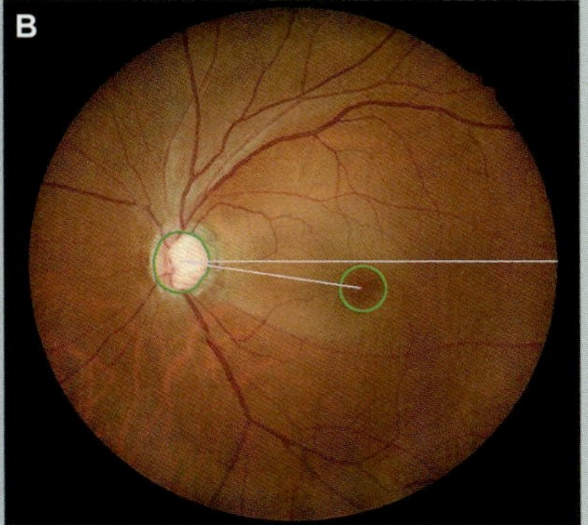

図 4 初診時眼底写真

A：右眼，B：左眼．両眼に外方回旋を認める．

POINT! **本症例のポイント**

- 右眼の２回目のアーメド緑内障バルブ挿入術から３ヵ月後に生じた，微小な上下斜視と複視．

◆ 鑑別すべき疾患とそのための検査

Sagging eye syndrome などの微小斜視を起こす疾患を除外する必要がある．術後に生じていること，眼位・眼球運動の変動があるかを Hess 赤緑試験や眼位検査で確認することで鑑別することができる．

◆ 検査結果と経過

アーメド緑内障バルブ挿入部では両眼の耳上側・耳下側にアーメドを確認し，プレートの脱臼などは認めていない．眼底検査より両眼に軽度の外方回旋を認める．右眼耳下側へのアーメド緑内障バルブ挿入術が原因で生じた複視だと考えられた．フレネル膜プリズムの貼付にて複視が解消したため，膜プリズム眼鏡装用にて経過観察する方針とした．

◆ 結果

フレネル膜プリズム眼鏡の装用で様子をみていたが，９ヵ月後頃より複視を自覚しにくくなり，膜プリズム除去にて経過をみている．複視消失後も眼球の外方回旋に変動は認めなかった（図５）．

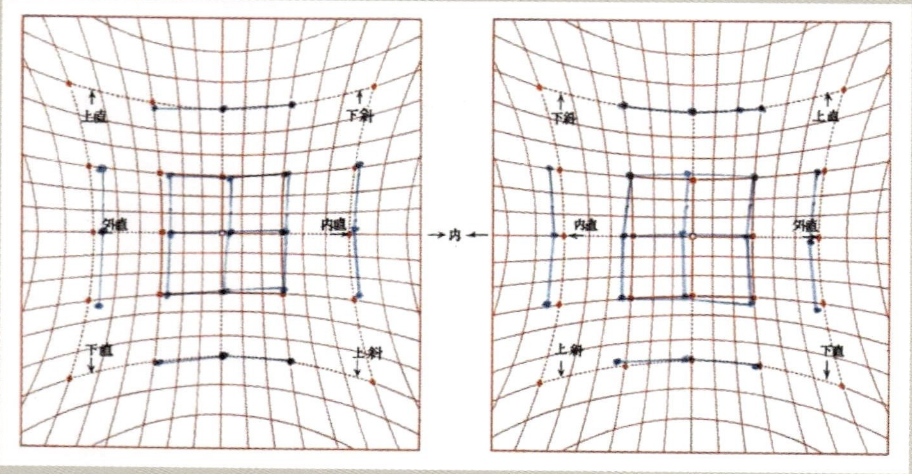

図５　複視消失時の Hess 赤緑試験

眼球運動障害を認めない．右下斜視は消失している．

エキスパートからのアドバイス

- 緑内障患者は視野障害が顕著であり，片眼の視野が大きく障害されている場合は複視の症状が出にくい場合がある．
- 両眼の視野障害が顕著な場合は，融像しにくくなるため微小角の斜視が症状として出やすい．
- 末期緑内障患者は緑内障点眼薬の長期使用により眼瞼周囲の脂肪萎縮が生じ，上眼瞼が陥凹していることが多い．眼瞼の状態で sagging eye syndrome と診断しないよう留意する必要がある．
- アーメド緑内障バルブ挿入時には直筋に干渉しないように挿入部を調整しているが，瘢痕化などを原因として複視が発現する場合がある．挿入部位方向に眼球が引っ張られ，斜視を発症する．なお，術後早期には視力が安定しないため複視が顕性化されにくい．
- アーメド緑内障バルブ挿入術後 2 ヵ月以内の早期に発症した斜視については消失することが多いが，術後から半年以降になると瘢痕化するため，複視の軽減は少なくなる．既報[1]では耳側にアーメドを留置後に複視を自覚する場合，約 4 割で外斜視，2 割で上斜視の出現を認めているが，本症例ではアーメド緑内障バルブ耳下側挿入術後の下斜視を発症している．

文献

1） Robbins L, Goseki T, Law SK, et al.：Strabismus after ahmed glaucoma valve implantation. Am J Ophthalmol 222：1–5, 2021

Chapter 7
医原性・外傷性疾患
症例
41
22歳 女性

下眼瞼脱脂術後の複視

清水　玄・江本博文・大野明子

主訴　複視，眼球運動障害

現病歴　美容目的に経皮的下眼瞼脱脂術（通称：クマ取り手術）を含む両眼の下眼瞼形成術を受け，術直後より全方向で二重に見える複視を自覚した．術後10日目に受診した際に複視について担当医に相談し，診察で眼球運動の異常がみられたため眼科紹介受診となった

既往歴・家族歴　特記すべきことなし

初診時所見

視力　RV＝0.03（1.0×S−7.25 D⊃C−3.75 D Ax170°）
LV＝0.02（1.0×S−5.50 D⊃C−5.25 D Ax15°）

眼位（図1）　Hirschberg試験：0°　L）軽度下斜視あり

眼球運動　R）異常なし
L）上転制限，下転制限，軽度の内転制限，外転制限
Hess赤緑試験（図2）：R）異常なし
L）上転制限，下転制限，軽度の内転制限

瞳孔径　左右差なし

対光反射　異常なし．RAPD（−）

神経学的所見　有意な所見なし

外眼部　B）下眼瞼に手術痕あり，発赤腫脹なし

前眼部・中間透光体・眼底　異常なし

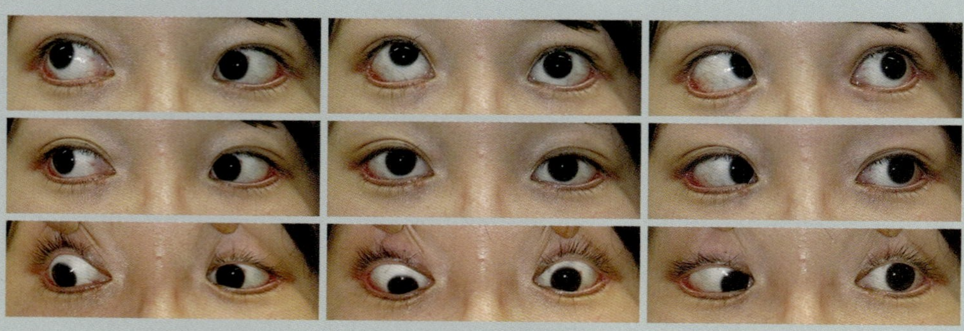

図1　初診時9方向眼位

初診時所見

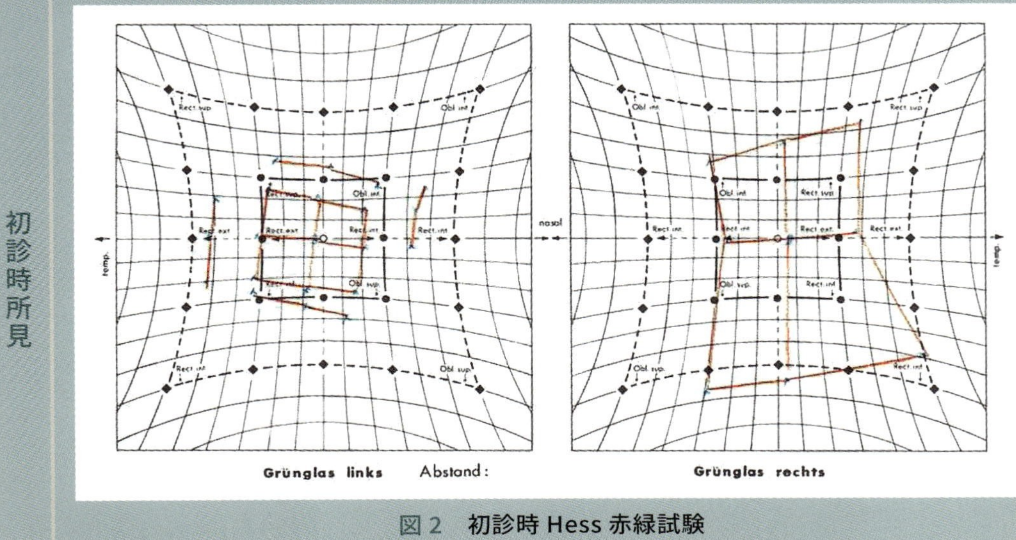

図2　初診時 Hess 赤緑試験

POINT!　本症例のポイント

- 美容外科手術直後から持続する日内変動のない複視．
- 上下転障害を主とする眼球運動障害．

◆ 鑑別すべき疾患とそのための検査

病歴から手術の侵襲の影響がまず考えられるが，複視をきたす疾患として，重症筋無力症，甲状腺眼症，Fisher 症候群の可能性は常に念頭に置く必要がある．以下の検査が鑑別に有用である．

・神経学的所見
・血液検査（抗 AChR 抗体測定など）
・頭部 MRI（術後変化の評価，外眼筋の評価，眼窩内・頭蓋内病変の精査）

◆ 検査結果

下眼瞼脱脂術後 1 ヵ月の頭部 MRI（STIR 法）で，左眼優位に両眼球下方から耳側にかけて浮腫性変化を呈しており，術後の炎症反応によるものと考えられた（図 3）．浮腫性変化により下斜筋は同定できなかった．

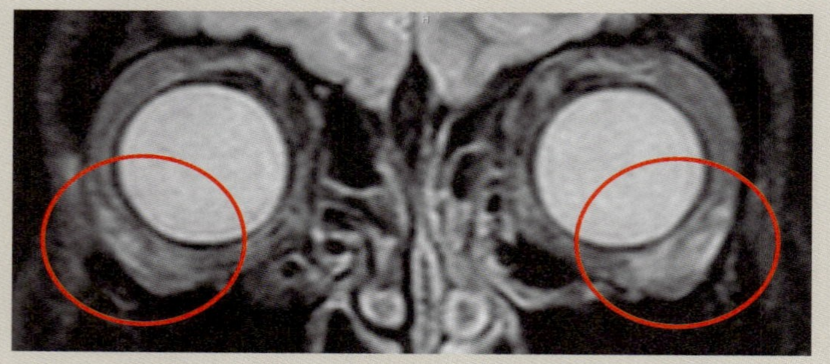

図3　術後1ヵ月の頭部MRI（STIR法）
左眼優位に下眼瞼脱脂術後の炎症反応によると考えられる浮腫性変化（○）を認めた．

◆ 診断と治療方針

診断

頭部MRIの結果から術後炎症に伴う眼球運動障害と診断した．

上転・下転障害については両眼の下直筋，下斜筋を巻き込んだ炎症による影響が考えられた．内転障害については頭部MRIで内直筋，外直筋自体の炎症は認められなかったが，左眼外直筋近傍の脂肪組織に高信号を認めたことから，外直筋への炎症波及や周囲の眼窩プリーなどへの炎症により生じたと考えられた．

治療方針

経過観察

下眼瞼脱脂術後の複視について，既報では80％以上の患者が経過観察で複視の改善を自覚したとの報告[1)]があり，その期間は3ヵ月以下が60％程度であった．術後早期は浮腫性変化により頭部MRIでの外眼筋評価が難しいため，3ヵ月の経過観察の後，複視の改善がみられない場合には眼窩MRIで外眼筋周囲の評価を行うことが検討される．

プリズム眼鏡

経過観察で改善せず，斜視角が安定し小さい場合に検討される．

手術

経過観察で眼球運動が改善しない場合には第1眼位での複視改善を目的に，斜視手術や筋周囲の瘢痕除去などが検討される．複数回の手術が必要な症例も多く，癒着が強い症例では再癒着の予防のため羊膜移植を行い改善した症例報告[2)]もある．

◆ 結果

術後 3 ヵ月

眼位（図 4） Hirschberg 試験：0°　正位

眼球運動 Hess 赤緑試験：極上方視で左眼の上転制限が残存している（図 5）.

術後 3 ヵ月時の診察で眼球運動は改善傾向となり，日常生活における複視の訴えは消失したが，極上方視での複視は残存していた.

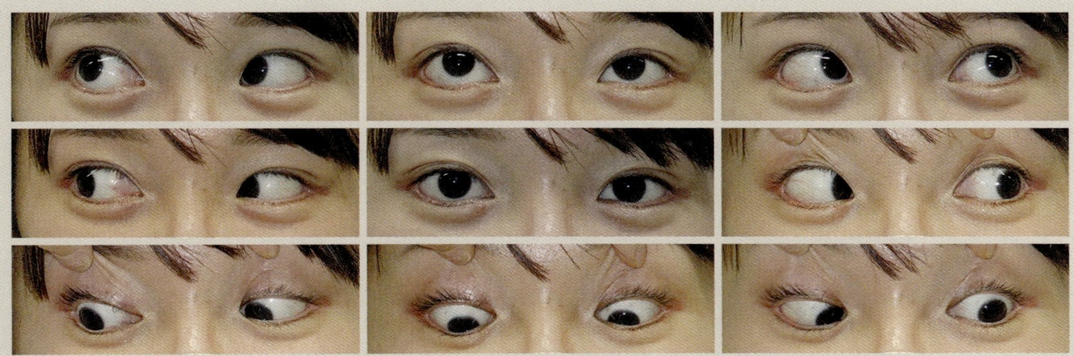

図 4　術後 3 ヵ月の 9 方向眼位

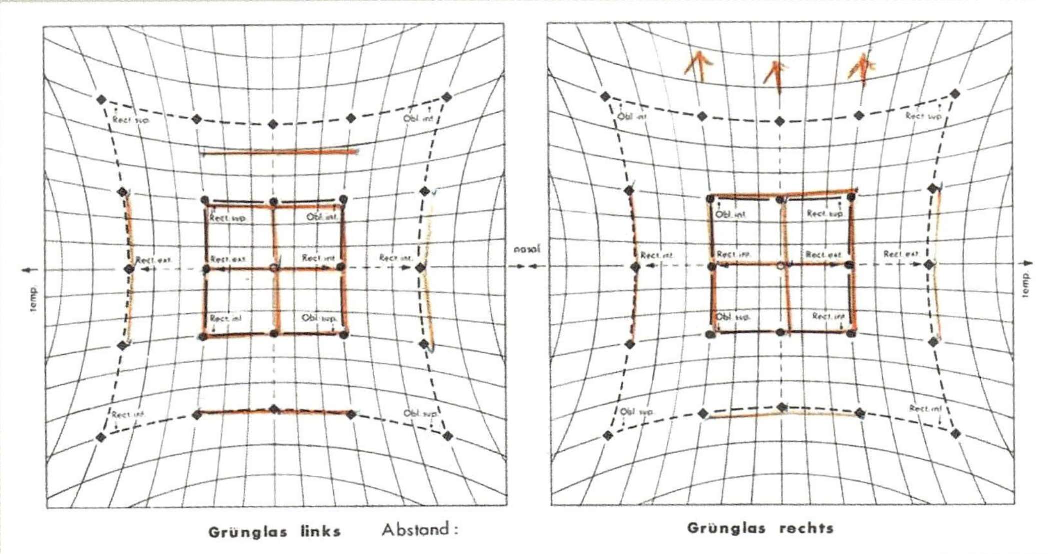

図 5　術後 3 ヵ月の Hess 赤緑試験

患者中心のケアとコミュニケーション

- 本症例では，複視の改善に時間がかかることが予想される点，改善がみられなかった場合に追加の治療が必要となる可能性，複視が残存する可能性について重点的にインフォームド・コンセントを行った．
- 自費診療の美容外科手術による合併症の治療については費用面でもトラブルとなりうる．美容外科手術を施行した施設以外で治療する場合，美容外科手術をした施設が費用負担するかどうかを確認したうえで診療にあたることが望ましい．
- 整容目的の手術を受ける患者のなかには身体像の認知の歪みや，polysurgery（頻回手術症）の傾向がある場合がある．polysurgery は 1934 年に Karl が報告して以来，ヒステリーや強迫性障害の背景が議論されることもあったが，近年では虚偽性障害や身体表現性障害と関連するとされている．虚偽性障害の有病率は 0.5～2%程度で，女性に多く，初めての手術は 20 代以降が多いとする報告もある．polysurgery が成立していく過程で，患者の精神的な問題が大きいと思われる症例のほか，再手術が契機となっていると思われる症例もある．追加の手術適応については患者の訴えのみから再手術を決めるのではなく，眼位や眼球運動など検査所見の経過も考慮して判断し，手術の効果や合併症について入念なインフォームド・コンセントが必須である．

エキスパートからのアドバイス

- 下眼瞼脱脂術後の複視は稀な合併症とされていたが，米国眼形成学会会員の 20% 近くが術後継続する複視を経験しているとの報告もあり，実際にはその頻度は高いことが想像される．
- 本症例は 3 ヵ月の経過観察で複視が改善したが，既報では最長 8 ヵ月の経過観察で改善した報告[3] もある．複視が改善しない場合には頭部 MRI で手術部位の精査を行い，プリズム眼鏡など追加の治療を検討する．美容外科手術後の頭部 MRI 撮影時には，手術で金属プレートなどを使用していることもあり，手術内容を前医に確認することが望ましい．
- 複視が消失した症例においても，本症例のように極方視での眼球運動障害は残存する報告が多い．
- 術後にみられる複視の原因として本症例のような術後浮腫の影響のほか，直接の外眼筋および支配神経の損傷，血腫による外眼筋や支配神経の圧迫，脂肪牽引時の筋損傷などが考えられる．特に下斜筋は創部から容易に露出され，直接損傷を受けやすい．また，下斜筋は下眼瞼脱脂術において脱脂の対象となる眼窩脂肪コンパートメントの内側と中央間に存在するため，牽引によっても損傷を受けやすい．下斜筋，下直筋を取り囲む Lockwood 靭帯も手術で損傷され，間接的に両外眼筋の運動制限につながることが考えられる．

文献

1) Becker BB：Diplopia following lower blepharoplasty. J AAPOS 24：363.e1-363.e4, 2020
2) Strube YN, Conte F, Faria C, et al.：Amniotic membrane transplantation for restrictive strabismus. Ophthalmology 118：1175-1179, 2011
3) Ghabrial R, Lisman RD, Kane MA, et al.：Diplopia following transconjunctival blepharoplasty. Plast Reconstr Surg 102, 1219-1225, 1998

Chapter 7
医原性・外傷性疾患
症例
42
65歳 女性

外傷性内直筋断裂

野口綾華・後関利明

主訴　ダブって見える

現病歴　転倒し花瓶の破片で左眼内側結膜円蓋部を鋭的に損傷し，右方時の複視を自覚したため3日後に近医眼科を受診．眼窩MRIで左眼眼窩内での内直筋断裂を認めたため，同日当科紹介受診となった

既往歴・家族歴　特記すべきことなし

初診時所見

視力	RV＝1.2（n.c.） LV＝1.2（1.2×S＋0.50 D）
眼圧	R＝13 mmHg，L＝13 mmHg
眼位（図1）	Hirschberg試験（R-fix）：30°
眼球運動	L）内転障害
両眼視機能	Diplopia test：75⊿Base in
頭位	右への顔回し
対光反射	B）迅速完全
前眼部	L）鼻側結膜に裂傷を認めたが，眼球に損傷は認めなかった
中間透光体・眼底	明らかな異常なし

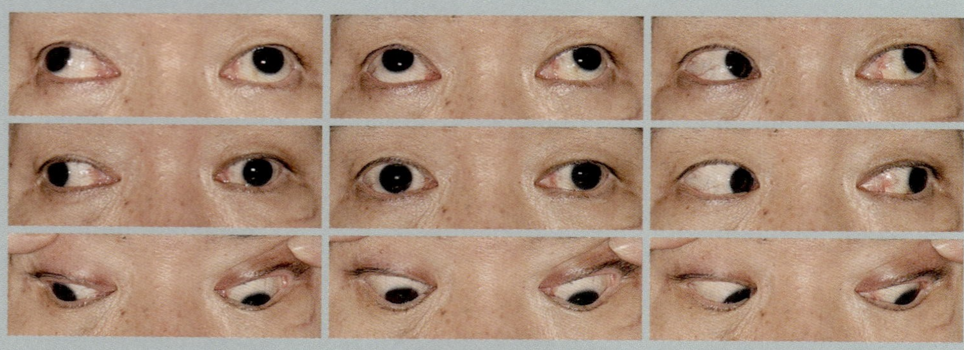

図1　初診時9方向眼位

POINT! **本症例のポイント**

- ●外傷後の内転制限.
- ●右方視での複視.
- ●内直筋の断裂.

◆ 鑑別すべき疾患とそのための検査

・眼窩底骨折 → 眼窩 CT，MRI にて，眼窩内壁や下壁に骨折を認める．また，骨折に伴う外眼筋の絞扼の可能性もある．骨折に外眼筋の絞扼がある際は，悪心・嘔吐を伴う．

・眼筋断裂 → 眼窩 MRI にて，筋の連続性の有無を確認する．

◆ 検査結果

眼窩 MRI にて左眼内直筋断裂を認めた．眼球の形状は保持しているが，左眼内直筋は眼球より後方の筋腹のほぼ中央で断裂している（図 2）．

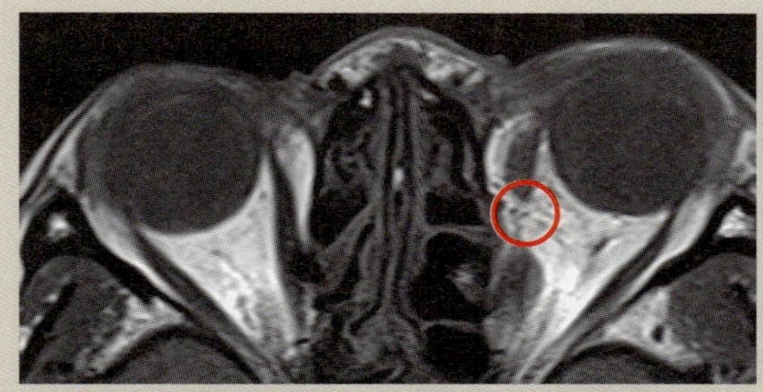

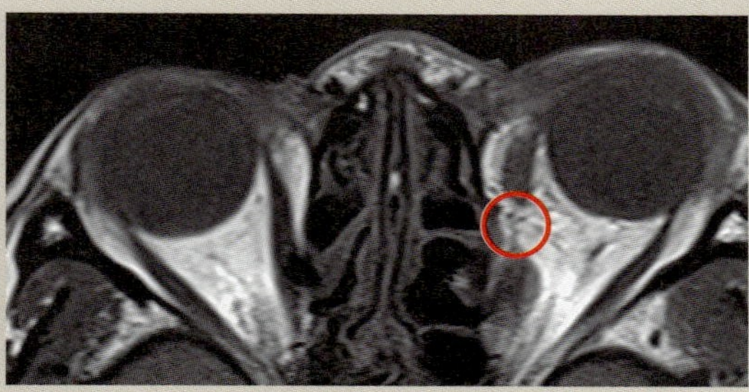

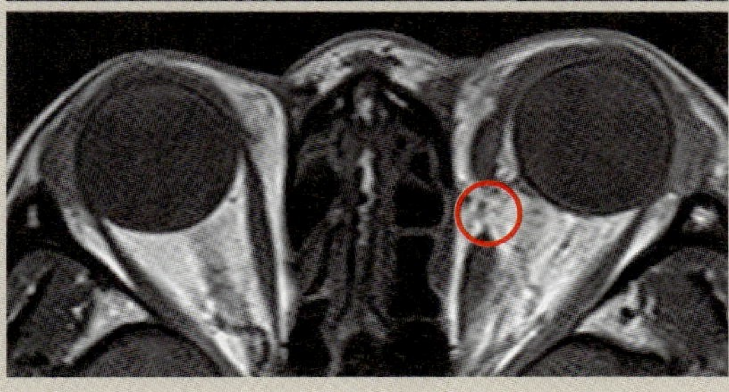

図 2　初診時眼窩単純 MRI
左眼内直筋が途絶していることから，断裂していることがわかる（○）．

◆ 診断と治療方針

左眼内直筋断裂と診断．断裂部が眼球より後方のため内直筋整復は不可能と判断した．筋断裂が生じた場合にはその拮抗筋は3〜4週間で拘縮する，さらに眼球運動をすることで，内直筋断裂が悪化することも考慮し，受傷4日後，34日後に左眼外直筋にボツリヌス毒素療法（両日ともボトックス注5単位・0.05 mL　0.05 mL が5単位になるよう溶解して使用）を施行した．受傷5ヵ月後の眼窩 MRI にて，断裂した内直筋に連続性を認めた（図3）．ボツリヌス毒素療法によって，拮抗筋である外眼筋の拘縮による内直筋の断裂悪化を予防できた可能性がある．受傷7ヵ月後，西田法変法（上下直筋鼻側移動術）＋外直筋後転術 12 mm を施行した（図4）．

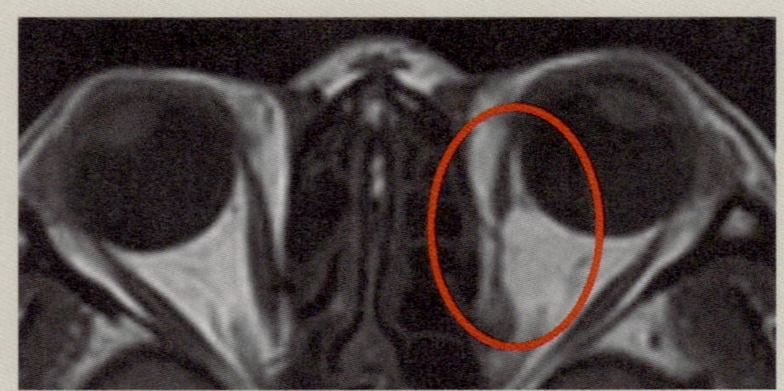

図3　受傷5ヵ月後の眼窩単純 MRI

連続した内直筋を認めた（○）．

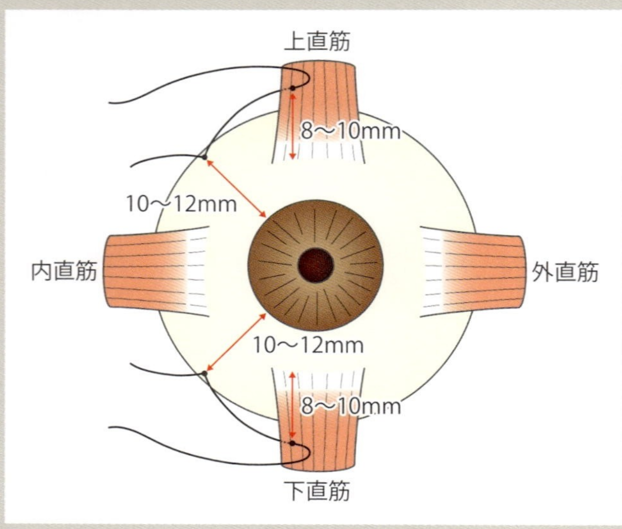

図4　西田法変法（左眼）

従来の西田法は上・下直筋を上耳側・下耳側の強膜に縫着するが，西田法変法では上鼻側・下鼻側に縫着する．本症例では，上・下直筋の筋付着部から 10 mm 後方に筋 1/3 筋腹通糸し，上鼻側・下鼻側の角膜輪部から 12 mm の強膜に縫着した．

◆ 患者への説明

本症例は，内直筋の不完全断裂を認めたため，手術は西田法変法と外直筋後転術を計画したが，あくまで正面での複視を改善させるものであって，内転ができるようになるものではない．そのため，側方視での複視は術後も残ることをあらかじめ説明しておく必要がある．

◆ 結果

術後 2 ヵ月

術後眼位は APCT（遠見）2⊿XP，頭位異常と正面の複視は消失したが，右眼内転制限は残存した（図 5）．

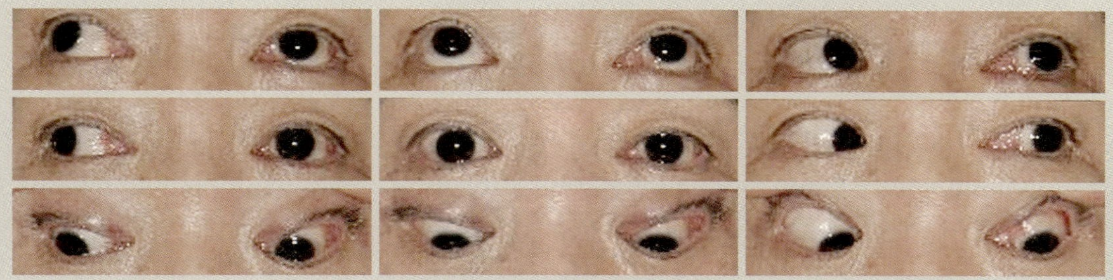

図 5　術後 2 ヵ月の 9 方向眼位

患者中心のコミュニケーション

眼窩内での内直筋断裂は外傷以外にも鼻内内視鏡副鼻腔炎手術で認める．あらかじめ手術での合併症に内直筋断裂があることを説明されているが，患者は医療不信になってるケースが多いため，患者との信頼関係をきちんと構築していく必要がある．

◆ 直筋麻痺に対する手術

直筋麻痺に対する手術法は複数あり，筋付着部を切腱する Knapp 法（全筋腹移動）（図 6 A）や Hummelsheim 法（分割後に半筋腹移動）（図 6 B）は前眼部の虚血リスクが高い．また，筋付着部を温存する Jensen 法（分割筋腹を麻痺筋に縫着）（図 6 C）や稲富法（分割筋腹を強膜に縫着）（図 6 D），西田法（筋腹を分割せず強膜に縫着）のなかで，西田法は筋腹を分割せず強膜に縫着することで血流を温存し前眼部の虚血リスクを低くすることが可能である．

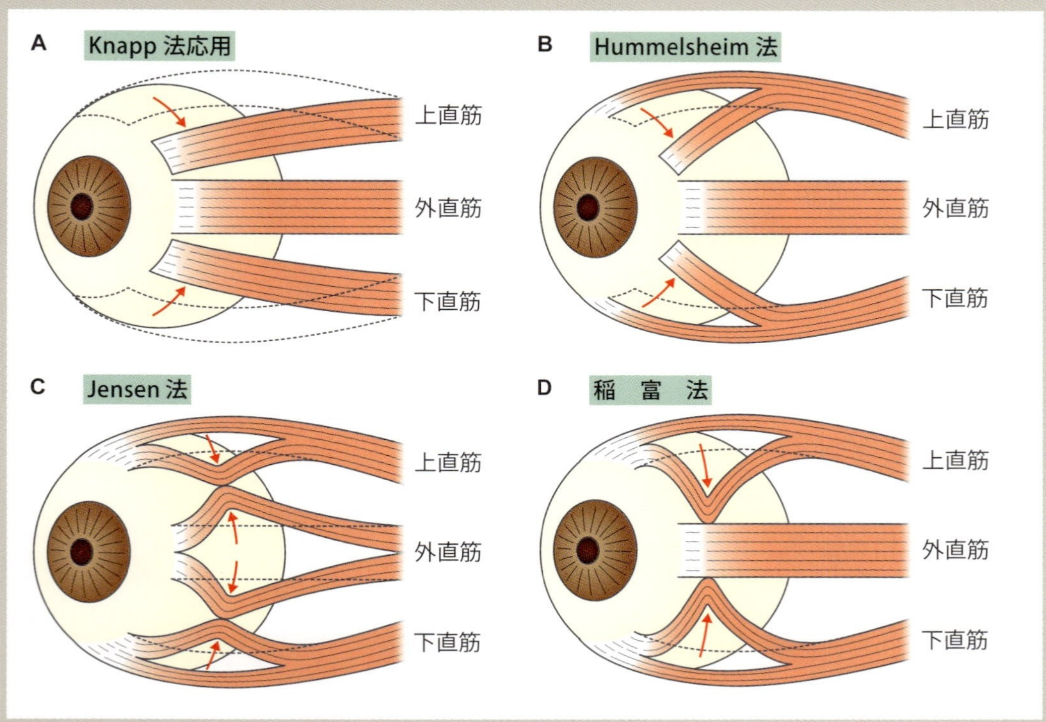

図 6　直筋麻痺に対する手術

A：Knapp 法の応用．上直筋と下直筋の全幅の腱を切腱し，外直筋付着部に移動する．なお，通常の Knapp 法は内直筋，外直筋を上直筋付着部に移動する．double elevator palsy に対し施行される．B：Hummelsheim 法．上直筋と下直筋を半分に裂き，耳側の筋付着部を切腱し，外直筋付着部に移動する．C：Jensen 法．上直筋，下直筋の腱は温存したまま，上直筋，下直筋，外直筋をそれぞれ半分に裂き，図のように上（下）直筋と外直筋を縫着する．D：稲富法．上直筋，下直筋の腱は温存したまま，上直筋，下直筋を半分に裂き，図のように外直筋に縫着する．

エキスパートからのアドバイス

- 眼窩内での内直筋断裂は，外傷性以外にも鼻内内視鏡副鼻腔炎手術で認める可能性がある．副鼻腔炎手術で内直筋断裂を認めた際にも，本症例と同じ治療対応となる．また，医療訴訟の可能性があるため，カルテ記載には細心の注意を払う必要がある．
- 外傷後より複視が出現していることから，まずは眼窩部の骨折の有無や外眼筋の状態の把握が重要である．筋断裂や眼窩底骨折，またそれに伴う筋の拘縮などが考えられた場合は MRI での眼窩の評価を最初に行う必要がある．
- 外傷後早期の内直筋整復が不可能な場合，ボツリヌス毒素療法を早期にすることで，外直筋拘縮による内直筋断裂悪化の予防ができる．
- 西田法は筋腹を分割せず強膜に縫着するため，付着部の温存によって前眼部虚血リスクを低くすることが可能である．

Chapter 7
医原性・外傷性疾患
症例
43
59歳　女性

過去の手術歴がわからない斜視（複数回手術）

深谷　京・後関利明

主訴　整容目的で手術がしたい

現病歴　外斜視が気になる．弱視眼であり斜視角が大角度のため，複視の自覚はなかった

既往歴　乳児内斜視，左眼斜視弱視．内斜視に対し 5 歳で左眼手術（術筋不明），外斜視に対し 29 歳で左眼手術（術筋不明）

家族歴　特記すべきことなし

初診時所見

視力　RV＝（1.2×S＋2.00 D⊃C－0.75 D Ax140°）
LV＝（0.08×S＋5.50 D⊃C－2.00 D Ax170°）

眼位（図 1）　Krimsky 変法：25～30⊿Base in

眼球運動　L）内転制限－3

両眼視機能　Stereo Fly Test：Fly（－）

前眼部・中間透光体・眼底　異常なし

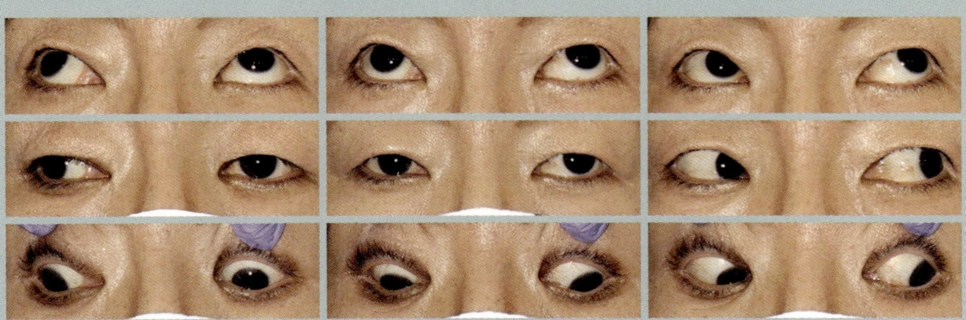

図 1　初診時 9 方向眼位

POINT!　本症例のポイント

- 過去に 2 回の手術をしたが，術筋が不明．
- 内転制限－3．
- 大角度の斜視．

◆ 鑑別すべき疾患

・Duane 症候群Ⅱ型 → 眼球牽引試験，内転時瞼裂狭小と眼球後退の有無．左眼内転障害がみられるため，DuaneⅡ型を鑑別疾患とした．

◆ 検査結果と治療方針

過去に手術歴があるが術筋が不明であったため，結膜瘢痕や水平直筋の付着部から術筋を予想するために前眼部 OCT を用いて撮影した．前眼部 OCT（CASIA2）にて，左眼外直筋は描出されず（図 2 A），左眼内直筋は隅角底から約 6.5 mm 後方に付着が確認された（図 2 B）．

左眼内直筋の付着部が隅角底から 6.5 mm 後方の位置に描出されたことから，過去に後転されている可能性がある．しかし，内転制限が－3 であることは，6.5 mm の後転では説明できず，内直筋が正常の状態ではない可能性が疑われる．一方で左眼外直筋は描出されなかったため，過去に後転術が施行された可能性が考えられた．このことから，5 歳時の手術では乳児内斜視に対し左眼内直筋後転術，29 歳時の手術では，外斜視に対して左眼外直筋後転術が施行されたと推測した．検査結果を踏まえ，左眼内直筋アドバンス術（正常付着部位に戻す）が施行された．

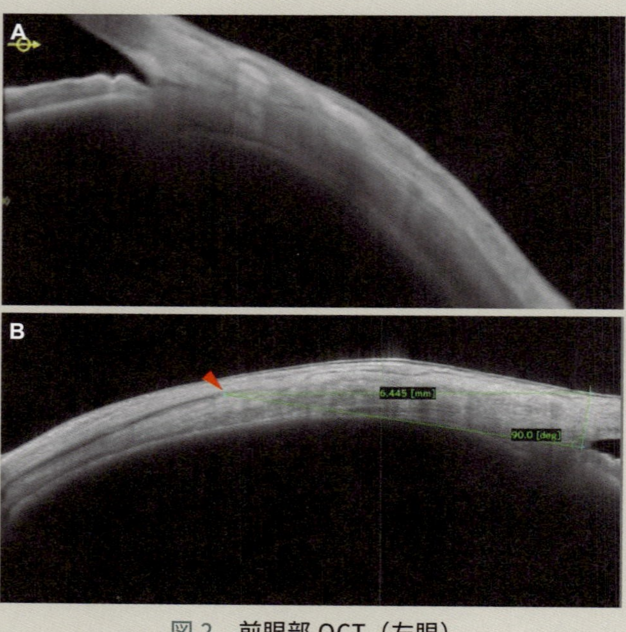

図 2　前眼部 OCT（左眼）

A：外直筋，B：内直筋（►）．　（B は文献 1 より引用）

◆ 結果

前眼部OCTで隅角底から6.5 mm後方の位置に描出されていた内直筋は，外眼筋ではない膜様組織であった（図3）．実際の外眼筋の起始部は，角膜輪部から約18 mm後方で確認された．そのため膜様組織を切除し，内直筋を角膜輪部から5.5 mm後方の強膜に縫合し手術を終了した．Masson trichrome染色にて膜様組織の病理検査を行ったところ，コラーゲン線維であることが判明した（図4）．以上より，前眼部OCTに映っていたものは正常な内直筋ではなく，stretched scar（伸展瘢痕）であったと判断した[1]．stretched scarとは，筋付着部が強膜に癒合し，その部位の線維組織が伸展することで生じる状態であり，筋が後方に後退することで筋の作用が低下する．このことから，左眼内転制限と大角度の外斜視については，stretched scarで説明がついた．

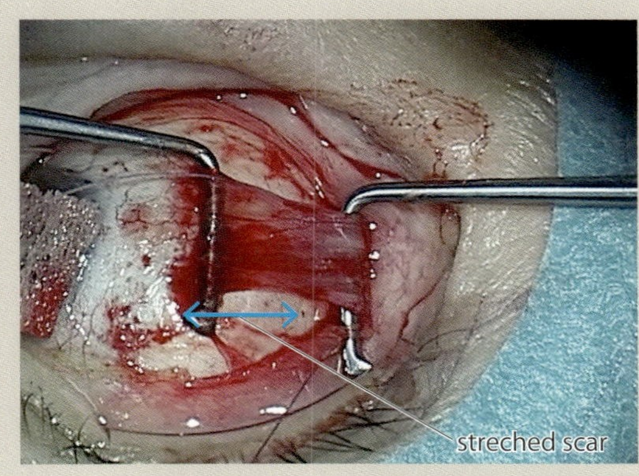

図3　術中に確認された膜様組織（左眼）

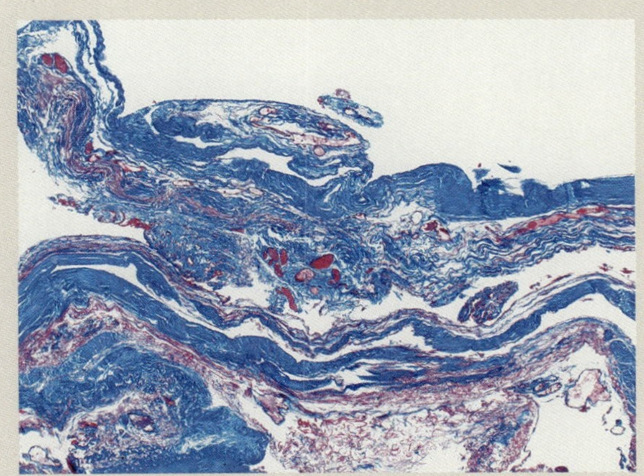

図4　膜様組織のMasson trichrome染色

膜様組織内には筋線維がほとんどなく，大半がコラーゲン線維であることが判明した．青：コラーゲン線維，赤：筋線維．（文献1より引用）

術後6ヵ月

斜視角はKrimsky変法にて6⊿Base inであり，左眼内転制限は−2と改善を認めた（図5）.

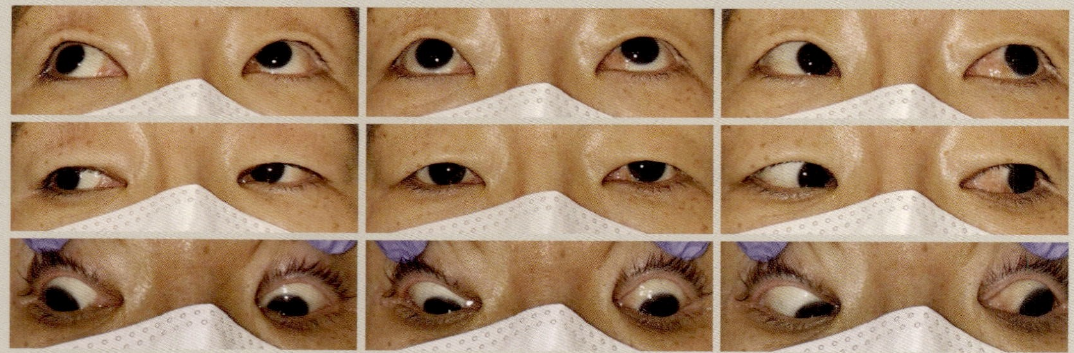

図5　術後6ヵ月の9方向眼位

患者中心のケアとコミュニケーション

過去に斜視手術の既往がある場合は，術式決定のために何歳頃にどのような斜視に対してどちらの眼を手術したかを確認する必要がある．幼少期の手術について覚えていない患者は，幼少期の写真など手術前の眼位と前眼部 OCT の結果を照らし合わせることで術式の予想が容易となる．幼少期の写真を持っていないか，手術した病院を知っているか，保護者から話を聞いたことがあるかなど，ヒントになるようなことを一つずつ聞いていく．また，話しやすい雰囲気を作るために適宜会話を挟むことが重要である．

エキスパートからのアドバイス

- 術筋不明な手術歴がある症例でも前眼部 OCT で外直筋を撮影することで，過去の術式が推測できる．
- 前眼部 OCT は水平直筋のみ撮影が可能なため，垂直直筋の撮影はできないことが欠点である．
- 本症例のように stretched scar も存在するため，前眼部 OCT の結果は眼球運動をあわせて総合的に判断する必要がある．
- 本症例は複視を自覚していなかったが，弱視や大角度の斜視でなければ複視を自覚するケースもある．その場合は，幼少期の見え方を確認することで以前の斜視の種類を推測するヒントになる．

文献

1）深谷　京，後関利明，飯島由佳，他：前眼部光干渉断層計 CASIA2 による手術既往詳細不明例の外眼筋付着部撮影の有用性．眼臨紀 16：287-290，2023

Chapter 8

その他の疾患

その他の疾患と複視

症例44 重症筋無力症

症例45 脳脊髄液漏出症

症例46 輻湊けいれん

症例47 Fisher 症候群

症例48 黄斑の異常による複視

Chapter 8

その他の疾患と複視

後関利明

本章は取り上げる疾患が多岐にわたるため，各疾患の複視に関する注意点について触れたい．

◆ 重症筋無力症

複視が急性発症のときは頭蓋内疾患と誤診されていることもあり，不完全型動眼神経麻痺や MLF 症候群と診断されている患者が時々いる．症状は，基本的に“朝良く夜悪い”という日内変動があるが，経過が長いと日内変動がわかりにくくなり，患者からの訴えがない場合がある．眼筋型重症筋無力症のうち抗 AChR 抗体が陽性の症例は 50％であり，seronegative（抗体陰性）例の存在に注意が必要である．また，視力検査や斜視検査中に眼瞼下垂や複視の悪化を認めることがある．検査を担当した視能訓練士は，症状の悪化を認めた場合はカルテに残すよう心がける．

◆ 脳脊髄液漏出症

交通事故や外傷などを契機に様々な全身的徴候を伴う疾患である．眼科的所見として複視のみでなく，視力低下や視野狭窄を示す．しばしば事故歴や外傷歴がない症例があり，診断に苦慮することが多い．気圧の変動で症状が悪化したり，頭痛を伴うことが多いので診断の助けとなる．診断に悩んだ際は，細胞外液補充液の点滴後に症状の改善があるかを確認することが有用である．

◆ 輻湊けいれん

けいれん発症時は輻湊だけでなく近見反応も強まり，縮瞳や近視化も合併する．間欠的に内斜視となるので同側性複視を訴える．原因の多くは心因性であるが，視床出血などの頭蓋内病変が原因の場合もあるので，頭部 MRI の確認が必要である．輻湊けいれんは，むき眼位では外転不全，ひき眼位では外転完全であることが，ほかの内斜視との鑑別で重要な点である．

◆ Fisher 症候群

先行感染や予防接種後の外眼筋麻痺に伴う複視を主訴に来院する．その際に，ふらつくような歩行に違和感があることも多い（運動失調）．複視は両眼の外転制限から発症するため，内斜視による同側性複視を呈する．複視の見え方や重篤さは日に日に変化する．最終的には眼球運動が全方向で障害されるので，複視を消失することも多い．散瞳を伴うので羞明が必発する．その後，回復期に再び複視が生じることもある．6ヵ月以上経過しても複視が消失しない場合は，斜視手術を検討する．

◆ 黄斑の異常による複視

黄斑部の異常が原因で起こる複視は，単眼性複視の代表例である．物が歪んで見える歪視症，物が小さく見える小視症や物が大きく見える大視症などの変視症がある．単眼性複視を疑った際は，片眼を遮閉しても複視が消失しないことを確認する．単眼性複視は原因疾患の治療が必要となるため，原因となる黄斑疾患の状態によっては複視自体の治療に苦慮することが多い．また，単眼性複視がある患者に両眼性複視が合併することもあり，さらに治療が困難になることを臨床的には経験する．その際は，両眼性複視を矯正しても複視が完全に消失しない可能性を患者へ説明して，同意を得てからの治療開始が必要となる．

Chapter 8
その他の疾患
症例
44
80歳 男性

重症筋無力症

龍井苑子・後関利明

主訴　右のまぶたが下がって見えにくい．物がにじんで見える

現病歴　4月1日に右眼の眼瞼下垂を認めた．その後，「見やすいときと見えにくいときがある」ものの眼瞼下垂が改善せず，精査目的で当院を紹介受診した

家族歴　特記すべきことなし

初診時所見

視力　RV＝1.2（1.5×S−0.25 D）
LV＝0.8（1.5×S−0.75 D）

眼位（図1）　APCT（c.c.）：ortho～XT

眼球運動　B）内転制限（軽度）

頭位　顎あげ頭位

瞳孔　瞳孔不同なし

対光反射　異常なし

前眼部・中間透光体・眼底　異常なし

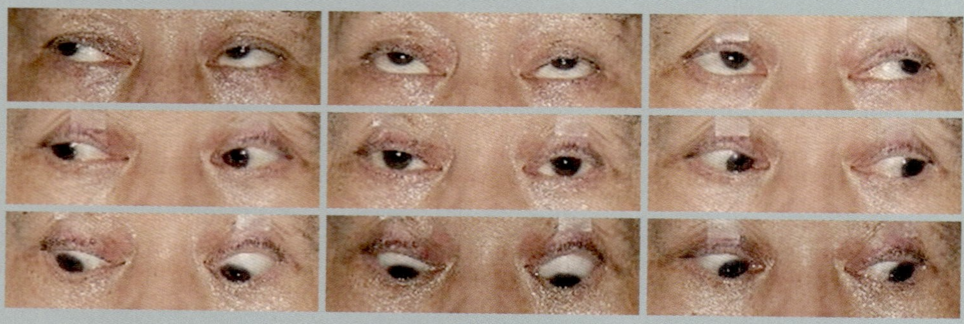

図1　初診時9方向眼位
眼瞼挙上にて撮影．両眼ともに軽度の内転制限を認める．

POINT!　**本症例のポイント**

- 眼瞼下垂の発症起点が明確である（「4月1日からまぶたが下がってきた」）．
- 瞳孔異常がない．
- 症状が一定ではない（「見やすいときと見えにくいときがある」）．

◆ 鑑別すべき疾患とそのための検査

本症例は突然発症であり，発症起点が明確な眼瞼下垂を認め，かつ日内変動を疑わせる訴えがある．眼瞼下垂の影響で患者自身も自覚しにくいが，ごくわずかに右眼の内転制限も認めている．

鑑別疾患の考え方

後天性の眼瞼下垂をきたす代表的な疾患には，重症筋無力症（myasthenia gravis：MG）のほかに動眼神経麻痺（患眼の「中等度瞳孔散大（瞳孔不同）」「眼瞼下垂」「外転以外の眼球運動障害」)，Horner 症候群（患側の「縮瞳」「瞼裂狭小」「発汗低下」）を挙げることができる．それぞれ3徴すべてが揃わない不全麻痺も存在するものの，眼瞼下垂単一の症状を呈する可能性は低い．

また，高齢者の場合，退行性（加齢性）眼瞼下垂をきたす頻度が高いが，皮膚弛緩にせよ，腱膜性眼瞼下垂にせよ，進行は緩徐であるため，問診で患者は「だんだんと」または「気がついたらいつの間にか」というような表現をすることが多い．そのため，記憶に残るほど発症起点が明確である場合，問診で退行性（加齢性）を除外することができる．

一方，突然発症の眼球運動障害を呈した場合，鑑別疾患には甲状腺眼症や中枢性または末梢性の神経麻痺を挙げられる．特に高齢者では，眼球突出の目立たない甲状腺眼症も存在するため血液検査で甲状腺機能異常を確認しておく．また，脳梗塞や脳出血に代表される頭蓋内疾患が認められず，支配神経と眼球運動障害の関連に整合性がとれないときはMG を積極的に疑う．

重症筋無力症を疑う際の検査

MG を疑う際に行う検査として眼科医が容易に行えるものは，①血液検査（抗 AChR 抗体*の確認)，②アイスパックテスト（2分間冷却し，2 mm 以上の眼瞼挙上がみられれば陽性)，③上方注視負荷試験（上方視を最大約1分まで続けさせ，眼瞼下垂が出現，または増悪すれば陽性）である（ただし②の場合，眼窩深部にある外眼筋を奥目の日本人が改善するまで冷却するのは困難であるため，眼瞼下垂を呈する場合の検査として検討することをお勧めする)．『重症筋無力症/ランバート・イートン筋無力症候群診療ガイドライン 2022』[1)]における重症筋無力症診断基準では，臨床症状と自己抗体陽性さえ証明できればMG の診断が可能となった（ただし，抗体陰性の MG があることも忘れない)．そのほかの神経筋接合部障害を証明する検査には，edrophonium hydrochloride（コリンエステラーゼ阻害薬）を投与して下垂，複視の改善，検査結果の改善を確認するエドロホニウム（テンシロン）テストや反復刺激試験，筋電図があるが，患者の負担を考えると簡便かつ侵襲性の少ない①～③の検査から開始することが望ましい．

* 『重症筋無力症/ランバート・イートン筋無力症候群診療ガイドライン 2022』[1)] の表記では “AChR 抗体” である．

◆ 検査結果と経過

本症例はMGを疑い，まず血液検査を施行した．血液検査の結果は抗AChR抗体が8.5 nmol/L（小児・成人とも0.2〜0.3 nmol/L以下が基準値）であり陽性であった．また，同日行ったアイスパックテストでは図2のごとく冷却2分後に右眼の眼瞼挙上を認めた．上方注視負荷試験では上方注視1分後に眼瞼下垂の増悪を認めた．

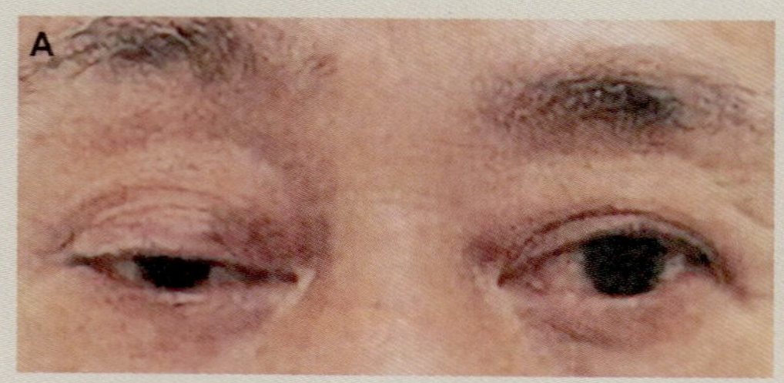

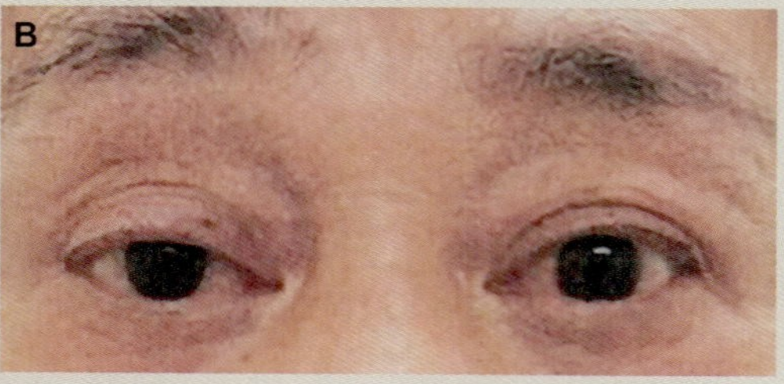

図2　アイスパックテスト

A：テスト前．右の眼瞼下垂が著明であり，瞳孔中央にまで下垂が及んでいる．B：テスト後．眼瞼を2分間冷却後，右の眼瞼が瞳孔上縁まで挙上している．

◆ 診断と治療方針

以上の結果から，重症筋無力症診断基準より本症例は眼筋型MGの診断に至った．図3に眼筋型MGの治療アルゴリズムを示す．眼筋型MGの治療における第一選択は抗コリンエステラーゼ薬またはナファゾリン点眼である．副作用によりこれらの投薬が継続できない場合や，一定量投与しても症状の十分な改善が得られない場合に免疫療法を検討する．以前は漸増・漸減による高用量経口ステロイド療法を用いる施設が多かったが，様々な副作用がQOL低下につながりやすいことから，『重症筋無力症/ランバート・イートン筋無力症候群診療ガイドライン2022』[1]では「推奨しない」と明言されている．現在の免疫療法の治療目標はプレドニゾロン5.0 mg/日以下でminimal manifestations（MM；治療後状態の軽微症状）を維持することである．まずプレドニゾロン5 mg内服を開始し，治療効果が得られなかった場合，早期即効性治療戦略（early test-acting treatment strategy：ETF）として積極的なメチルプレドニゾロン静脈内投与の反復投与を行う．症状が軽微なレベルまで改善したら経口ステロイド薬に切り替え，維持量は低用量（プレドニゾロン5.0 mg/日）を目指す．ステロイド減量の過程で眼症状が再燃してしまい，目標量までの減量が果たせない場合は，免疫抑制薬（眼筋型MGに対して保険が適用できる薬剤はタクロリムスのみ）を併用する．

本症例の主症状は眼瞼下垂であったことから，抗コリンエステラーゼ薬を開始した．今後，複視改善のため少量プレドニゾロン内服開始を検討する．

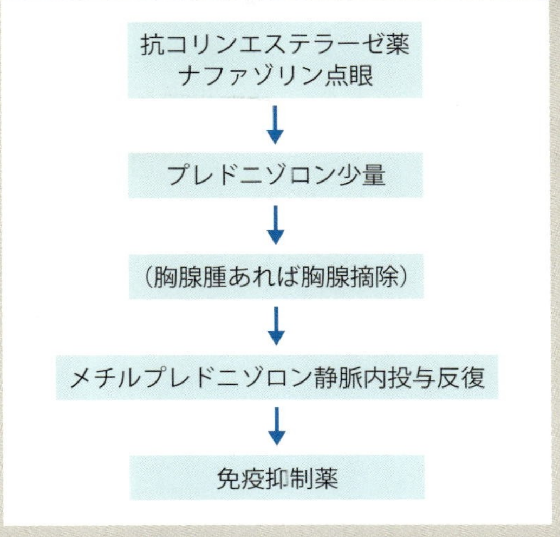

図 3　眼筋型重症筋無力症の治療アルゴリズム

患者中心のケアとコミュニケーション

「日内変動」のある「眼球運動障害」と「眼瞼下垂」を訴える患者であれば，MG を鑑別に挙げることは容易いが，眼瞼下垂のみ，眼球運動障害のみ，といった単一の症状を呈する MG は時に見過ごされてしまうことがある．また，MG の大きな特徴である「日内変動」についても検者が問わなければ，患者からはっきりとした訴えがないことが多く，「日中は調子がいいけれど，夕方に症状が悪化しますか？」というように可能な限り具体的に訴えを聴取する必要があることに留意する．

なお眼筋型 MG は，患者が複視の症状を自覚し生活に支障をきたしやすい．そのうえ長期完全寛解は困難であり，何らかの治療を生涯にわたり継続する可能性が高いため，患者は不安やストレスを抱えやすい．症状をゼロにすることを目標とせず，身体に負担が少ない生活を送れる状態を目指すことをまずは患者によく理解してもらう必要がある．

◆ 経過観察の注意点

眼筋型から全身型に移行する MG のうち 85%が 2 年以内に進展しやすいと報告[2]されており，発症後数年は全身症状にも注意が必要である．

エキスパートからのアドバイス

- 後天性の眼瞼下垂，眼球運動障害を診たら MG を必ず鑑別に挙げる．
- 眼筋型 MG の検査は血液検査（抗体確認），アイスパックテスト，上方注視負荷試験を行う．
- 眼筋型 MG の治療において漸増・漸減による高用量経口ステロイド療法は行わない．
- 眼筋型 MG の複視に対して，安易に斜視手術を行わない．

文献

1） 日本神経学会 監修，重症筋無力症/ランバート・イートン筋無力症候群診療ガイドライン作成委員会 編：重症筋無力症/ランバート・イートン筋無力症候群診療ガイドライン 2022，南江堂，2022

2） Bever CT Jr, Aquino AV, Penn AS, et al.：Prognosis of ocular myasthenia. Ann Neurol 14：516–519, 1983

Chapter 8
その他の疾患
症例
45
23歳 女性

脳脊髄液漏出症

山上明子

主訴 視力低下，複視，羞明

現病歴 会社のイベントで右眼にフリスビーがあたり，翌日眼科を受診したが，視力低下はなかった．2週間後に右眼の視力低下，痛み，羞明が出現し，近医眼科から大学病院を紹介され2ヵ所受診するも原因不明の視力低下といわれた．受傷1ヵ月後には両眼の視力低下があり当院紹介受診となった．また，受傷後から複視と羞明を自覚しており，日常生活（事務作業）も不自由していると訴えた

既往歴 今回の外傷以外に特記すべき外傷や既往はなし．今まで複視や羞明の自覚（もともと光過敏）はなし．内服薬なし

家族歴 特記すべきことなし

初診時所見

視力 RV＝0.02（0.09×S−11.5 D⊂C−2.5 D Ax5°）
LV＝0.02（0.2×S−11.5 D⊂C−2.5 D Ax170°）

眼位 APCT：遠見 12⊿XPT 2⊿L/R
近見 25⊿XPT’ 2⊿L/R

眼球運動 制限なし

視野（図1） R）鼻側上1/4半盲様視野欠損，L）正常
B）中心窩閾値軽度低下あり

瞳孔 左右同大

対光反射 迅速十分でRAPD（−）

CFF R）31 Hz，L）31 Hz

前眼部・中間透光体 異常なし

眼底・OCT 異常なし

頭部MRI 正常（前医）

網膜電図 正常（前医）

初診時所見

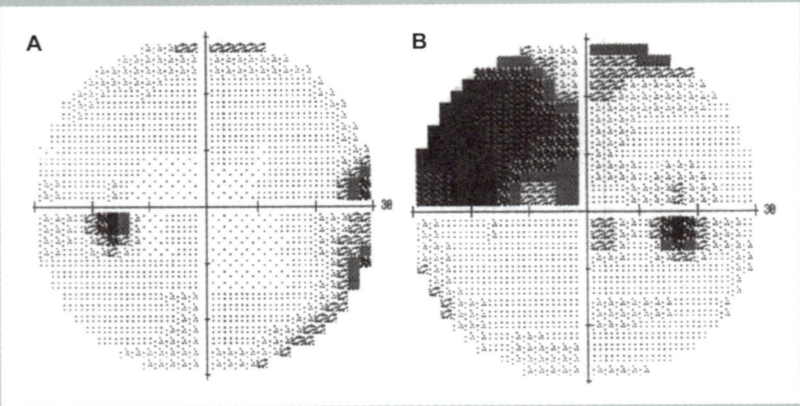

図1　初診時視野検査
A：左眼（0.2），中心窩閾値 28 Hz．B：右眼（0.09），中心窩閾値 25 Hz．

POINT!　本症例のポイント

- 原因不明の視力障害．
- 原因不明の視野障害．
- 眼内に異常のない羞明．
- 眼球運動障害はないが，わずかな眼位ずれの複視．
- 軽度の外傷の既往あり．
- 緩徐進行性？

◆ 鑑別すべき疾患とそのための検査

・頭蓋内疾患 → わずかな眼位ずれ，羞明は脳内病変で出現する可能性あり．視力・視野障害についても脳内の器質的疾患を除外するために，頭部（眼窩）MRIを施行．

・網膜病変 → 今回の外傷と関連がなくとも検鏡的に異常が検出できない．網膜疾患を除外するために網膜電図を施行．

◆ 検査結果と経過

検査結果より器質的な疾患はなく，非器質的視覚障害（視力障害と視野障害）と診断した．羞明と外斜視も非器質的変化と判断し，斜視と羞明に対してプリズム遮光眼鏡の装用で経過観察した．

眼科的な所見は変化なく，悪化も改善もなかったが，当院受診後1年が経過した頃に頭痛が悪化したと訴えた．頭痛は鎮痛薬が効かないが横になって休むと治るとのことだった．また，視界に虫のようなものは見えるが，眼を動かしても動かない（眼内は異常所見なし）こと，開瞼困難（眼が開けられないことがある）を訴えた．頭痛は，脳脊髄液漏出症症例にみられる頭痛に類似していた（鎮痛薬は効果ないが横になって休むと軽快）．眼科的所見としては，非器質的視覚障害，原因のわからない軽度の斜視・羞明と，飛蚊症とも異なる視覚陽性現象などを合併していた．これらから，軽微な外傷後ではあるが脳脊髄液漏出症を疑い，専門医への紹介受診に至った．

脳脊髄液漏出症の眼症状

脳脊髄液漏出症症例の眼科的主訴と診断を表1，表2に示す．軽微な外傷後に発症した視覚障害は，眼科的診断としては非器質的視覚障害となる．脳脊髄液漏出症による眼症状は多彩であり，本症例のように異常羞明，眼痛，かすみ感，非器質的視覚障害・視野障害や調節けいれん・輻湊けいれんと，あらゆる症状をきたすと考えてよい．

外傷や交通事故の既往がある場合だけでなく，外傷の既往がない場合やワクチン接種後，外傷がかなり軽微だとしても非器質的な眼症状の場合は，脳脊髄液漏出症を疑い全身既往歴や過去の外傷歴，ワクチン接種歴なども聴取する．

診断および治療は脳神経外科で行われる．眼科は各眼症状に応じた対症療法となる．

表1　脳脊髄液漏出症の眼科受診時の自覚症状

- ●眼痛（両眼または片眼もあり，痛みの場所・程度は様々，鎮痛薬は無効）
- ●ピントが合わない，水の中から見ているような見え方，ぼやけて見える
- ●単眼性複視
- ●両眼性複視
- ●視力低下
- ●まぶしい（眼内所見では説明できない強い羞明）
- ●視野障害（眼内および頭蓋内病変では説明できない視野欠損）
- ●視覚陽性現象（飛蚊症様，土砂降りの雨が降っているように見えるなど）

表2　脳脊髄液漏出症の眼科診断名

●輻湊けいれん	●中枢性羞明	●眼位異常
●調節障害	●視力障害	●眼球運動障害
●眼瞼けいれん	●視野障害	●視覚陽性現象

◆ 診断と治療方針

脳脊髄液漏出症専門医を受診し，RI シンチグラフィ，CT ミエログラフィにて脳脊髄液の漏出疑いありと診断．硬膜外自己血注入療法を施行したところ，直後より自覚症状が改善した．

◆ 結果

治療後 1 ヵ月再診時

視力　RV＝(0.8×S－11.0 D⌒C－2.0 D Ax180°)
　　　LV＝(0.8×S－10.5 D⌒C－2.0 D Ax175°)

眼位　APCT：遠見 14⊿XP　2⊿L/R，近見 30⊿XP'　2⊿L/R

羞明は改善．視野欠損は消失し，眼位は APCT では変化ないが複視は消失し，自覚的には遮光レンズとプリズム眼鏡は必要ないと訴えた．

エキスパートからのアドバイス

- 脳脊髄液漏出症による眼症状は多彩で，いずれも“原因不明な非器質的な変化”と考えられるものである．
- 脳脊髄液漏出症の場合は脳以外の全身症を合併しているかが，本症を疑うカギになる．問診で外傷や交通事故の既往がないか過去をさかのぼって外傷歴を確認し，眼病変以外の全身症状の有無を確認する．
- 多くの症例が頭痛を合併しており，頭痛は臥位で改善するも鎮痛薬の服用は効果なく難治なものが多く，また気圧に影響される症例も多い．
- 様々な全身症状があり，原因のわからない眼症状を合併しているときには脳脊髄液漏出症を疑う．通常の脳神経外科では診断がつかないことがほとんどのため，脳脊髄液漏出症を専門に行っている脳神経外科に紹介する．
- 脳脊髄液漏出症では，両眼性複視や単眼性複視を訴えることがある．両眼性複視は脳神経麻痺による複視のほか，わずかな眼位ずれによる複視など様々である．

Chapter 8
その他の疾患
症例
46
14歳 女性

輻湊けいれん

山上明子

主訴 複視，まぶしい

現病歴 バレーボールの部活中に一時的に意識消失して転倒した．1週間後から複視が出現．頭部MRIでは異常はなかった．まぶしい物を見たときや首を動かすと複視が出現し眼が揺れてしまう．頭痛もあり．前医では調節けいれんといわれて1%アトロピン硫酸塩点眼を施行するも症状の改善なく紹介受診

既往歴・家族歴 特記すべきことなし

初診時所見

視力	RV＝0.2（1.2×S－2.25 D） LV＝0.4（1.2×S－1.75 D）
他覚的屈折値	R）S－2.75 D⊂C－0.25 D Ax150° L）S－2.50 D⊂C－0.75 D Ax160°
アトロピン調節麻痺下屈折値	R）S－1.50 D⊂C－0.25 D Ax150° L）S－2.25 D⊂C－0.75 D Ax160°
眼圧	R＝16 mmHg，L＝15 mmHg
眼位	ortho～ET（輻湊眼位） ＊変動が著明で眼振様に輻湊眼位になる状態
眼球運動	制限なし（外転はひき運動で正常）
瞳孔	左右同大．輻湊眼位時に両眼の縮瞳あり

POINT! **本症例のポイント**

- 転倒後に複視が出現．
- 調節刺激，光刺激，輻湊で輻湊けいれんが誘発され，発作的に出現．
- 内斜視でむき眼位では外転不全にみえるが，ひき眼位では外転は正常．
- 調節けいれんを合併．
- 頭痛がある（鎮痛薬の効果なし）．

◆ 鑑別すべき疾患とそのための検査

・頭蓋内疾患 → 頭部 MRI．輻湊けいれんの多くは心因性とされるが，脳内における器質的疾患（視床出血，下垂体腺腫，脳圧亢進，Wernicke 脳症など）での発症も報告されるので，頭蓋内病変の精査（頭部 MRI）は必ず施行する必要がある．

・そのほか，外傷や交通事故の既往も確認しておく．

◆ 検査結果と経過

頭部 MRI は異常なかった．発症当時は高校受験期で，患者は非常にまじめな性格で輻湊けいれんが発症しながらも受験勉強を行っており，受験のストレスで発症した心因性と考えた．1％アトロピン硫酸塩点眼やカルバマゼピン内服によって，輻湊けいれん発作は軽快しないが頭痛が少し軽減するとのことで，点眼と内服で経過観察した．

◆ 診断と治療方針

輻湊けいれんは近見反応けいれんともいわれ，近見反応（調節けいれん，縮瞳，内斜視）がみられる状態である（図 1）．調節けいれんや内斜視の程度は症例によって異なり，本症例のように発作的に輻湊けいれんが出現するものから，内斜視で調節けいれんを合併しているような症例もある．

輻湊けいれんの治療としては，アトロピン硫酸塩やシクロペントラート塩酸塩などの調節麻痺薬の点眼，近見に合わせた凸レンズ眼鏡処方，抗不安薬や抗けいれん薬投与，A 型ボツリヌス毒素（片側または両側内直筋へ注射）の投与などがある．全身的な副作用が少ない治療から開始してみる．いずれの治療も効果は限定的なことが少なくない．

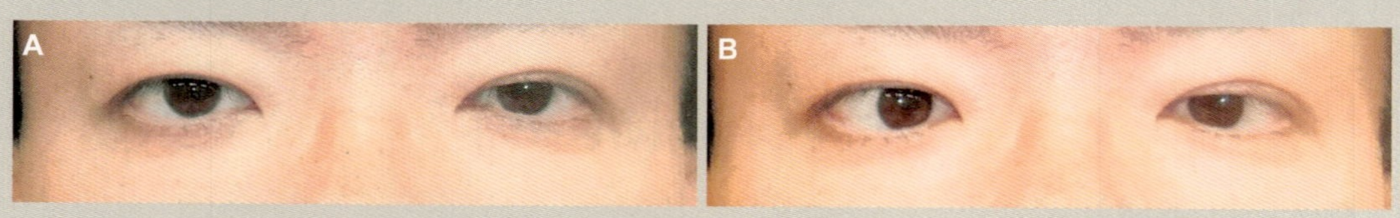

図 1　輻湊けいれん（別症例）

37 歳男性．内斜視と間欠的な複視を主訴に来院．
A：正位．瞳孔径は大きく，複視なし．B：内斜視．瞳孔径は小さく，複視あり．A と B を間欠的に繰り返す．

（画像提供：国際医療福祉大学熱海病院　後関利明 氏）

◆ その後の経過と結果

受験が終わり，症状は軽減したが消失せず1年後に再び悪化した．本症状が転倒による外傷後に発症していること，発症初期から難治性頭痛（鎮痛薬の効果なし）があること，羞明を強く訴えること，首を動かすと輻湊けいれんを誘発するという症状があり，また月経不順を合併するなど全身症状も認められることから，脳脊髄液漏出症の可能性を考えて脳神経外科専門医に紹介した．

脳脊髄液漏出専門医にてRI脳槽シンチグラフィを行ったところ，髄液漏出があると診断された．硬膜外自己血注入療法を施行したところ，輻湊けいれんが著明に改善し複視が消失した．

エキスパートからのアドバイス

- 輻湊けいれん症例は複視を訴えて受診する．調節けいれんを合併しているかがポイントである．心因性以外の要因を否定してから，点眼や内服，ボツリヌス毒素療法などを行う．
- 輻湊けいれんは稀に，脳脊髄液漏出症の眼症状でも出現する〔症例45（p.249）参照〕．
- 難治性の頭痛やその他の様々な全身症状を有する症例，外傷の既往がある症例では脳脊髄液漏出症を疑い，専門医（脳神経外科で脳脊髄液漏出症専門医）に紹介する．

Chapter 8
その他の疾患
症例
47
57歳 女性

Fisher 症候群

野口綾華・後関利明

主訴 2日前の夕方頃から二重に見えて，まぶたが下がっている

現病歴 2週間前に咽頭痛，咳嗽などの感冒症状があった．その後発熱はなく症状は改善していたが，2日前の夕方頃より複視，両眼瞼下垂を自覚し，歩行時のふらつきも出現したため当院受診となった

既往歴・家族歴 特記すべきことなし

初診時所見

視力 RV＝0.2（0.9×S−0.25 D⊃C−0.75 D Ax75°）
LV＝0.5（0.8×S＋0.50 D⊃C−0.75 D Ax90°）

眼圧 R＝17.3 mmHg，L＝17.7 mmHg

眼位（図1） APCT：遠見 6⊿EPT　L/R 6⊿HPT，近見 14⊿XPT’
Bielschowsly head tilt test：陰性

眼球運動 B）上転制限−2，下転制限−3，内転制限−2，外転制限−1

瞳孔径 明室：R）6.5 mm, L）6.5 mm

対光反射 消失

近見反応 消失

外眼部 B）眼瞼下垂（L＞R）
MRD-1：R）2 mm，L）0 mm，LF：R）10 mm，L）9 mm

前眼部・中間透光体 異常なし

眼底 視神経乳頭異常なし，黄斑異常なし

頭部 MRI・MRA 異常なし

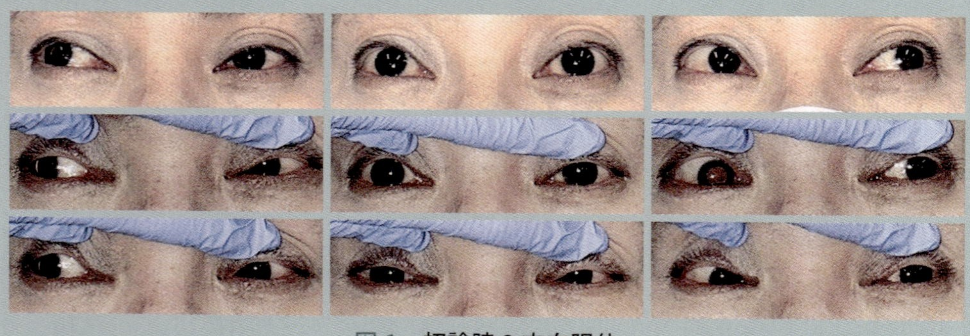

図1　初診時9方向眼位

POINT! 本症例のポイント

- 先行する感冒症状があった.
- 散瞳している.
- 眼瞼下垂がある.
- 両眼対称性の外眼筋麻痺がある.
- 歩行時のふらつき.

◆ 鑑別すべき疾患とそのための検査

- Fisher 症候群 → 先行感染, 外眼筋麻痺, 腱反射低下, 抗 GQ1b 抗体 (+).
- Guillain-Barré 症候群 → 先行感染, 筋力低下 (徒手筋力テスト).
- 重症筋無力症 → アイスパックテスト, 抗 AChR 抗体, エドロホニウム (テンシロン) テスト, 筋電図の waning 現象.
- Wernicke 脳症 → ビタミン B_1 低下や意識障害の有無.
- 糖尿病による眼球運動神経麻痺 → HbA1c 測定.

◆ 検査結果

アキレス腱反射消失, 膝蓋腱反射あり, 指鼻指試験：両側不可, 膝踵試験：左不可

血液検査：HbA1c 5.7%, 抗 AChR 抗体 陰性

髄液検査：無色透明, 細胞数 3 個 (基準値 5 個以下), 蛋白 34 mg/dL (基準値 15〜60 mg/dL), 糖 79 mg/dL (基準値 40〜80 mg/dL. 血漿中濃度が異常値の場合はその 40%未満), CL 124 mEq/L (基準値 120〜125 mEq/L)

神経内科にコンサルトし診察したところ, Fisher 三徴 (外眼筋麻痺, 運動失調, 腱反射消失) を認めた. 髄液蛋白細胞解離は発症 1 週以降に明らかになるため, 本症例のように発症後初期 (2 日) だと認めないことがある.

◆ 診断と治療方針

臨床所見から Fisher 症候群と診断し, 初診日当日に入院となり, 3 日間免疫グロブリン大量療法 (IVIg) を行うことになった. 治療しても複視が残存する場合があり, その際には斜視角が落ち着いてから斜視手術を計画する.

◆ 結果

IVIg 投与翌日より眼瞼下垂がわずかに改善し，ふらつきも改善していた．IVIg 終了後 4 日目には外転制限が軽度に良くなり，対光反射はわずかに瞳孔収縮がみられた．その後，入院時の血液検査にて提出した抗 GQ1b 抗体と抗 GT1a 抗体の IgG および IgM は陽性だった．IVIg 終了後は徐々に複視が改善していき，IVIg 終了 8 ヵ月後，左眼外転制限－1（図 2）を認め，眼位も遠見 8⊿EP，近見 4⊿XP' のみとなった．左眼外転制限－1 のため左方視時，複視を自覚しており（APCT：左方視 10⊿ET　R/L 4⊿HT），IVIg 投与後 1 年経過後，患者の希望があれば，内直筋後転術を計画予定である．

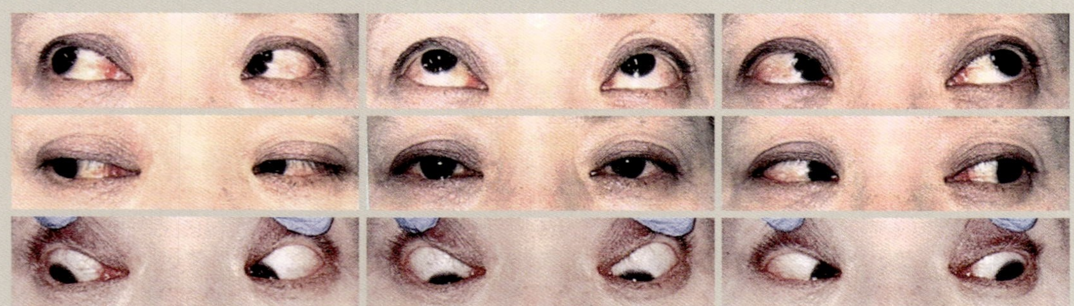

図 2　IVIg 治療 8 ヵ月後の 9 方向眼位

◆ 経過観察の注意点

Guillain-Barré 症候群とオーバーラップしている症例があり，Fisher 症候群の経過中に四肢脱力が加わることで，6.5％が Guillain-Barré 症候群へ移行するという報告もあるため，注意深く経過を観察する必要がある．

エキスパートからのアドバイス

- 抗 GQ1b 抗体は Fisher 症候群の 80～90％に認められるため，診断マーカーとして有用である．結果が出るまでに 2 週間程度を要するため，治療を先行する．
- Fisher 症候群の回復調査で 50 例中 48 例は 6 ヵ月以内に運動失調，外眼筋麻痺が消失したと報告もある．しかし本症例では，IVIg 終了後 8 ヵ月になるまでは徐々に斜視角の改善を認めたため，発症 6 ヵ月が経過しても手術の計画は斜視角が安定するまで待つ必要がある．

Chapter 8
その他の疾患
症例
48
42歳 男性

黄斑の異常による複視

橋本勇希

主訴 最近ダブって見えるのが気になる

現病歴 1週間ほど前から物がダブって見えるのが気になるため来院．眼鏡が合わないのか，見えにくい．タバコは20本/日を20年ほど喫煙している

既往歴・家族歴 特記すべきことなし

初診時所見

視力 RV＝0.3（1.2×S－0.50 D⊃C－2.50 D Ax180°）
LV＝0.4（0.9×S＋0.50 D⊃C－2.00 D Ax10°）
＊乱視度はクロスシリンダー法にて検出

他覚的屈折度数 R）S－0.50 D⊃C－4.50 D Ax 4°
L）S－0.25 D⊃C－3.50 D Ax 9°

眼圧 R＝12 mmHg，L＝13 mmHg

POINT! **本症例のポイント**

- 自覚的屈折検査である視力検査では左眼がやや遠視化し，完全矯正後も視力不良である．
- 完全矯正後も左眼はぼやけた感じが残存する．
- 中高年の男性で，長い喫煙歴がある．

◆ 鑑別すべき疾患とそのための検査①

患者が「ダブって見える」と訴えた際に，それが両眼性複視または単眼性複視によるものかを確認する必要があるため，眼位検査を実施する．片眼を遮閉して複視が消失した場合は両眼性複視であるため斜視を疑い，眼球運動検査・立体視検査・両眼視機能検査などを実施し，原因を究明する．一方，片眼を遮閉して複視が消失しない場合は単眼性複視であるため，乱視などの屈折異常，円錐角膜などの角膜疾患，白内障などが疑われるので，角膜形状解析検査・細隙灯顕微鏡検査（前眼部・中間透光体）を実施することで鑑別疾患を見極める．

◆ 検査結果と経過①

眼球運動に異常はなかった．また，眼位検査では片眼遮閉時に複視は消失せず，遠見 4 ⊿XP，近見 6 ⊿XP' と外斜位を示し斜視は検出されなかったことから，本症例は単眼性複視であると判断された．

角膜形状解析検査では両眼に強い直乱視が観察され（図 1），完全矯正後に右眼は視力および見え方に問題はなかったが，左眼はやや遠視化し，視力が不良でぼやけた感じが残存していた．細隙灯顕微鏡検査では，前眼部と中間透光体に明らかな異常はなかった．

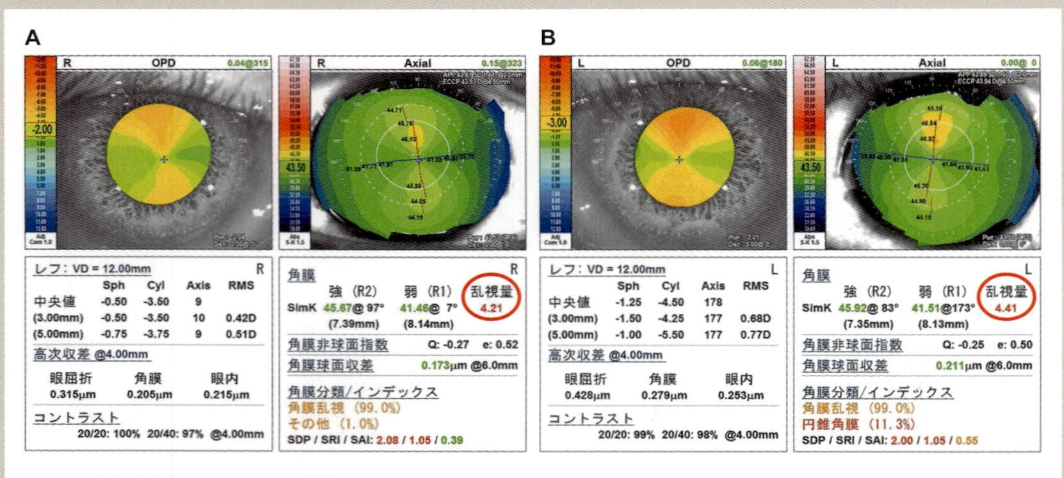

図 1　角膜形状解析検査

A：右眼，B：左眼．ともに直乱視を示す（◯；垂直方向に暖色）．

◆ 鑑別すべき疾患とそのための検査②

斜視はなく前眼部・中間透光体に異常がなかったこと，乱視度は強いものの右眼は問題なく矯正可能であり，左眼のみやや遠視化し矯正視力も不良で自覚的な見え方もぼやけを訴えていることから，眼底写真および光干渉断層計（OCT）などにより網膜疾患の有無を評価する．

◆ 検査結果と経過②

眼底写真では左眼の黄斑部に円形の漿液性網膜剝離（serous retinal detachment：SRD）様の所見が観察され（図 2），OCT では黄斑部に SRD がみられた（図 3）．Amsler チャートを用いた中心暗点検査を追加で実施したところ，左眼で視野の中心部付近に歪みと軽度感度低下を示す結果となった（図 4）．

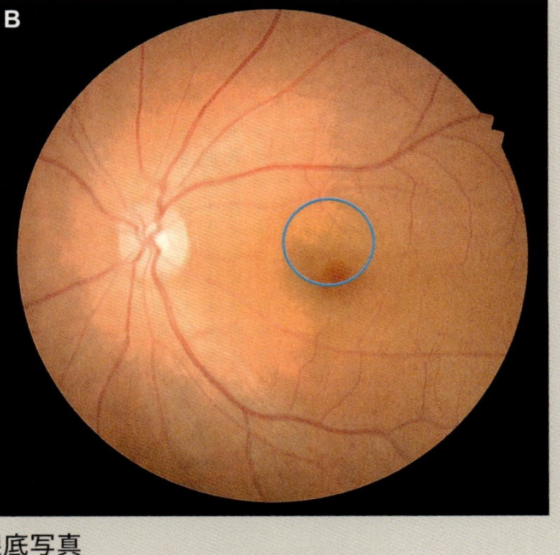

図 2　眼底写真

A：右眼．B：左眼には SRD 様の所見（○）が観察される．

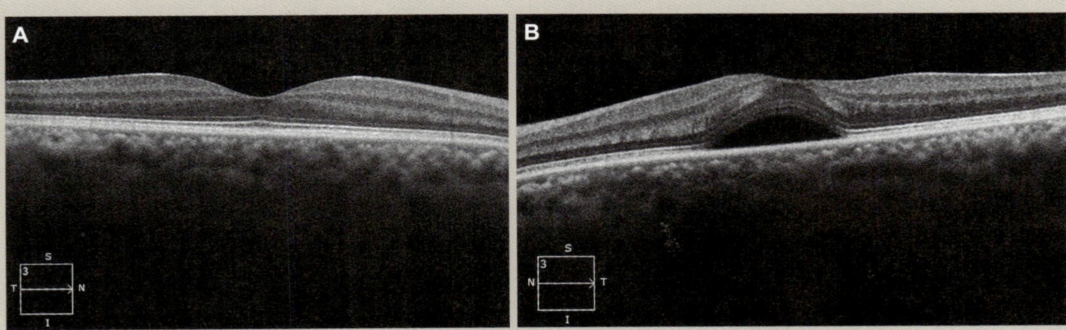

図 3　眼底 OCT（水平断）

A：右眼．B：左眼には SRD がみられる．

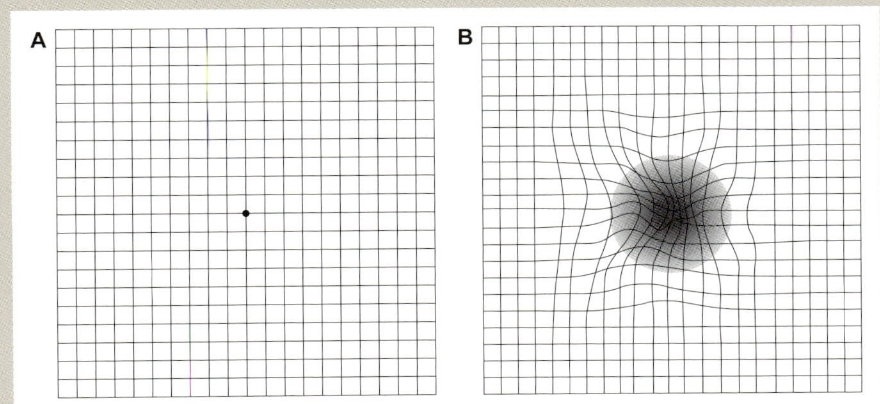

図 4　中心暗点検査での見え方

A：右眼．B：左眼では視野の中心部に暗点と歪視を呈する．

◆ 診断と治療方針

複視の自覚症状が約 1 週間前であることから，急性の中心性漿液性脈絡網膜症（central serous chorioretinopathy：CSC）と診断され，無治療で経過観察となった．

◆ 結果

現在も経過観察中である．今後，SRD が 6 ヵ月以上続く，あるいは網膜色素上皮が萎縮する慢性の CSC に移行するとレーザー治療や光線力学療法などの介入が必要となるため，定期受診にて確認する．なお，SRD の消失に伴い複視は自覚しなくなる．

患者中心のケアとコミュニケーション

まず，屈折異常に対しては適矯正の眼鏡作成またはコンタクトレンズの装用を勧める．また，CSC の発症原因となる喫煙については控えること，ストレスを軽減させることなどを指導し，症状が継続・悪化するようであれば治療の必要性があることを説明する．

エキスパートからのアドバイス

- 「ダブって見える」は「二重（2 つ）に見える・歪んで見える・かすんで見える・ぼやけて見える」など様々な状態を包括的に表現する言葉であるがゆえに，その原因は多岐にわたる．
- 特に中高年以降の患者では多くの疾患を考える必要があるため，鑑別疾患を正しく挙げて多角的なアプローチにより原因を特定する．
- 本症例のポイントは，光学的な完全屈折矯正下において視力が不良であったことに加え，遠視化していたことである．CSC や Vogt-小柳-原田病，加齢黄斑変性などの疾患では，SRD による網膜の位置が前方移動することによって遠視化することにも注意する．
- CSC では視野中心部の感度低下や物が歪んで見える歪視症，物が小さく見える小視症などの変視症をきたすことがあるので，丁寧な問診と検査の実施を心がける．

索　引

欧　文

A

Amsler チャート……258

B

Bagolini red filter ladder……31
bilateral recession……11
BLR……11
BMI……68

C

CAS……145
Cat card……34
central fusion disruption……180
central serous chorioretinopathy……260
chin down……3
chin elevation……3
Clinical Activity Score……145
clinical-diffusion mismatch……183
CO メジャー……111
CSC……260
Cyclophorometer……111

D

daily 法……148
Darlymple 徴候……138
distance independent esotropia……61
double elevator palsy……234
double-under muscle transposition……130

E

European Group on Grave's Orbitopathy (EUGOGO)……148

F

face turn……3
faden 法……125, 175, 177
FEF……184
Fisher 症候群……241, 254
flashing method……32
Framing card……34

G

Gifford 徴候……138
graded vertical rectus tenotomy……61, 68
Graefe 徴候……138
Guillain-Barrè 症候群……256
GVRT……61, 68, 69

H

hang back 法……217
head tilt……3
heavy eye syndrome……59, 75
――，手術……77
HES……59
Hummelsheim 法……234

I

IgG4 関連眼疾患……142, 162
――，痛み部位……6

J

Jensen 法……234

K

Knapp 法……234

L

LR-SR バンド……58

M

Masson trichrome 染色……237
MIRAgel……217, 219
MLF……189
―― 症候群……188
molding……144

N

neglect……214
non-paralytic pontine exotropia……189

O

ocular tilt reaction……67, 192, 194
one-and-a-half 症候群……189

——，核上性神経麻痺 187

P

paralytic pontine exotropia 189
Parks の surgical dose table 15
plication 術 15, 23
——の利点・注意点 24
plication 法 12
polysurgery 228
PPRF 184, 189, 190
prism convergence 33, 37
pully posterior fixation 125

R

R&R 11
recession-resection 11

S

saccadic system
——，垂直方向 185
——，水平方向 184
sagging eye syndrome 58, 67, 143
——，開散麻痺様内斜視 71
——，上下回旋斜視 62, 65
——，身体的特徴 68
——，非対称 194
——，臨床的特徴 58
sagging like face 58
seronegative 6, 240
serous retinal detachment 258
SES 58
skew deviation 195
Spot Vision Screener 10, 14, 18
spread of comitance 108
SRD 258
stretched scar 237
STTA 150
subjective visual vertical 195
sunken upper eyelid，Parks 58
surgical dose table 15
SVV 195

T

target angle 54
Tolosa-Hunt 症候群 197
——，痛み部位 6
TRAb 143
TSAb 138, 143

V

V-pattern，Hess 赤緑試験 110

W

WEBINO 191
weekly 法 148
WEMINO 191
wrong-way deviation 185

和　文

あ

アーメド緑内障バルブ挿入術 220
アイスパックテスト 243
顎上げ頭位 3
顎下げ頭位 3

い

医原性疾患 216, 220, 224, 235
——と複視 214
異常頭位 3, 133, 192
稲富法 234
医療訴訟 215, 234
医療チーム 8
インフォームド・コンセント 228

う

うっ血乳頭 84
運動失調 241
運動障害方向，原因疾患 5

え

エドロホニウムテスト 243
遠見複視 71

お

黄斑の異常 241, 257

か

外眼筋
——，直接的損傷……214
——周囲，瘢痕拘縮……214
開瞼困難……249
開散過多型……10, 15
開散麻痺様内斜視
——，sagging eye syndrome……71
——，手術……74
外斜視……10, 96
—— 術後内斜視……20
外傷……240, 247
—— 歴……249
外傷性
——，外転神経麻痺……126
——，滑車神経麻痺……109
——，動眼神経麻痺……91
——，内直筋断裂……230
外傷性疾患……230
——と複視……214
回旋
——，プリズム眼鏡……64
—— 斜視……112
—— 性振動……202
—— 複視……84, 105, 109
—— 偏位……194
外直筋
——Y-split 法……94
—— 後転術……15, 21, 26, 115, 217, 232
—— 切除術……94
—— テノン嚢固定術……94
外転神経麻痺……85
——，外傷性……126
——，血管性……117, 121
——，手術……130
——，腫瘍性……132
——，小児……134
顔回し……85, 133
——，小児……135
—— 頭位……3
下眼瞼
—— 脱脂術後……224
—— の膨らみ……68
核間性眼筋麻痺……188
核間麻痺……188
核上性神経麻痺
——，one-and-a-half 症候群……187
——，注視麻痺……182
過去の手術歴……235
下斜筋
—— 減弱術……115
—— 後転術……115
—— 弱化手術……108
—— 切除術……112
片麻痺……182
片目つぶり……26
下直筋
—— GVRT……68
—— plication 法……175
—— 後転術……112, 115, 154, 175
—— 後転鼻側移動術……108
—— 鼻側移動術……112
滑車神経麻痺……84, 194
——，外傷性……109
——，血管性……101, 105
——，術式選択……108
ガドリニウム造影検査……201
眼位異常……13, 126
眼運動神経麻痺……86, 91, 96, 101, 105, 109, 113, 117, 121, 126, 132
——と複視……84
眼窩 MRI……80
眼窩外側壁切開術……168, 169
眼窩下壁骨折……173
——，手術……177
眼窩筋円錐内腫瘍……166

眼窩減圧術……148
—— 後……156
眼窩腫瘍……143, 166
眼窩真菌症……161
眼窩底骨折
——，手術……177
——，閉鎖型……139
—— 術後……173
眼窩病変……141, 149, 153, 157, 162, 166, 173
——と複視……138
眼窩部画像検査……143
眼窩部痛……157
眼窩プリー……58
——への通糸……125
眼窩プリー関連疾患……62, 65, 71, 75, 79
——と複視……58
眼窩容積比……76
眼球運動……5
—— 訓練……210
—— 障害，単方向……5
—— 障害，複数方向……5
眼球
—— 固定術……98, 100
—— 脱……77
—— 脱臼……59, 76
—— 突出……162, 166
眼鏡処方，後天共同性内斜視……43
眼鏡度数，適正……51
眼筋
—— 型重症筋無力症……244
—— 麻痺，有痛性……199
間欠性外斜視……10, 13, 23, 25
——，視能訓練……30, 36
——，小学生……25
——，小角度……17
——，小児……28
——，生活の質の変化……27
——，治療の時期……11
——，定量方法……15
——，分類……10
眼瞼
—— 下垂……7, 86, 157, 242, 254
—— 後退……138
—— 腫脹……157
—— 遅延……138
—— の変化……138
眼軸長……59, 80
眼振……180
眼精疲労……26, 113
完全麻痺……94
眼痛……6, 197
顔貌……7
感冒症状……254

き

既往歴……4
機械的運動制限
——，チューブシャント術後……220
——，バックル術後……216
基礎型……10, 15, 26
喫煙……140
—— 歴……141, 257
急性発症……180
橋性外斜視……190
共同性外斜視……13, 17, 20, 25, 30, 36
——，手術……11
——と複視……10
共同性内斜視……43, 48
——，手術治療……52
——と複視……40
強度近視……75
—— 性内斜視……59, 79
虚偽性障害……228
近見反応けいれん……252
筋膜固定術……99

く

首曲げ頭位……3

クマ取り手術 224
訓練手帳 32

け

経皮的下眼瞼脱脂術 224
血液検査 143, 243
血管性
——，外転神経麻痺 117, 121
——，滑車神経麻痺 101, 105
——，動眼神経麻痺 86
牽引試験 100, 120, 155

こ

抗 AChR 抗体 240, 243
抗 GQ1b 抗体 256
抗 TSH 受容体抗体 143
抗コリンエステラーゼ薬 245
甲状腺眼症
——，痛み部位 6
——，手術治療 153
——，ステロイドパルス治療 141
——，ボツリヌス毒素療法 149
甲状腺刺激抗体 138, 143
抗体陰性 240
交通事故 240
後転 plication 術 55
後天共同性内斜視
——，眼鏡処方 43
——，手術治療 52
——，ボツリヌス毒素療法 48
後天内斜視 40
高度外転神経麻痺と固定内斜視との鑑別 131
後部縫着法 177
コカ・コーラボトルサイン 143
固定内斜視 59, 75, 128
——，手術 77
——と高度外転神経麻痺との鑑別 131

さ

細隙灯顕微鏡 180
最大斜視角 55, 59, 74
再発性有痛性眼筋麻痺性ニューロパチー，
痛み部位 6
細胞外液補充液 240
三叉神経腫大 163
残存複視 174
散瞳 84

し

自覚的回旋偏位の測定，Cyclophorometer 111
自覚的視性垂直位 192, 195
シクロペントラート塩酸塩 44
視神経症 138
視神経乳頭腫脹 84
自然治癒 103, 108
耳側移動術 107
シネモード MRI 100
視能訓練 181, 212
——，間欠性外斜視 30, 36
——，実施と経過 33, 37, 209
——，適応と適応外の条件 32
——，麻痺性斜視 207
——の実際 31
視能訓練士 3, 4, 6, 8, 11, 42, 59, 78, 84, 85, 139, 181, 212, 215, 240
耳鼻側移動術 69
斜位
——近視 10, 13
——の維持力 10
若年者 55
斜頸 192
斜視
——，種類と状態 5
——手術 41, 61, 139, 180
——の頻度 10
視野障害 223
斜偏位 195
重症筋無力症 143, 240, 242
羞明 25, 241, 247
縮瞳 252

手術
——方法，間欠性外斜視 15
手術治療 74
——，甲状腺眼症 153
術筋不明 238
術後
——のもどり 27, 33
——複視 172
——浮腫 228
腫瘍性，外転神経麻痺 132
漿液性網膜剝離 258
上外直筋連合術 61, 77, 81
小学生 25
小角度の間欠性外斜視 17
上下直筋鼻側移動術 94, 232
上眼瞼
——の陥凹 58, 68
——の腫脹 141
——の翻転困難 138
上下回旋斜視
——，sagging eye syndrome 62, 65
——，鑑別疾患 67
上下斜視 58, 63, 193
——の融像幅 70
上下複視 65, 84, 105
上下偏位 93, 114, 116, 193, 194
小視症 241
上斜筋
——移動術 92
——前部前転術 112
——麻痺 67, 194
——ミオキミア 202
上直筋後転術 107, 146
衝動性眼球運動訓練 210
上方注視負荷試験 243
視力低下 13, 162, 247
身体表現性障害 228
伸展瘢痕 237
心房細動 182
す
垂直直筋後転術 69
髄膜腫 207
頭蓋内疾患 182, 187, 192, 197, 202, 207
——と複視 180
頭痛 6, 25, 84, 197, 240, 249, 251
ステロイド
——パルス療法，甲状腺眼症 141
——療法 139
スマートフォン 41, 52
——，裸眼 48
スマホ内斜視 41
せ
生活
——指導 41
——歴 4
性別 4
生理的複視認知訓練 33, 37
前眼部 OCT 236
先行感染 241
前後転術 15
先天上斜筋麻痺
——，代償不全 113
——，術式選択 116
先天性，動眼神経麻痺 96
前頭眼野 184
そ
造影 MRI 180
組織生検 164
傍正中橋網様体 189
た
大角度の外斜視 16, 217, 235
体型 7
大視症 241
代償不全型先天上斜筋麻痺 113
——，術式選択 116
脱臼角 59, 76, 80

段階的垂直直筋切腱術……61, 68, 69
単眼性複視……241, 258

ち

チーム医療……2
注視麻痺……183, 187
——，核上性神経麻痺……182
中心性漿液性脈絡網膜症……260
中枢病変……185
チューブシャント術後，機械的運動制限……220
調整糸法……61
調節けいれん……252
鎮痛薬……249

て

定量方法，間欠性外斜視……15
適正な屈折矯正……46
デジタルデバイス……41, 43
——，使用時の注意……45
テプロツムマブ……139, 147
テンシロンテスト……243

と

頭位……3
——異常……22, 132
動眼神経麻痺……84
——，外傷性……91
——，血管性……86
——，手術術式と問題点……93
——，先天性……96
瞳孔……6
——散大……84
同側性複視……240, 241
糖尿病……141
頭部 MRI 撮影，美容外科手術後……228
頭部傾斜……113, 192, 194
動揺視……180, 202
トーヌス……49
特発性眼窩炎症……142, 157
——，痛み部位……6
トリアムシノロンアセトニド，テノン嚢下注射…150

な

内斜視……40, 75, 117, 132, 252
内側縦束……189
内直筋
——faden 法……123
——plication 術……19, 21, 217
——アドバンス術……236
——後転術……54, 61, 73, 77, 81, 123, 128
——短縮術……15, 92
——断裂，外傷性……230
ナファゾリン……245

に

西田法……128, 130
——変法……231, 232
日内変動……4, 139, 240, 245

ね

年齢……4

の

脳神経外科……84, 134, 180
——，コンサルト……90
脳神経微小血管減圧術……205
脳脊髄液漏出症……240, 247, 253
——，眼科診断名……249
——，眼症状……249
脳動脈瘤……84, 89
——，痛み部位……6

は

バセドウ病……144, 149, 153
バックル術後，機械的運動制限……216
発症起点……4
瘢痕拘縮，外眼筋周囲……214

ひ

ひき運動……84
ひき眼位……240
肥厚性硬膜炎……180
——，痛み部位……6
微小な斜視角……64
ビタミン B_{12} 製剤……119

鼻内内視鏡副鼻腔炎手術 233
びまん性橋膠腫 133
美容外科 7, 225
—— 手術 228
開き角 59, 80
頻回手術症 228

ふ

複視診察，基本的な流れ 2
複数回手術 85, 98, 235
輻湊
—— 訓練 31
—— けいれん 240, 251
—— 不全型 10, 15, 18, 20
プリズム眼鏡 41, 60, 85
—— 処方 64
プレドニゾロン 245
フレネル膜プリズム眼鏡 41, 85, 89, 180, 222

へ

片眼遮閉 84, 89, 180
片眼性複視 3
変視症 241

ほ

縫合糸 78
—— の抜糸 20
傍正中橋網様体 184, 190
歩行時のふらつき 254
ボツリヌス毒素
——，副作用 51
——，薬効期間 51
ボツリヌス毒素療法 41, 61, 85, 94, 139, 232
——，甲状腺眼症 141
——，後天共同性内斜視 48

ま

膜様組織 237
麻痺 182
—— 性斜視，視能訓練 207

む

むき運動 84
むき眼位 240

め

メコバラミン 103
メチルプレドニゾロン 245
免疫グロブリン大量療法 255

も

網膜剝離術後 216
問診 4

や

痩せ型 68

ゆ

融像
—— 訓練 33, 37
—— 増強訓練 31
—— 野拡大訓練 210
癒着剝離 22

よ

抑制除去 31
横山法 61, 77, 81

り

両眼開放 84
両眼滑車神経麻痺 112
両眼性複視 3
——，白内障手術後 196
緑内障 220

る

涙腺腫大 144

わ

歪視症 241
ワクチン接種歴 249

編者プロフィール

後関 利明（ごせき としあき）

2001 年　北里大学医学部卒業，眼科学教室 入局
2013 年　北里大学メディカルセンター眼科 科長
2014 年　北里大学医学部眼科 講師
2015 年～16 年　Jules Stein Eye Institute, UCLA Visiting physician
2018 年～19 年　Jules Stein Eye Institute, UCLA Clinical fellow
2020 年　国際医療福祉大学熱海病院眼科 准教授・眼科部長
2024 年 4 月　日本眼科学会評議員会賞 受賞
2024 年 6 月　国際医療福祉大学医学部眼科学 教授 ～現職
国際医療福祉大学熱海病院 眼科部長 ～現職
第 80 回 日本弱視斜視学会総会 総会長

2001 年に北里大学医学部を卒業し，眼科学教室に入局後，斜視や複視を専門に診療を行う．UCLA での留学で得た経験を基に，日本国内で難治性の斜視手術や複視治療に注力し，多数の手術を担当．座右の銘に「複視の根絶」を掲げ，患者の視機能向上に努めている．日本神経眼科学会事務局長，日本弱視斜視学会理事など多くの学会で要職を務め，臨床・研究の両面で指導的役割を果たしている．

複視診療のストラテジー
チームで実現する患者中心のアプローチ

発　行　2024 年11月10日　第 1 版第 1 刷©
編　集　後関利明
発行者　青山　智
発行所　株式会社 三輪書店
〒113-0033　東京都文京区本郷 6-17-9　本郷綱ビル
TEL 03-3816-7796　FAX 03-3816-7756
https://www.miwapubl.com
本文デザイン　布施宏一（half machine）
装　丁　藤原恭子
印刷所　株式会社 新協

ISBN 978-4-89590-828-3 C3047